현미경에 기대어

이민철 저

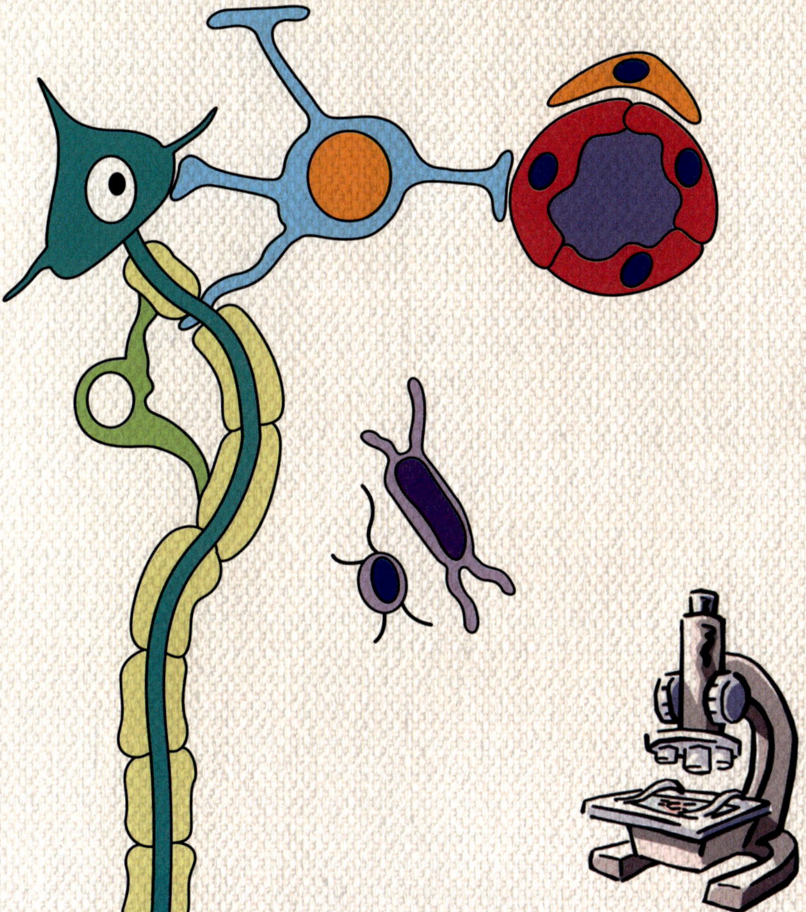

전남대학교출판문화원

현미경에 기대어

머리글

세상은 탐구하고 성찰하는 사람에게 자신의 내면을 보여준다. 외딴섬을 여행하면서 새와 식물의 형태를 탐구하던 다윈에게는 생물이 진화한다는 것을 보여주었고, 인간 행위의 옳고 그름을 관찰한 벤담에게는 최대 다수의 최대 행복이 도덕적 선이라는 공리주의를 깨닫게 하였다. 질병에 대한 탐구도 그렇다. 병든 환자의 병소를 관찰한 비르효에게는 모든 질병이 세포로부터 시작됨을 보여주었다. 그로부터 출발한 병리학은 병적상태가 발생하는 원인과 질병의 경과를 세포와 조직의 형태학적 변화를 통하여 연구하는 학문이다. 출발점은 현미경을 통하여 관찰할 수 있는 세포에서 부터다. 즉, 환자의 질병 부위에서 채취한 하나의 세포에서 시작하여, 인접한 여러 개의 세포로, 조직으로 확장하며 질병의 과정을 조망하고 탐구하는 것이다. 그러므로 병리의사가 하는 질병의 진단은 CT, MRI, 내시경, 혈청 등 체액검사를 넘어 환자의 질병부위에서 채취한 세포와 조직을 직접보고 판독함으로서 질병의 확실한 진단을 제공하기 때문에 임상에서도 중요한 역할을 한다. 병리조직학적 진단명이 모든 의료인의 공용어가 되는 것이다. 질병에 대한 맞춤치료와 정밀의학, 인공지능 시대를 맞이한 지금도 병리학은 여전히 암의 진단뿐만 아니라 표적항암제의 사용여부를 결정하며, 치매를 일으키는 각종 질환의 병인론적 진단 등에 있어서 큰 역할을 하고 있다. 의료와 연구의 중심에 있다고 할 수 있다.

나는 병리학을 시작한지 10년 만에 '신경병리학' 전공의 길에 들어섰고, 그로부터 30년 동안 한길을 걸어왔다. 질문과 탐구로 가위눌리고, 조그마한 지식을 공유하면서 숨 가쁘게 지나온 세월을 이제 내려놓아야 하는 시기에 이른 것이다. 일하며 성장하는 동안 교수 또는 전문의라는 호칭으로 불렸지만, 내면은 언제나 학생으로 살아 올 수밖에 없었다. 무엇인가 질문을 하고, 이를 풀기 위하여 탐구를 하고 얻은 조그마한 해답을 논문으로 쓸 때면, 나보다 훨씬 높고 깊은 경지에 있는 수많은 학자들, 또한 그보다 훨씬 더 많은 밝혀져야 할 질병의 오묘한 비밀을 생각하면서 나는 배움의 길을 벗어날 수 없었다. 이러한 생각은 나의 삶에 도움이 되기도 하였다. 무엇하나 안다고 자만할 수 없었고, 훨씬 높은 고수들이 많은 줄 알기에 오만할 수 없었다. 학생으로 산다는 것은 항상 부족한 면이 있고, 또한 배울 것이 많다는 것을 스스로 깨우치게 함으로서, 나에게 힘과 용기를 북돋아주는 원천이 되었고, 나를 속박하지 않고 놓아주었다. 지식보다는 배우고자 하는 마음가짐이 나를 자유롭게 한 것이다.

신경계질환은 사람의 언어와 생각과 행동을 제한하는 질병으로써, 환자는 물론이고 지켜보는 주위 사람도 심신이 고통스럽다. 이러한 아픔과 희망을 느꼈던 환자들의 증례를 함께 공감하고 이해를 돕고자 신경계 질병에 대한 현미경 관찰을 토대로 글을 쓰고자 하였다. 책자에는 신경계 질환의 현미경 관찰을 통한 질병의 이해, 현재의 발달된 분자생물학 시대에서 조직이나 세포 검체를 이용한 질병 유전자 종류와 검사법 및 환자 맞춤치료, 신경계질환 병리학의 전공을 기반으로 한 사회 활동 경험, 병리학과 병리의사에 대한 인식 제고 -병리학은 의생명 과학분야 지식의 중심으로서 딱딱하지만 재미있는 학문이며, 모든 질병의 개념을 세우고 확진하며, 환자의 질병에 대한 이해도를 높이는 의사- 등을 포함할 것이다. 특히 역사라는 거대한 흐름 속에서 각자의 위치를 살아가는 인간을 다룬 작품들을 즐겨 읽고, 보고, 듣곤 하였는데, 이러한 습관은 의학사, 특히 근·현대의학의 이정표가 될 만한 연구자와 업적에 관심을 갖게 되었다. 따라서 간략하나마 신경계 질환과 관계된 연구자들의 업적을 포함시켰다.

글 쓰는 전문가도 아닌 저자가 학술저서의 경계를 벗어난 집필을 한다는 것이 겁난다. 그렇지만, 현미경을 통하여 관찰한 신경계

질환에 대한 경험을 공유한 동료들의 격려에 이 책자를 쓰게 되었다. 40년 동안 삶의 터전이었던 대학과 병원, 그리고 함께 하였던 모든 분들과 가족에게 감사드린다.

내 눈에 수묵화는 아직 남아 사라진 것을 놓지 못하는데 그만 놓아라, 그만 놓아라, 바람이 인다.

2019년 8월에

전남의대 병리학교실에서 동암 **이 민 철**

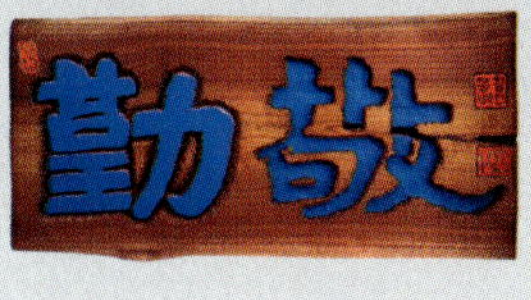

일러두기

1. 본 글의 일부 내용은 아래 기술한 저자의 책임 또는 공저 20권에서 일부내용을 참고 하였으며, 본문에서의 색인은 생략하였다.

신경병리학	(1999, 2판 전남대학교출판부, ISBN 978-89-7598-164-7) 책임저자 및 편집위원장
생체재료와 조직공학	(2000, 전남대학교출판부, ISBN 978-89-7598-227-9) 책임저자 및 편집위원장
병리학	(제4판, 2000, 대한병리학회, 고문사, ISBN 978-89-7386-149-2)
병리학	(제5판, 2005, 대한병리학회, 고문사, ISBN 978-89-7386-295-2)
병리학	(제6판, 2007, 대한병리학회, 고문사, ISBN 978-89-7386-356-3) 공저, 신경계 및 근육질환 책임저자(병리학 제4, 5, 6판)
병리학	(제7판, 2010, 대한병리학회, 고문사, ISBN 978-89-7386-440-9)
병리학	(제8판, 2016, 대한병리학회, 고문사, ISBN 978-89-7386-697-7) 공저, 신경계 및 근육질환(병리학 제7, 8판)
노벨 의학상의 발자취	(2001, 전남대학교출판부, ISBN 978-89-7598-253-8) 책임저자 및 편집위원장
줄기세포	(2002, 전남대학교출판부, ISBN 978-89-7598-316-0) 책임저자 및 편집위원장
신경손상학	(제1판, 2002, 중앙문화사, ISBN 978-89-7496-038-9)
신경손상학	(제2판, 2014, 군자출판사, ISBN 978-89-6278-888-4)
신경손상학	(제3판, 2018, 군자출판사, ISBN 978-89-6278-888-4) 공저, 두부외상의 병리 책임저자(신경손상학 제1, 2, 3판)

Neural Stem Cells for Brain and Spinal Cord Repair
(Edited by Zigova T, Snyder EY, Sanberg PR, 2003, Humana Press, Totowa, NJ, USA. ISBN 1-58829-003-4) 공저자

전남대학교 의과대학 병리학교실 60년사
(2009, 전남대학교출판부, ISBN 978-89-7598-772-4)
책임저자 및 편집위원장

임상간질학	(제1판, 2009, 이퍼블릭, ISBN 978-89-6224-597-4) 공저, 간질의 병리 책임저자
임상뇌전증학	(제2판, 2013, 범문에듀케이션, ISBN 978-89-9714-079-4)
임상뇌전증학	(제3판, 2018, 범문에듀케이션, ISBN 979-11-5943-102-9) 공저, 뇌전증의 병리 책임저자(임상뇌전증학 제2, 3판)
의학개론	(제5판, 2017, 전남대학교 의과대학, ISBN 978-89-9408-728-3) 공저, 근현대 의학사 책임저자(의학개론 제1, 2, 3, 4, 5판)
임상신경과학	(제1판, 2018, 전남대학교출판문화원, ISBN 978-89-6849-553-3) 공저, 편집위원장
의과대학에서 학장하기	(제1판, 2019, 한국의과대학·의학전문대학원협회, ISBN 979-11-86138-14-4)

2. 본 글의 일부 내용은 Pubmed SCI(E)에 게재된 저자의 책임 또는 공저자 논문 125편과 국내 의학 전문학술지에 게재된 98편의 논문에서 일부내용을 참고하였으며, 본문에서의 색인은 생략하였다.

3. 노벨의학상 수상자의 업적은 정확성을 기하기 위하여 2010년 노벨박물관 방문자료와 노벨의학상의 홈페이지 www.nobelprize.org/prizes/medicine에서 수상자의 연구업적과 보도자료, 수상자 연설문을 참고하였다.

4. 질병이름은 한글표기를 원칙으로 하였으며, 한번 기술된 긴 용어에 국한하여 편의상 영문약어를 사용하였다.

5. 첨부된 병리소견은 대부분 저자의 논문이나 저서 및 병리조직학적 진단 증례에서 인용하였으며, 색인을 생략하였다.

6. 익히 알려진 상식이나 지식에 대하여 자세한 인용은 생략하였다.

차례

MICROSCOPE

1. 신경계 질환의 입문

- 인간의 존엄성 -

신경의 어원
신경계 구조와 질환
병리의사

인간의 대뇌는 발생과정에서 보면 유리공예 장인이 유리질을 취하여 불면서 꽃병을 만드는 것처럼 섬세하고, 아름답다. 대뇌는 몇 개 세포의 편평한 집합인 신경판이라는 세포층에서 시작하여 먼저 긴관을 만들고, 다음에 둥근 낭을 만들며, 세포증식을 통하여 완성된다. 해부학적으로 고피질(archicortex), 구피질(paleocortex), 가장 끝 부분인 신피질(neocortex) 순서로 발생하는데, 이 신피질이 인간을 만물의 영장으로 만드는 기능을 하였다.

"인간의 절대적 존엄은 생각하는 힘에서 나온다. --- 그러므로 바르게 생각하도록 노력하여야 하는데, 그릇된 생각이 아닌 바른 생각이야말로 인간사회를 유지하는 도덕의 원리이기 때문이다." (All our dignity consists, therefore, in thought. --- Let us endeavor, then, to think well; this is the principle of morality.) 이는 파스칼(Blaise Pascal)의 수상록 "팡세(Pensées)"에 나온

구절이다. 인간을 존엄하게 하는 생각하는 뇌를 갈파한 이 구절은 나에게 신경병리학을 전공하는 길로 이끌어준 힘의 하나였다고 생각한다.

신경(神經)의 어원

일본 막부시대인 17세기 중반에 네덜란드와의 교류가 시작되었다. 무역화물을 가득 싣고 입항한 선박에는 선원들의 건강을 보살피는 의사도 있었다. 이들이 가져온 네델란드 의학서적에는 당시의 중국이나 일본보다 발달한 외과적 치료법이 기술되어 있었다.

이러한 의학서적을 접한 일본사람은 자국어로 번역하여 금창서(金瘡書)라는 의학서를 제작하였다. 이 책자에는 "인체에는 세이눈이라는 것이 있다. 이는 생명 유지를 위해 매우 중요한 것이다."라는 글이 나온다. 지제근 교수님에 의하면 '세이눈'은 라틴어 sinew에서 네델란드 zenuw로 변화된 힘줄(tendon)을 의미하는 용어이었다고 한다. 이것이 네델란드와 일본인 의사가 소통하면서 전혀 개념이 다른 神經이란 용어를 만든 것이다. 단순히 일반 힘줄과는 다르게 척수와 뇌로 연결되는 신(神)비로운 줄기(經脈)라는 의미에서 신경이라고 기술하였다. 이것은 당시 일본인 의사의 해부학적 지식과 함께 철학적 견해가 복합되어 만들어진 용어라고 생각된다.

오랜 전통의학의 역사를 가지고 있는 중국에서도 신경에 대한 기술이 없다고 하며, 중국인들도 일본 의사가 만든 神經이라는 용어를 그대로 사용하고 있다. 신경은 인체의 모든 장기 중에서도 신이 점지한 경로인가 하는 생각이 들 때가 있다.

신경계 구조와 질환

신체의 각 장기에 발생하는 질병을 이해하기 위해서는 우선 세 가지 -발생 원인과 장기위치 및 세포의 종류- 를 먼저 알아야 한다.

첫째, 질병의 발생원인은 알기 쉽게 분류하여 보면 유전성 또는 태아기의 성장 장애, 감염증, 외상, 독성물질과 대사 장애, 면역 기능장애, 혈류 및 순환장애, 종양 등이다. 따라서 대뇌와 척수, 말초신경질환의 원인도 이를 대입하며 유추할 수 있다. 질병의 발생 원인을 차례대로 대입하면 신경세포 이주장애 질환을 비롯한 대뇌와 척수의 발생장애 질환, 임신 후반부터 영유아기 뇌손상에 의한 뇌성마비, 일본뇌염을 비롯한 각종 미생물 감염에 의한 뇌척수염과 수막염, 교통사고나 폭력에 의한 뇌척수 손상, 술과 담배 및 독성물질에 의한 뇌병증, 영화 "로렌조 오일"의 주인공에서 동반된 대사 장애질환, 면역과민성 뇌척수염, 뇌졸중, 뇌척수와 말초신경에 발생한 종양 등의 질환을 열거할 수 있다. 여기에 신경계를 구성하는 세포의 독특한 특징 -대부분의 신경 세포는 세포증식에 따른 세대교체가 없이 개인의 한평생을 함께

한다- 에 의하여 알츠하이머병과 파킨슨병, 루게릭병 등을 포함한 퇴행성질환과 신경원의 신경돌기를 둘러싸는 말이집탈락질환, 각종 정신건강장애 질환이 신경계질환의 원류라 할 수 있다.

둘째, 신경계는 부위에 따라 고유한 기능을 분업과 유기적인 연결로 조화롭게 하는 장기이다. 중추신경계는 두개골 내부의 대뇌와 척추 안에 있는 길다란 관 모양의 척수로 구성된다. 대뇌의 위치에 따라 전두엽(이마엽), 측두엽, 두정엽(마루엽), 후두엽, 중뇌, 소뇌, 뇌교, 연수, 뇌하수체 등 부위를 나눌 수 있고, 두개골 밖으로 척수와 말초신경이 연결되어 있다. 신경계는 대뇌, 중뇌, 소뇌, 뇌교, 연수, 척수로 이어지는 중추신경계와 척수신경, 자율신경, 머리신경의 말초신경계로 구성되어 있다. 이 중에서 대뇌가 가장 큰 부분을 차지하고 있으며, 좌뇌와 우뇌를 뇌량이 서로 연결하고 있다. 좌측 뇌는 논리적이고 분석적인 사고기능을

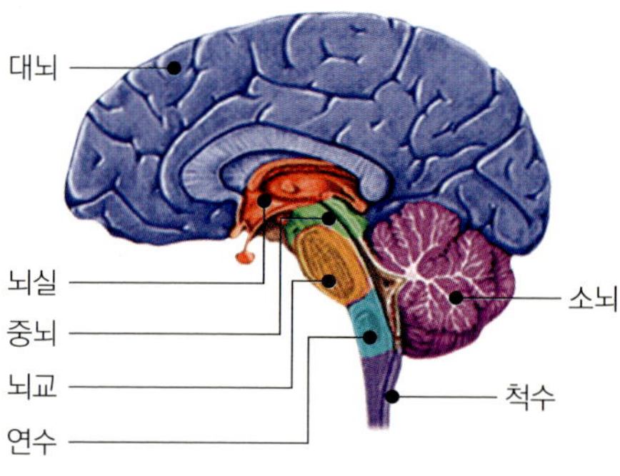

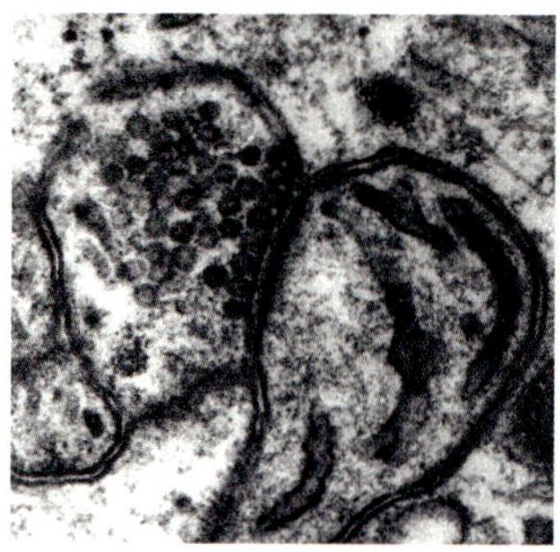

대뇌의 구조와 전자현미경으로 관찰한 신경세포의 시냅스 구조로서 작은 알갱이가 신호 전달을 하는 화학물질을 함유하고 있다.

하며, 우측 뇌는 감각적, 창조적 기능을 한다고 알려져 있다. 발생학적으로 보면 전뇌, 중뇌, 후뇌로 구성되어 있다. 전뇌는 대뇌피질과 변연계로 분화한다. 대뇌피질은 고등동물일수록 잘 발달되어 있어서 인간의 경우 품격을 보여주는 장소이다.

해부학적으로 네 개의 구역으로 나눌 수 있다. 전두엽은 학습과 기억, 언어, 인지, 운동제어 기능, 두정엽은 미각, 온도, 청각 등의 감각 기능, 측두엽은 청각, 후각 및 초기기억 기능, 후두엽은 시각 기능을 담당한다. 후뇌는 가장 일찍 발달한 원시 뇌로서 혈압과 호흡, 심장박동, 수면, 반사반응 등을 담당하여 기본적인 생명유지 기능을 하는 뇌교와 연수 및 평형감각과 운동 기능을 하는 소뇌로 구성되어 있다. 변연계는 전뇌와 중뇌 사이 뇌의 중심부 아래에 깊숙이 위치하며 계통 발생상 뇌에서 비교적 일찍 발생된 고피질로 구성되어있으며, 늦게 발달한 신피질에 해당되는 대뇌피질에 의해 완전히 둘러싸여 있다. 시상은 대뇌, 변연계, 척수를 오고 가는 감각정보를 전달하며, 성호르몬과 수면주기, 배고픔, 중독, 쾌락 등을 조절한다. 시상을 둘러싼 기저핵은 조화로운 운동을 담당한다. 시상하부는 생체시계와 호르몬 균형을 조절한다. 해마는 최근기억을 기억한다.

신경계는 부위에 따라 독특한 기능을 하고 있기 때문에 동일한 원인에 의한 질병일지라도 질병이 발생한 부위에 따라 서로 다른 증상을 나타낼 수 있다. 따라서 질병이 대뇌를 비롯한 신경계의 어느 곳에 발생하였는지, 즉 질병이 발생된 위치가 중요하다. 파스칼의 말대로 인간은 갈대처럼 연약한 존재이지만 생각할 수 있는 두뇌가 있기 때문에 존엄하다. 생각이 신경세포에 기록되고, 보관되어 필요할 때 행동을 하게 한다. 이것은 신경계의 신호전달을 통하여 이루어진다. 이것이 신경계의 기본적인 기능이고, 신체의 사령탑 역할을 하는 이유이다. 따라서 위에 기술한 어떠한 원인에 의해서도 신경계 질병이 발생되면 환자는 생각과 행동을 바르게 할 수 없기 때문에 고통이 따른다.

셋째, 신경계의 주된 세포는 신경(원)세포이다. 여기에 신경세포가 제 기능을 원활하게 할 수 있도록 보조하는 별세포, 길고 긴 신경돌기를 통한 신호전달을 빠르게 하기 위하여 절연체를 입혀주는 희돌기교세포, 뇌척수액의 이동을 일으키는 뇌실막세포가 있고, 신경계 기원은 아니지만 뇌의 침입자에 대하여 방어하는 소교세포가 있다(책 표지그림 참고). 이 세포들은 대뇌에서부터 척수에 이르기까지 어느 부위에나 서로 다른 밀도로 분포하고 있다. 또한 질병의 발생 원인이 무엇인가에 따라 질병을 일으키는 세포가 다르기도 하며, 그 고유 기능이 다름으로 해서 임상증상도 다양하게 나타날 수 있다.

하나를 더 추가하면 신경계를 구성하는 세포와 조직으로서 중요한 것이 혈관이다. 대뇌는 체중의 2%에 불과한 1,300-1,500g이지만, 신체 전체 혈류의 15%, 전체 산소의 20%, 에너지의 25%를 사용한다. 에너지는 당 대사에서 나온 포도당을 주위에 있는 별세포의 특수운반체를 이용하여 공급받는다. 따라서 대뇌는 신경원과 돌기를 내는 세포들의 질 좋은 단백질, 신경돌기를 둘러싸는 절연체인 지방질, 풍부한 혈류로 인한 공기 좋은 환경,

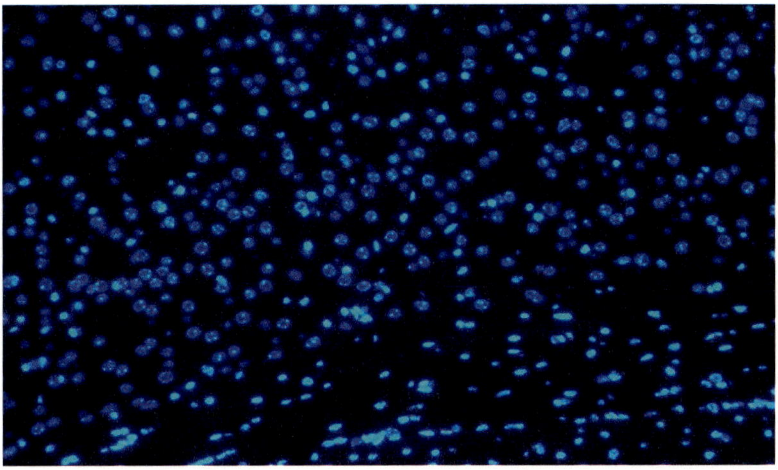

크기가 서로 다른 세포들이 조화되어 대뇌를 이루며, 별처럼 많은 세포 중에서 둥글고 크며 안에 작은 별 같은 점이 한두개 보이는 것이 신경원세포의 핵이다(DAPI 면역형광염색).

포도당 에너지원 등 소위 젖과 꿀이 흐르는 곳이라고 할 수 있다. 이에 따라 뇌-혈류 장벽이라는 검문소가 설치되어 있고, 단단한 두개골과 3층의 뇌막에 뒤덮여 뇌척수 액 사이에 떠있는, 그야말로 사령탑에 걸맞는 절대적인 보호를 받고 있다. 이러한 보호 속에서도 질병은 발생된다.

병리의사

발단-전개-절정-대단원은 인간의 삶을 담은 이야기책이나 소설의 흐름이다. 이 흐름처럼 사람도 태어나 성장하고, 나이 들어가고, 인생의 절정에 오르고, 병들고, 생을 마감하는 대단원에 이른다. 이것은 누구나 "그렇지" 느끼는 일반적인 삶의 과정일 것이다. 현대의학의 발전으로 맞이한 장수사회는 인생의 절정기를 늘렸지만, 동시에 질병으로 활동에 제한받는 기간도 늘려주었다. 신경계는 인체에서 학습과 기억, 판단과 행동을 담당하는 중요한 장기이기에, 신경계 질환 환자 중에는 최선의 치료를 하였으나 의식이 돌아오지 않은 상태에 이를 수 있다. 이렇게 되면 호흡을 하고 심장이 뛰는 상태에서도 때로 사망 판정을 해야 하는 때가 있다. 이는 난치병 치료를 위한 장기이식과 의료윤리의 진보로 여러 나라에서 신중하게 시행되고 있다. 우리나라에서도 사망에 대한 윤리적 및 의학적 판단을 위한 사회적 합의가 필요한 시기에 온 것이다. 이해를 돕기 위한 Robert N. Test(1926-1994, 미국 시인)가 쓴 "To Remember Me" -조병화 교수가 "영원한 삶" 이라는 제목으로 번역- 시의 일부를 소개한다.

> 언젠가는 나의 주치의가
> 나의 뇌 기능이 정지했다고 단정할 때가 올 것입니다.
> 살아 있을 때의 나의 목적과 의욕이 정지되었다고
> 선언할 것입니다.
> 그때 나의 침상을 죽은 자의 것으로 만들지 말고
> 산 자의 것으로 만들어 주십시오.
> 나의 몸을 산 형제들을 돕기 위한
> 충만한 생명으로 만들어 주십시오. --- 중략 ---

병리의사로서 전공분야에 기여를 하고, 좋은 연구와 논문을 쓰고 싶다는 희망으로 살아왔는데, 이는 동료 누구에게나 지극히 평범하고 공통된 삶이었을 것이다. 신경원세포설(neuron doctrine)을 제창하고 1906년 노벨의학상을 수상한 산티아고 라몬 이 카할(Santiago Ramon y Cajal, 1852-1934)은 "생물학 연구를 위한 규칙과 조언(Reglas y Consejos sobre Investigacion Biologia)"이라는 저서를 발간하였다. 이 책은 영어로 "Advice for a Young Investigator"라는 제목으로 번역되었으며, 우리나라에는 "과학자를 꿈꾸는 젊은이에게"라는 제목으로 번역 출판되었다. 질병을 탐구하고 싶은 사람들에게 현실적 조언과 마음에 새길만한 글이 많아 대학의 모든 교수님들에게 선물하였던 책이기도 하다. 그는 "천재의 논문이나 저서가 비판적으로 분석되어 어떤 오류도 발견되지 않았더라도 그 분야에서 그가 발견하여 기술한 업적은 앞으로 발견되어져야 할 것들에 비하면 아무것도 아니다."라고 하였다. "걸음걸이를 바르게 하고, 말을 트이게 하고, 청력을 회복하기까지 ---"라는 Test의 싯귀처럼, 이를 위해 원인을 밝히고 치료법 개발에 땀 흘리는 병리의사는 인생의 행운아라고 생각한다.

참고문헌

1. 지제근: 지제근 박사의 의학용어 이야기 제2집. 2014년, 아카데미아, ISBN 978-89-5938-307-8

2. 이민철, 지제근, 대한병리학회 신경병리연구회: 신경병리학 제2판. 1999년, 전남대학교 출판부, ISBN 978-89-7598-614-9

3. 대한병리학회: 병리학 제8판. 2017년, 고문사, ISBN 978-89-7386-697-7

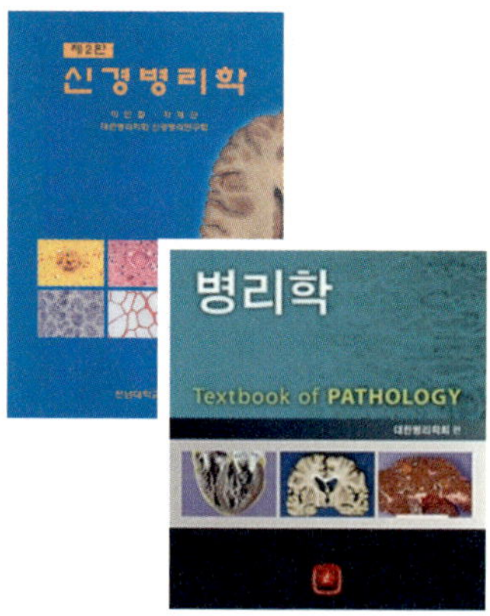

2. 신경줄기세포

- 무병장수의 희망 -

신경줄기세포
복제양 돌리
연구와 과제

신경줄기세포

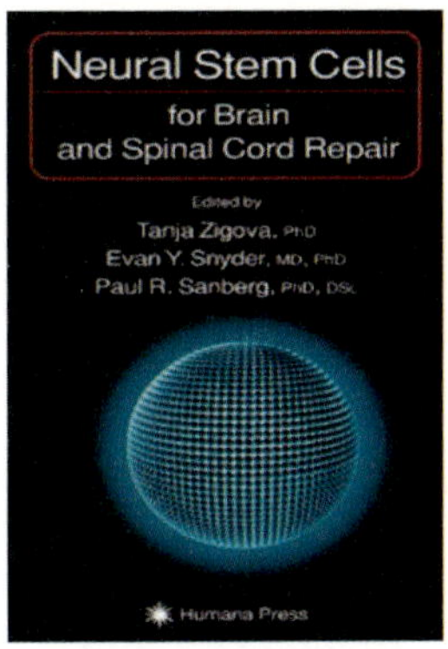

공저자 (2003년)

인간의 평균수명이 늘어남에 따라 신경계의 난치성 질환 -알츠하이머병 전·측두엽 변성, 파킨슨병, 루게릭병 등의 퇴행성 질환과 척수손상, 뇌졸중- 을 앓는 환자의 수도 증가하고 있다. 질병에 이환된 신경원세포는 신체의 다른 장기를 구성하는 세포와 다르게 재생력이 거의 없기 때문이다. 심장의 심근세포와 신경계의 신경원세포는 태어난 후부터 사람의 일생과 함께 한다. 따라서 여러 가지 유전적, 환경적 요인에 의하여 질병에 이환되면 현대 의학으로 치료가 어려운 난치성 질환을 유발한다. 이를 치료하기 위한 방법으로 줄기세포에 대한 연구가 계속되고 있다.

Stem은 줄기, 종족, 주류, 본선, 원조, 혈통의 의미인데, stem cell은 현재 줄기세포라고 널리 사용되고 있다. 혈통이나 원조를 생각하면 그 의미가 쉽게 다가온다. 대뇌를 생각해보면 앞에서 기술한 신경원세포, 신경원세포의 기능을 원활하게 할 수 있도록 보조하는 별세포, 희돌기세포, 뇌실막세포를 만드는 원조세포가 신경줄기세포이다. 다만 신경줄기세포는 신체의 소화기나 호흡기 같은 다른 계통의 세포를 생성하지 않고 신경계를 구성하는 세포만을 생성하기 때문에 조혈모세포나 간엽모세포 등과 함께 성체 줄기세포의 한 종류로 분류한다. 줄기세포는 오랜 시간동안 스스로 분열하고 증식할 수 있고, 미분화 상태를 유지하며, 조건이 주어지면 특수한 기능성 세포로 분화할 수 있고, 따라서 조직의 재생 및 유지를 할 수 있는 특성이 있어서 현대 의학에서 난치성 질환 치료법의 한계에 도전하는 새로운 의생명 과학의 연구 분야가 되고 있다.

복제양 돌리

포유류에서 줄기세포가 알려진 것은 이언 윌머트(Ian Wilmut)라는 학자가 1995년에 영국 에든버러 소재의 로슬린 연구소에서 시행하였던 복제양 돌리의 탄생이다. 성체 암양의 젖샘조직을 덮는 피부의 상피세포를 채취하여 탈핵 난자와 융합시킨 기술로 배아세포까지 시험관에서 배양 후 암컷 양의 자궁에 착상시켜 복제양을 탄생시킨 것이다. 모든 동물의 발생은 수정란으로부터 시작된다. 운명이 결정되지 않은 초기 배아-배반포 형성기-는 내배엽, 중배엽, 외배엽을 형성하고 장차 성숙하여 근육, 뇌세포나 다른 신체부위로 분화하는 데 필요한 기본 정보가 들어있는 줄기세포를 가지고 있다. 즉, 수정 후 세포분열을 거듭하여 생성된 내강의 세포 군집은 장차 각각 성체로 분화하는 모든 세포의 원조가 된다. 이러한 상태를 배아줄기세포 또는 다중줄기세포라고 한다. 따라서 수정란과 초기분열세포는 전능줄기세포가 된다. 배아줄기세포는 수정 후 자궁에서 배반포까지 분화된 세포이기 때문에 연구나 치료에 사용할 때 임신중절이라는 윤리적 문제를 야기시킨다. 또한 장차 세 가지 배엽을 만드는 원조세포이기 때문에 어느 특정 세포로 분화시키는 기술이 없는 상태에서 생체이식을 하면 기형종이라는 발생 장애 관련 종양을 만들어 낸다. 그러나 포유류 복제는 불가능하다는 당시 과학계의 지식을 깨고 태어난 복제양 돌리는 성체세포에서 복제된 최초의 포유류로서 또한 20세기 과학계의 새로운 총아로서, 난치성 질환의 치료에 대한 새로운 희망으로 다가왔다.

연구와 과제

저자는 위에 기술한 신경계의 난치성 질환 환자 또는 사망자의 대뇌와 척수 조직을 보면서, 질병에 이환된 신경원세포를 대체할

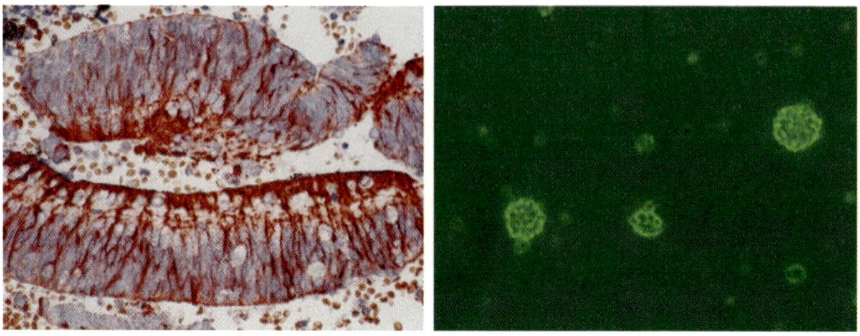

발생과정의 신경관에서 분리, 배양한 뇌줄기세포.

수 있는 줄기세포에 관심이 있어, 뇌졸중 치유를 위한 성체줄기세포에 대한 연구를 시행하였다. 캐나다의 브리티시 콜럼비아 대학 김승업 교수님의 도움을 받았다. 교수님이 1994년에 임신 초기에 유산된 태아 대뇌에서 배양된 미분화 세포가 신경원세포와 별세포로 분화됨을 발표한 논문을 읽은 적이 있었다. 장차 유능한 연구자의 탄생을 기다리며 1999년부터 학생과 대학원생들에게 줄기세포에 대한 강의를 시작하였다. 실험실에서 뇌졸중으로 사지가 마비된 흰쥐의 대뇌 경색부위에 신경줄기세포를 주입하면 마비증상을 개선시키는 효과가 있었다. 또한 대뇌 병소에 직접 주입 대신에 혈관을 통하여 주입된 줄기세포는 대뇌의 뇌졸중 병소를 찾아가 안정되게 착상하였고, 임상증상이 개선되는 것을 관찰하였다. 또한 유전자 조작을 통하여 신경원세포도 기능에 따른 특성을 변형할 수 있었다. 그러던 중에 우리나라에도 개를 복제하면서 배아줄기세포의 광풍이 몰아쳤다. 성찰과 정교한 실험이 뒷받침 되어야 하는 과학이 세속적 사이비 종교화되는 것을 보았다. 현재까지의 연구 성과와 앞으로의 전망에 대하여 시민을 대상으로 건강강좌를 한 적도 있었다. 난치성 신경계질환에 대한 희망은 있지만 심중한 연구와 연구결과의 검증이 필요한 시기라고 생각하였다. 그러나 대중매체까지 가세하여 연구업적에 대한 과대포장과 척수손상 환자를 치료하였다는 등 난치성질환의 치료에 대한 희망 부풀리기는 계속되었고, 결국 우리나라의 배아줄기세포 연구결과가 허위 조작이었음이 밝혀지게 되었다. 성체줄기세포 연구자들까지 허탈감에 빠져든 시기가 있었다.

2012년 노벨의학상은 일단 성숙한 세포를 재 프로그램화시켜 미분화 세포처럼 다능하고 다양한 세포 유형으로 분화시킬 수 있다는 것을 발견한 공로를 인정받아 영국의 존 거든(John B. Gurdon) 교수와 일본의 야마나카 신야(山中伸彌) 교수가 공동으로 수상하였다. 존 거든 교수는 발생 생물학자로서 '다능한 미분화 세포로부터 특수화된 성숙세포로 분화한다'라는 당시의 개념을 개구리의 장 상피세포의 핵을 추출하여, 핵이 제거된 다른 미수정란에 이식한 결과 알이 정상 올챙이로 자란다는 것을 밝혀 성숙세포로부터 미분화세포로 역분화 시킬 수 있음을 증명하였다. 야마나카 신야 교수는 성인 피부상피세포를 배양하여 배양된 상피세포에 특정유전자 4종을 핵에 주입 후 다양한 조직의 세포로 분화하는 유도만능줄기세포(iPS)를 수립하였다. 이를 계기로 세계적으로 배아줄기세포 연구에 대한 생명윤리 문제가 줄어들고, 배아줄기세포와 기능이 같은 유도만능줄기세포에 대한 연구가 다시 재도약하는 계기를 맞았다. 이후 병리학 교과서에도 줄기

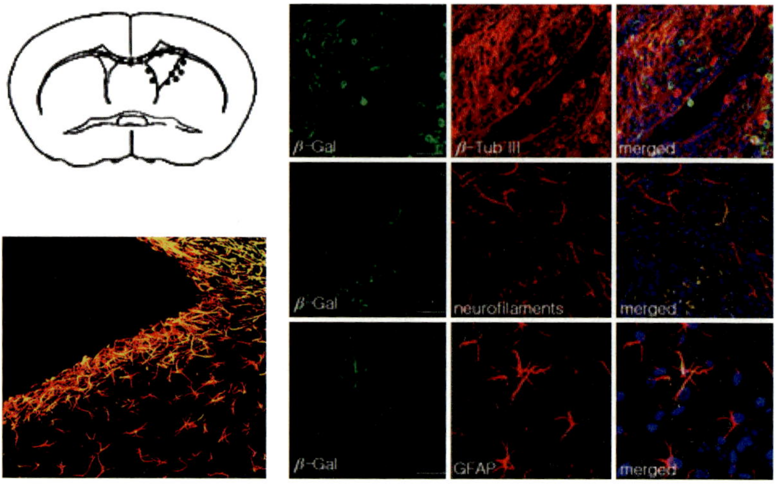

뇌졸중 병소에 신경줄기세포 이식실험(실험노트): 병소와 증상의 호전과 함께 신경줄기세포에서 신경세포와 별아교세포의 분화가 관찰된다.

세포에 대한 내용이 추가되었고, 세계 각국에서는 줄기세포 개발 경쟁이 본격적으로 시작되었다.

신경줄기세포의 최대과제는 배양된 줄기세포에 유전자 및 단백질 등을 첨가하여 대뇌 신경원세포의 다양한 기능에 맞는 특정 세포로의 증식과 분화를 유도할 수 있는가가 문제이다. 위에 기술한 유도만능줄기세포를 이용한 특정 신경세포로의 분화유도 실험이 세계 각국에서 경쟁적으로 이루어지고 있다. 그러나 아직도 다양한 세포로의 분화유도 가능성을 보이지만 종양형성 등의 안전성 문제가 아직도 해결되지 않고 있다. 인간 신경줄기 세포의 임상적 적용을 위해서는 앞으로도 많은 연구가 필요 하지만, 특히 세포이식에 필요한 충분한 수의 신경원세포를 안전하게 배양,

증식하고 기능에 맞는 특정 신경세포로의 분화 유도하며, 또한 이식된 장소에 착상하여 기존의 건강한 신경 세포와 연접된 회로를 만드는 것이라 할 수 있다. 1990년대에 파킨슨병 환자에게 성체줄기세포에 해당되는 태아뇌세포를 이식하였으나 추적 관찰에서 치료효과가 없음이 증명되었다. 또한 척수손상 환자에게 적용한 치료에서도 아직은 치료효과를 거두지 못하고 있다. 이것은 병소에 성체줄기세포가 착상하고, 주변 세포에 동화되어 연접하고, 기능을 하는 신경전달물질을 생성하지 못하기 때문이다. 그러나 동물실험을 통한 연구나 시험관내 연구에서는 많이 진보된 연구결과들이 발표되고 있다. 이러한 기초연구를 기반으로 하여 난치성 신경계 질환인 알츠하이머병, 파킨슨병, 루게릭병, 뇌졸중, 척수손상 외에 당뇨병, 백혈병, 심근경색증 환자들에게 치료의 희망이 열리길 기대한다.

3. 자양과 독성

- 술과 담배의 양날 -

술 마시는 사회

인류 역사와 함께 시작된 술은 사람에게 어떤 역할을 하였을까? 나에게는 인간관계의 윤활유이고, 지친 심신을 위로하며 생기를 불어넣어 주었다. 또한 힘들어 온몸을 흔들흔들 걸어가며 세상을 향해 화를 낼 때--- "하여 가만히 위선과 타협하고, 하여 거짓과 타협하고, 하여 이미지와 타협하고" 하는 도피처를 만들어 주기도 하였다.

현진건(1900-1943)의 단편소설 "술 권하는 사회"에서는 일본에 강점당한 시기에 일본유학 후 귀국한 하이칼라의 지식인 남편과 순진무구한 아내가 주인공이다. 남편의 동경유학으로 별거중인 아내의 생각은 "공부가 무엇인가? 자세히 모른다. 또 알려고 애쓸 필요도 없다. 어찌하였든지 이 세상에 제일 좋고 제일 귀한 무엇이라 한다. 마치 옛이야기에 있는 도깨비의 부자(富者)방망이 같은 것이거니 한다. 옷 나오라면 옷 나오고, 밥 나오라면 밥 나오고, 돈 나오라면 돈 나오고……저 하고 싶은 무엇이든지 청해서 안 되는 것이 없는 무엇"이다. 귀국한 남편은 하이칼라 지인들과 교류하지만 되지 못한 명예싸움, 지위 다툼질, 옳으니-그르니, 내 권리가 많으니-적으니…밤낮으로 서로 찢고 뜯고…우리 조선 놈들이 조직한 사회는 다 그 조각이라며 이런 사회에서 정신이 바르게 박힌 놈은 피를 토하고 죽거나 술밖에 먹을 게 없다고 한다. 유위유망(有爲有望)한 머리를 술로 마비 시켜야 하는 사회인 것이다. 증상도 기술하였다. 처음 배울 때에는 먹고 난 뒤에 괴로운 것이야 겪어 본 사람이 아니면 알 수 없지. 머리가 지끈지끈 아프고 먹은 것이 다 돌아 올라오고, 술이 창자를 휘돌아, 이것저것을 잊게 하고…… 그래서 몸은 괴로워도 마음은 괴롭지 않았으니까 나는 취(取)할 뿐이라며, 마지막은 아내의 넋두리 "그 몹쓸 사회가, 왜 술을 권하는고!"로 소설은 끝난다. 시대가 바뀐 지금, 다소 다르기는 하지만 "술 권하는 사회"도 되풀이되는가 하고 언뜻언뜻 생각할 때가 있다.

저자는 병리학교실에 들어온 이후 "술 권하는 사회"라기보다는 "술 마셔야 하는 사회"를 접하였고, 그래서 동료를 비롯한 여러 사람들과의 사회생활에서 술자리가 많았다. 술잔을 피하지는 않았기 때문에 한잔 술부터 얼굴이 벌겋게 달아올랐고, 술자리에서 주위 사람들로부터 "나온 술은 혼자 다 마신 것 같다"는 놀림말을 듣곤 하였다. 졸업 후 병리학 입문 환영회를 시작으로 하여 기억이 끊긴 경우가 수차례 있었다. 나의 경우는 처음엔 얼굴에 홍조가 가득하고, 말이 없어지고, 숨소리가 커지고, 등을 벽에 기대고, 비틀거리며 나가서 토하고, 퀭 한 눈으로 다시 술상에 앉아 "나, 아직 취하지 않았다"고 이미 흐트러진 발음을 하며 다시 술잔을 받고, 그러기를 몇 차례 하면 발음이 더욱더 어눌해지고, 얼굴에 홍조가 가시고 희놀하게 변하며, 식은땀으로 몸이 차지고 끈적거리며, 심장이 고동치고, 숨을 몰아쉬고, 기억상실에 이른다. 이로 인하여 응급실 침상에서 치료받다가, 고통이 지속되는 것이 혹시 급성충수염이 합병된 상태가 아닌가 하고 의심되어 수술장으로 옮겨 질 뻔한 웃지 못할 일화도 있다.

의학지식을 대입해보면 알콜의 산화물인 아세트알데히드에 의한 혈관확장, 전두엽의 의식과 운동기능, 소뇌의 평형기능, 언어중추, 뇌간부의 호흡, 심장박동, 체온조절, 해마의 단기기억 장애 등이 순차적으로 초래됨을 알 수 있다. 서너 시간 지나면 머리가 깨질듯한 두통에 깨어나 내가 왜 이러지 하면서 기억을 더듬어 보고, 술이 완전히 깰 때까지 지끈거리는 머리를 만지며 간밤의 술도 나의 새로운 삶이지---되뇌곤 하였다. 그러면서 왜 나의 몸은 부실한 게 많아 주량마저 약하지 하며, 생활에 피할 수 없는 것이라면 어떻게든 주량을 늘릴 수 있는 있을까를 고민하기도 하였다. 일백 번 찍어 안 넘어지는 나무가 없다고 하였던가. 주량을 늘려보려고 위스키를 거의 매일 한 잔씩 마시는 등 주량을 늘리기 위한 연습을 시도하였는데, 그것은 생화학 교재에서 에탄올의 대사과정을 읽고 터득한 내 나름의 근거에 의한 노력이었다.

대사와 병리소견

술에 포함되어 있는 에탄올은 세 단계의 산화과정을 거치면서 안정된 산화물인 아세트알데히드와 카르복시산이 생성된다. 술을 마시자마자 바로 얼굴이 빨개지는 것은 술이 알코올탈수소효소(ADH)와 에탄올산화계효소(MEOS)에 의해 산화되어 알데히드에 의한 말초혈관 확장에 의해 빨개진다. 후자는 간에서 술을 자주 마실 때 활성화되는 알코올 산화반응의 촉매 역할을 한다. 나의 주량을 늘리기 위한 연습은 알코올 산화의 90%를 담당하는 ADH가 아닌 10%만을 담당하는 MEOS의 활성이 다소 호전된 것이 아닌가 한다. 일차 산화로 생성된 아세트알데히드는 간장, 뇌, 신장, 폐 등 생체 내 조직에 넓게 분포되어 있는 알데히드 탈수소효소(ALDH)에 의하여 아세트산으로 변환된다. 저자의 경우는 간에서 아세트알데히드 처리 능력이 낮은 이형 ALDH가 존재하여 음주 시에 안면홍조 등 아세트알데히드의 급성중독 증상이 쉽게 초래되고, 따라서 술에 약하다. 동양인의 일부가 그렇다고 한다.

생성된 아세트산은 TCA회로에 들어가 물과 이산화탄소로 분해된다. 이산화탄소는 혈중에서 대부분 카르복시산이나 중탄산 이온으로 존재하다가 폐에서 다시 이산화탄소로 변해 숨을 내쉴 때 배출된다. 에탄올이 아닌 메탄올, 디에틸렌글리콜, 프로판올의 경우에는 몸속에 분해효소가 없기 때문에 분해되는 시간이 길어지므로 독성이 더 강하게 작용한다. 또한 산화과정 중에 생성되는 중간산화물은 -메탄올의 경우 독성이 강한 포름산 축적으로 실명과 생명위협 초래- 독성이 강하다. 만약 중간산화물의 독성이 강한 알코올류를 섭취하였을 경우 취할 수 있는 가장 효과적인 해독 방법은 과량의 에탄올을 섭취하는 것인데, 이는 ADH가 다른 알코올류에 비하여 에탄올과의 친화력이 약 20배 이상 강하여 에탄올을 과량 섭취하면 상대적으로 ADH를 이용한 독성 알코올류들의 중간산화물을 생성이 줄어들고, 이들을 신장을 통해 체외로 배출 시키기 때문이다.

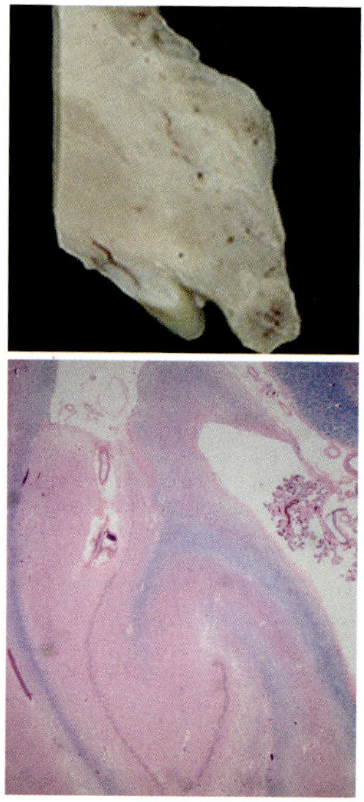

만성 알코올 중독증 환자의 유두출혈과 해마위축 및 반응교증

알코올은 짧은 시간 안에 과량을 마시면 급성중독을 일으키고, 혈중농도가 0.4% 이상에 이르면 뇌간부중추를 마비시켜 심장과 호흡 정지로 인해 사망하게 된다. 만성중독증에서는 대뇌피질의 위축, 유두체 출혈과 위축, 뇌실주위부의 괴사, 유두체-시상핵회로의 수초와 축삭손상을 특징으로 하는 베르니케-코르사코프 증후군, 소뇌 변성과 위축, 좌우측 대뇌반구를 연결하는 뇌량의 탈수초변성을 초래하는 Marchiafava- Bignami병과 중심성 뇌교 수초변성 등의 질병을 초래한다. 이로 인하여 안근육마비, 안구진탕, 운동실조와 정신장애, 기억상실을 야기하며, 이러한 변성은 정신적 문제와 신체의

영양장애가 합병되어 발생되는 경우가 많다.

가장 심각한 문제는 태아 알코올증후군이라 불리는 임신 중 산모의 음주에 의해 태아에 발생하는 병변이다. 임신 중 가장 위험한 시기는 수태 바로 이후이다. 보고에 의하면 개인에 따라 차이가 있지만 소주 몇 잔도 질병을 유발할 수 있다고 한다. 성장 지연, 짧은 코와 윗입술, 편평한 인중과 상악 등 얼굴 기형, 정신 발달 장애, 발작, 근긴장 저하와 소뇌기능이상 등 신경계장애, 기타 사지기형을 동반한 지체장애 등이 주된 병변이다. 저자는 태아 알코올증후군으로 의심되는 환아에서 소뇌증과 수뇌증, 소뇌형성 부전, 이소성 신경원세포, 뇌량의 발육부전 등을 관찰 한 바 있다. 우리나라도 주류 소비량이 많고, 여성들의 사회활동이 늘어나고 있는 만큼 이에 대한 주의가 필요하다. 적은 양의 술은 괜찮지 않나---하는데, 수태 후 개체발생을 위한 세포분열이 시작되는 시기이면 질병을 초래할 수 있다. 가임여성인 경우 생리 이후 2주 정도가 되면 배란기가 되고 그 배란기 전후 3~4일에 임신이 가능하기 때문에, 이 시기의 음주는 주의해야 한다.

음주와 흡연

술은 인간관계의 윤활유이고, 또한 지친 심신에 생기를 불어넣기도 하였다. 청록파 시인인 조지훈(1920-1968)은 "주도유단(酒道有段)"이라는 글에서 애주가로서 음주를 바둑의 급수에 비유하여 재미있게 표현하였다. 그에 의하면 주도에도 엄연히 단(段)이 있다고 하였다. 음주에는 바둑과 같이 가장 하수인 9급에서부터 9단까지 무릇18의 계단이 있는데, 그 기준은 다섯 가지 -술을 마신 연륜, 친구, 기회와 동기 및 술버릇- 이며, 이것을 종합해 보면 그 단의 높이를 알 수 있다고 하였다. 여기서 술을 안마시거나, 겁내거나, 취함을 민망해 하는 사람에 대해 바둑의 하수와 같다고 비유하였는데, 저자는 공감하지 않는 부분이다. 이러한 사람들 중에도 술의 진경을 터득한 사람이 있다, 바둑 8-9급자도 고매한 바둑의 진경을 터득하여 더욱 잘 두도록 노력하는 것처럼. 저자는 평소에 마시는 술의 양과 빈도에서는 하수일지라도 술의 깊은 맛과 향기를 동료들과 즐길 수 있기에 주도에서는 하수가 아니라 생각한다. 그래서 "너무 취하게 마시지도 말고 급하게 마시지도 말자. 약간 부족한듯할 때 술자리를 마치자. 취하면 뇌 기능을 떨어뜨리고, 일상에서 벗어나는 일탈을 할 수 있다. 일탈이 경계를 벗어나지 않으면 나무랄 필요는 없지만, 잘하기 위해서 마셔라. 마시기 위해서 살지는 말자. 과음과 폭음으로 가늘고 짧은 인생을 만들기보다 술의 진미와 사람의 인정을 느끼자."라며 술자리에 앉는다.

술과 함께 따라다니는 것이 기호품인 담배이다. 애연가들은 나름대로 흡연이 가져다주는 장점을 얘기하기도 한다. 근심과 걱정이 있을 때 피우면 모든 근심, 걱정이 사라진다. 산만할 때 피우면 정신이 집중되고, 몰입할 수 있으며, 졸릴 때 피우면 정신이 맑아진다. 배부를 때 피우면 소화가 잘되고, 배고플 때 피우면 배부르다. 술이 취할 때 피우면 술에서 깨어나고, 덜 취할 때 피우면

술에 취하게 된다. 추울 때 피우면 몸이 따뜻해지고, 더울 때 피우면 몸이 시원해진다는 등 만사형통이다. 땀 흘리며 산에 오르면서 쉴 때, 시원한 바람과 함께 동료와 담배 한 대를 나누는 맛이란---. 그래서 중독이 된다.

그렇지만 흡연은 해롭다. 폐암을 비롯한 각종 암과 폐쇄성 폐질환(COPD), 천식, 위궤양 등 만성질환을 유발한다. 대뇌에 대한 영향으로는 동맥혈관의 내피세포 손상과 만성 허혈성 뇌손상을 들 수 있다. 흡연은 내피세포의 손상을 통하여 동맥경화증을 유발하고, 일산화탄소에 의한 저산소증은 헤모글로빈 농도와 적혈구 수 증가로 인하여 혈액의 점도가 증가되고, 따라서 혈전증이 야기될 수 있다. 결론적으로 만성 허혈성 신경세포 손상과 뇌졸중을 유발하는 것이다. 뇌 건강을 위해서 담배는 가능한 한 멀리해야 한다.

4. 뇌전증

- 다양한 원인과 치료에의 희망 -

뇌전증의 분류

1960년대 까지만 하더라도 전 세계적으로 간질 또는 뇌전증이라는 질병은 신의 저주를 받아 발생한 불치의 병으로 여겨졌다. 그러나 1970년대 이후 신경과학과 영상진단기술의 발전, 새로운 약제의 개발과 외과적 치료법의 개선으로 현재 치료가능한 병이 되었다. 흔히 사용되는 용어인 경련 또는 경기(convulsion)나 발작(seizure)은 같은 의미로서 신경세포의 일시적이고 불규칙적인 이상흥분현상에 의하여 발생하는 모든 증상을 일컫는다.

뇌전증(epilepsy)은 만성적으로 반복하는 발작이 나타나는 질환을 의미하며, 그리스어로 epi(위의, 위쪽)와 lambaneia(가지다, 사로잡다)가 합쳐져 "위에 사로잡히다"에서 유래한 용어로, 악령에 의해 영혼이 사로잡혀 있다고 생각하였기 때문에 치료가 어렵고 피하고 싶은 질병이었다. 한자용어는 간질(癎疾)로서 우리말로는

○○병이라고 하여 단순한 질병이상의 부정적 의미를 내포하여 사용하였지만, 중추신경계의 전기적 리듬 장애라는 병인이 밝혀짐에 따라 용어도 "뇌전증(腦電症)"으로 사용하고 있다.

뇌전증은 오랫동안 축적된 의학지식으로 치료방법을 적용하고 예후를 판단하기 위하여 임상적진단명을 분류하여 사용하고 있다. 일반적으로 발작 증상이 전신에 걸쳐 나타나는지 국소적으로 나타나는지에 따라 전신뇌전증과 부분뇌전증으로 분류하고, 부분뇌전증은 의식소실 없는 단순부분뇌전증과 의식소실이 동반된 복합부분뇌전증으로 분류한다. 전신뇌전증은 주로 유전적이고 체질적인 원인에 의하여 뇌의 전체적인 흥분성이 증가되어 초래되며, 부분뇌전증은 이차적인 뇌손상에 대하여 신경계가 나타내는 국소적인 반응에 기인한다. 따라서 전신뇌전증은 뇌 전체의 기능적인 측면이 중요시되며, 부분뇌전증은 국소적인 병소의 원인이 중요하다. 국소적 병소의 원인은 태아기 뇌의 발달이상, 선천성 기형, 급만성감염증, 열성경련, 뇌종양, 외상, 뇌혈관질환, 원인불명 등 다양하다.

난치성 뇌전증

뇌전증은 전 연령층에 걸쳐 발생하며, 인구 100 명당 한두 명 정도 발생하는 매우 흔한 병이다. 환자의 팔 할은 적절한 약물 치료 등으로 비교적 잘 조절될 수 있어 일상생활에 문제가 없다. 그러나

15-20% 환자에서는 충분한 기간 적절한 항경련제를 복용하더라도 뇌전증이 지속되어 일상생활에 지장을 초래하게 되는데, 이를 "난치성 뇌전증"이라고 한다. 이러한 난치성 뇌전증을 가진 경우 항경련제 복용 이외의 치료 방법을 고려하게 되는데, 가장 대표적인 것이 수술적 치료 방법이다. 난치성 뇌전증의 모든 환자에서 뇌의 위치에 따라 수술이 가능하지는 않는 경우도 있다. 따라서 수술을 위해서는 팀으로 구성된 각각의 전문가들에 의하여 정확한 뇌전증 병소와 병소 주변의 뇌기능을 확인하기 위한 검사가 필수적이며, 적절한 수술 방법과 부위를 선택하는 것이 중요하다.

1980-90 년대에 발달된 MRI의 영상기법과 뇌전도 기록법은 간질발작의 기시부가 국소적병소에서 시작됨을 보여주었고, 이 병소에 대한 외과적 치료법은 이제 안전하고 효과적인 방법으로 자리잡게 되었다. 우리나라에서는 1993년부터 전북대학병원에서 본격적으로 시작되었고, 1994년부터 전남대학병원에서도 도입된 이래, 호남간질 연구회, 간질클리닉으로 발전하여 전문적인 의료서비스를 제공하였다. 특히 이 시기에 방문하여 환자의 진단과 치료법결정에 도움을 준 캐나다 몬트리올 신경과학연구소(MNI)의 Andermann 박사, Andre Palmini 박사, Netto Pedro 박사 등은 최신지식을 전수하여 주었으며, 오랫동안 공동연구의 파트너가 되었다.

젊은 여성 환자의 부모님으로부터 들은 이야기 하나를 소개한다. "사람들이 하는 말이 딸아이가 ○○병을 앓고 있다고 하더라고요. 이런 말 들으니 애미인 나는 물론이고 딸아이 마음이 어떠하겠어요? 힘들어서 함께 죽고 싶다는 생각도 했지요. 딸아이 몸이 아픈 건 사실

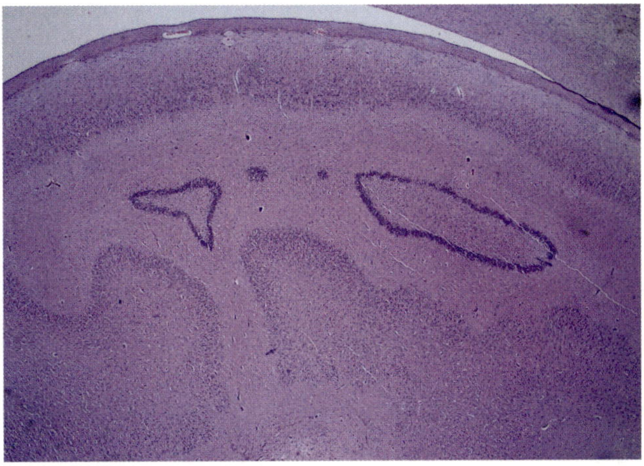

신경세포이주장애에 의한 대뇌피질 발생장애의 예(Lissencephaly)이며, 이러한 발생 장애는 앞에서 기술한 바와 같이 임신초기에 산모의 음주로 인하여 초래될 수도 있다.

이지만, 마음이 더 아프고 아팠어요. 그러나 여기서 수술받고 나서 약도 한두 가지로 줄이고 예전의 고통스러운 증상이 없어진 것이 선생님들의 덕분이고 하늘이 도운 것이지요." 약물 난치성 뇌전증 환자에 대한 수술치료가 궤도에 오르면서 각종 검사 소견, 신경병리학적 소견과 병인에 대한 연구 및 예후 추적조사, 재활이 조화된 뇌전증 팀은 세계적 수준으로 발전하였고, 학술 발표는 성황을 이루었다.

병리와 예후

약물요법으로 치료되지 않는 뇌전증 환자에 대한 외과적 수술로 신경 조직의 검색을 의뢰받는 병리 의사는 기회와 도전을 동시에 맞이하게 되었다. 가장 흔한 유형인 측두엽 뇌전증으로 인하여 외과적 치료를 받는 경우에는 대개 측두엽과 해마가 하나의 조직괴로서 적출되어 의뢰되지만, 몇 개의 작은 대뇌 절편만이 의뢰되는 경우도 있다. 따라서 정확한 병리조직학적 진단을 위하여 병리의사는 지금까지 비교적 소홀히 취급되었던 환자의 임상증상, 신경정신학적, 방사선학적 및 뇌전도소견과 외과 수술의 적응증, 수술방법 및 기법까지도 포괄적으로 이해하여야 하며, 또한 수술부위의 해부, 조직구조를 반드시 알아야 한다. 이러한 도전을 통하여 과거에는 "특정한 병변이 존재하지 않음(indefinite pathology or cryptogenic)"이라고 생각되었던 병변을 진단할 수 있게 되었다.

외과적으로 가장 많이 시행되는 수술법은 측두엽 절제술 이었으며, 그 외에도 전두엽, 두정엽, 후두엽 등 어느 부위에서도 병소가 존재하였다. 절제된 조직의 자세한 육안 검색은 정확한 현미경 진단을 위하여 필수적이다. 또한 조직전체에 대한 구조를 파악한 후 순차적으로 절편을 만들어 미세발생장애 같은 병소를 놓치지 않아야 한다. 현미경 관찰에는 조직의 크기와 해부학적 위치, 국소성 병변의 존재 유무(종양, 기형, 반흔, 염증성 병변 등), 측두엽 절제술인 경우에 암몬각의 경화증 여부, 수술 전에 시행되는 각종 신경생리 검사에 의해 국소성 염증반응 및 신경교증 등의 부대적인 조직 반응 등 네 가지 요소를 확인하는 것이 중요하다. 무엇보다도 대뇌피질의 발생장애 질환에 대한 개념, 신경원 세포의 이주장애 또는 미세발생장애에 대한 개념을 정리하였다.

또한 열성 경련에서 약제난치성 뇌전증 이행한 환자와 해마경화증을 주로 하는 측두엽뇌전증 환자의 30-40%에서 대뇌피질의 발생장애 또는 미세발생장애 질환이 동반됨을 밝혔고, 국소피질이형성증과 불완전형의 결절성경화증의 구분, 배아형성장애신경상피종과 동반된 대뇌피질발생장애 등 수많은 증례를 진단하였다. 그리고 세계 어디에서나 증례의 자유로운 사용을 위하여 병리 소견을 공개하였다. 일본뇌염의 후유증으로 인한 뇌전증, 대뇌의 낭미충증과 페디스토마 등의 기생충감염증, 외상, 혈관기형 등 수많은 병소를 관찰하였다. 병리조직학적 관찰을 통한 뇌전증의 발생 원인별 빈도는 태아기의 대뇌피질발달장애(신경세포이주 장애), 열성경련의 후유증으로 인한 내측두엽경화증 및 해마경화증, 감염증, 뇌종양의 순서이었다. 수술치료를 받은 환자의

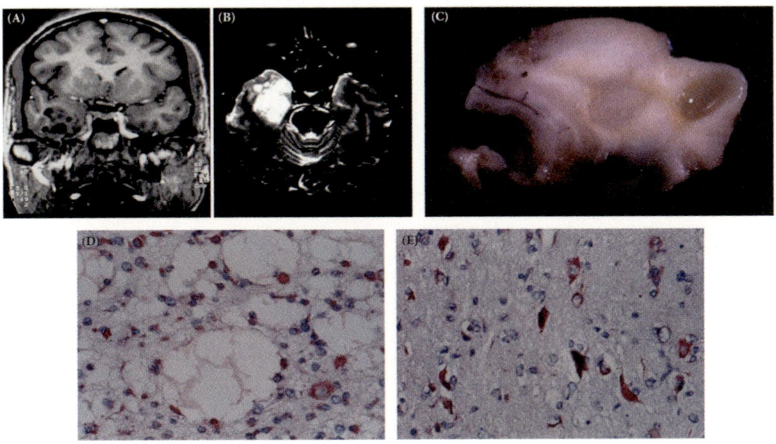

배아형성장애 뇌종양과 대뇌피질 형성장애가 동반된 약물난치성 뇌전증환자의 배아형성장애 뇌종양과 대뇌피질 형성장애가 동반된 약물난치성 뇌전증환자의 영상과 병리소견 -환자는 수술 후 병세가 호전되어 정상적인 일상생활을 하고 있다.(뇌전증관련 국제학회에서 가장 많이 사용 되고 있는 병리소견 중 하나이다.)

약 80% 이상에서 병세가 호전되거나 완치되었다. 그러나 아직도 현재까지의 치료방법으로 해결되지 않는 환자를 위하여 전향적인 연구가 필요한 분야이다. 뇌전증 환자의 병리진단을 통하여 과거의 잘못된 사회적 편견을 바로잡고, 환자를 배려하고 이해하며 정상적인 사회생활을 복귀하도록 도와주며 더불어 사는 사회를 지향하는 보람을 안겨주었다.

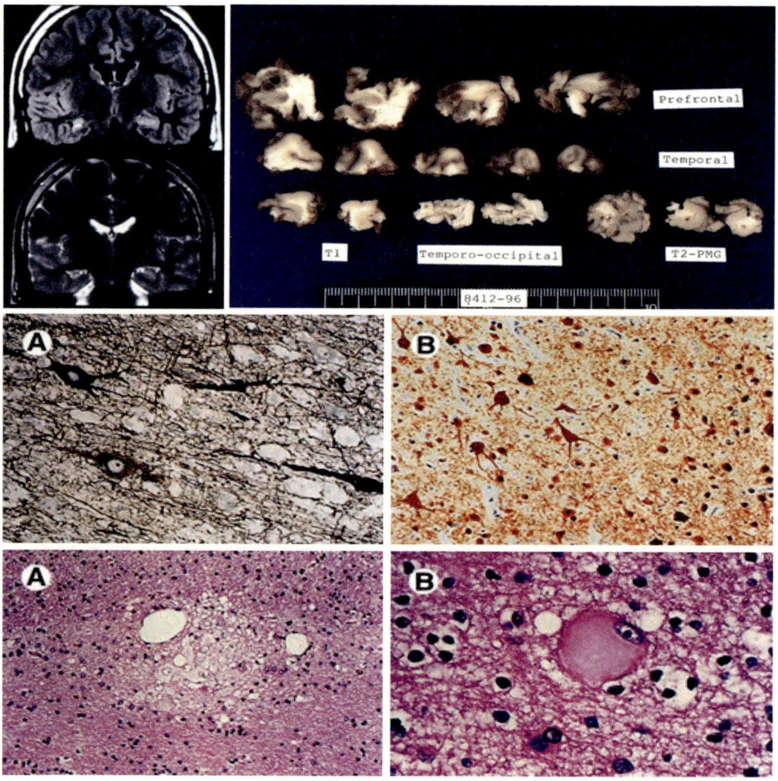

약물난치성 뇌전증환자에서 대뇌피질과 내측두엽절제술 시행 후 관찰된 신경세포의 발생 및 이주장애 질환으로서 신경세포의 분화과정과 형태이상이 관찰된다. 본 논문의 내용은 신경세포이주장애 질환의 병리조직학적 등급을 제시하였다.

5. 대사장애와 로렌즈 오일

- 끝없는 자식사랑 -

대사장애 질환
로렌조 오일
백질이영양증

대사장애 질환

신경세포는 세포의 핵과 세포질이 있는 몸통으로부터 두 종류의 돌기를 뻗어내고 있다. 하나는 가늘고 긴 장대처럼 다음 신경세포로 신호를 전달하는 축삭돌기이고, 하나는 가지 많은 나무처럼 신호를 받아들이는 짧지만 더 굵은 수지돌기이다. 축삭돌기는 길이가 길지만, 지방과 단백질로 구성된 말이집(myelin sheath)이 일정간격으로 축삭돌기 부위를 덮고 있고, 어떤 자극이나 정보가 오면 이 부분을 뛰어넘어 빠르게 전달되는 구조를 갖고 있다. 중추신경에서는 희돌기세포가, 말초신경에서는 슈반세포가 말이집을 생성하여 축삭돌기를 일정간격으로 둘러싼다. 말이집에는 축삭이 노출된 좁은 부위가 있는데, 이곳을 랑비에 결절이라고 하며, 신호를 전달하는 이온통로가 이곳에 있다. 축삭돌기를 둘러싼 말이집은 이온흐름을 차단하는 절연체 역할을 하기 때문에 신호전달로 생성된 이온전위는 랑비에결절을 거쳐 도약하는 것처럼 전달된다. 신호 전달은 보내는 세포의 축삭돌기와 받는세포의 수지돌기 사이의 좁은 공간을 통해 이동하는 신경전달물질의 방출을 통해 일어난다. 축삭돌기의 말이집이 부족하게 생성되거나, 이차적으로 파괴 소실되면 질병이 생긴다. 다발성 경화증은 정상으로 만들어진 말이집이 이상 면역반응에 의하여 파괴된 질환이며, 백질이양증은 지방 대사장애로 인하여 말이집을 제대로 생성하고 유지되지 못하여 대뇌백질이 위축되는 질환이다. 그 결과 이 환자는 신경전도를 통한 메시지가 차단되어 시각과 운동에 장애를 보이며 마비와 경련을 일으킨다.

로렌조 오일

미국에서 제작된 영화 로렌조 오일(Lorenzo's Oil)은 1980년대에 부신백질이영양증(ALD; Adrenoleukodystrophy)이라는 아주 희귀한 불치병 환자 가족의 이야기이다. 현재 치료법이 확립되어 있지 않는 대뇌의 유전병이지만 질병을 치료하기 위해 전념하는 가족과 치료를 담당하는 의사의 환자에 대한 자세도 중요한 부분 이어서 의예과 학생들에게 보기를 권장하는 영화이기도 하다. 영화 내용이 재미있고, 더구나 본 영화의 토대가 된 실화에서 환아의 대뇌조직을 병리조직학적으로 진단하고, 치료방향을 제시하였던 미국의 신경병리 의사(James M. Powers 교수, 1994년 미국 신경병리학회 회장)를 학회에서 직접 만나서 이야기를 들은 적이 있어 지금도 기억에 남아있다.

젊은 부부는 로렌조라는 어린 아들과 함께 행복한 생활을 하고 있다. 그런 어느 날 아들에게 시력, 감각 및 행동장애 증상이 나타나고, 점점 더 악화되어 병원에 입원하는데, 부신백질이양증이라는 희귀병 진단을 받게 된다. 어머니로부터 물려받은 받은 유전자 장애에 의해 지방대사효소 결핍으로 전신 순환혈액에 구조상 긴 줄기의 포화지방산이 과량 형성되어, 축삭돌기의 말이집 형성장애가 초래된 질병인데, 문제는 특별한 치료법이 없어 점점 더 악화되는 것을 멈출 수 없는 불치의 병이며, 시한부 인생이라는 것이다. 부모는 생업을 포기하고 치료에 매달리지만, 치료에 회의적인 반응을 보이는 의사, 과학자 및 난치병 지원 단체와 갈등을 겪는다.

그러나 이에 굴하지 않고 관련 의학서적을 탐독하고, 세미나에 참석하여 얻은 의학지식을 바탕으로 부신백질이양증은 대뇌에 해로운 지방산이 생성됨으로써 발병한다는 사실에 근거하여, 이것을 억제할 수 있는 치료법 개발에 매달린다. 몇 차례 실패를 거듭하면서 알게 된 포화탄화수소와 불포화탄화수소의 비율이 문제라는 질병 이론에 근거하여 식용이 가능한 불포화 지방산을 개발하기로 하며, 생화학자에게 제조를 의뢰한다. 결국 인체에 맞는 불포화 지방산이 많이 들어 있는 합성 기름(gylcerol trioleate)이 제조되어 환자 부모에게 보내졌고, 이를 투여받은 아들이 병마를 이겨내며 증상이 호전되어 간다. 이것이 "로렌조 오일"이라 불리는,

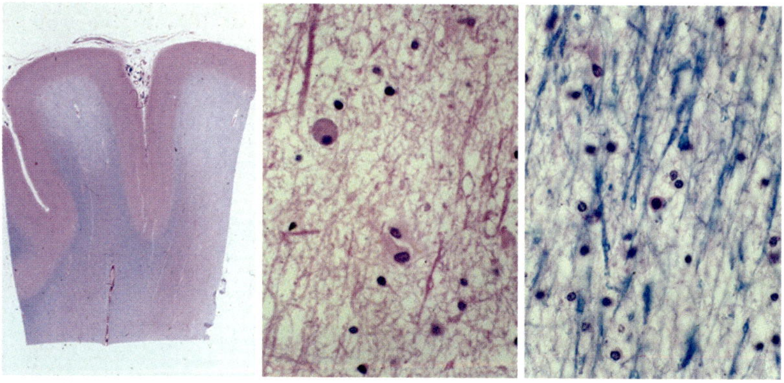

부신백질이영양증에서 대뇌 백색질에 침윤된 림프구, 대식세포에 의해 파괴되는 말이집을 보여주고 있다.

1990년부터 현재까지 부신백질이양증 환자들의 치료제로 쓰이고 있는 약제이다. 의학지식이 없는 젊은 부부는 어린 아들에 대한 깊은 사랑 하나로 전문 의료진도 해낼 수 없었던 업적을 이루었고, 이를 계기로 하여 이 질환의 완치를 위한 본격적인 연구가 진행되고 있다. 어느 시 구절이 생각난다. '부모에게 자식은 별빛이요, 그리움. 자식에게 부모는 따뜻한 밥이요, 또 그리움. 그 그리움 사이에 흐르는, 면면한 강물이여! 절절함이여!"

백질이영양증

백질이영양증은 공통적으로 중추신경계의 축삭돌기로 이루어진 백질에서 축삭돌기를 감싸는 말이집에 광범위한 손상을 초래하는 질병이다. 백질이영양증의 각종 생화학적 효소장애에 의한 대사장애 질환으로서, 원인효소가 밝혀짐에 따라 부신백질이양증 외에도 이염색성 백질이영양증, 뮤코설파타이드증, 크라베병, 알렉산더병, 카나반 해면변성증, 코카인증후군, 수단친화성 백질이영양증 등의 여러 질환으로 재분류하고 있다.

부신백질이영양증(ALD) 환자에게는 청각장애, 실어증, 시력장애 및 시야 결손, 음식물 섭취 장애, 보행장애 등 각종 뇌신경장애 증상이 소아, 청소년기로부터 성인이 된 후에도 발병되며, 대뇌 백질부병소와 부신부전을 다양하게 초래한다. 환자에 따라 로렌조 오일과 부신 스테로이드 대체요법을 시행하지만, 질병의 진행을 치료하는데 아직도 뚜렷한 효과가 없는 것으로 알려져 있다. 최근에는 유전자 검사를 통하여 질병 가능성을 알면 병변이 진행되기 전에 골수이식 치료를 함으로서 약 과반수에서 호전된 것으로 보고되고 있다.

영화의 도입부에 나오는 "Life has meaning only in the struggle. Triumph or defeat is in the hands of the gods. So let us celebrate the struggle. (인생은 땀 흘리고 노력하는 삶 속에 가치가 있다. 승리냐 패배냐는 신이 결정할 일이다. 그러니 혼신의 힘을 다 쏟는 노력을 축하하자.)"는 노래 가사가 시사해 주는 것처럼, 영화는 불치의 병을 치료하기 위한 부모의 투쟁과 의학의 발전은 문제 해결을 위한 의지와 도전으로 이루어짐을 보여주고 있다.

6. 학습과 기억의 저장

- 지식의 저장고 신경연접 -

학습과 기억
신경연접(시냅스)
학습과 기억의 연구
기억의 유지와 분류
신경 가소성

학습과 기억

사오년 전에 대뇌 백색질 경색에 대한 연구를 하던 중 경색부위와 떨어진 대뇌 피질 부위에 당대사가 저하된 해리병소가 발생됨을 관찰하였다. 이 병소의 신경세포에서 신경말단과 수지상 돌기를 연결하는 축삭-수지돌기간 신경연접(synapse)이 붓고 변성에 빠지는 소견을 전자현미경을 통하여 관찰하고, 최근에 신경기능과 대사관련 변화를 종합하여 논문을 완성하였다. 뇌에서 정보전달을 위한 신경연접을 늦게나마 주의 깊게 관찰해 보았다는 뿌듯함과 함께 정년을 앞둔 현역 마지막 논문이라는 아쉬움도 있었다.

사람은 학습과 기억을 통하여 판단하고 실행한다. 학습은 지식이나 새로운 정보를 얻는 것이며, 기억은 얻은 정보를 간직하는 것이다. 이것은 뇌의 기능에 따른 영역에 있는 신경세포의 연접에 저장되고, 시간 경과나 환경의 변화에 따라 변할 수 있다. 요즈음

우리나라 사회문제가 되고 있는 여러 가지 상황 -미국의 과다한 국방비 증액 요구, 일본과 중국의 무역장벽 높이기, 러시아의 안하무인격 영공비행, 여기에 북한의 무력시위- 을 지켜보면, 과거 조선말기의 사면초가 상황이 생각난다. 이렇게 기억은 정보를 등록하고, 중요한 것이라고 생각되면 단단히 포장하여 저장하고, 필요할 때 재생하여 사용하는 과정을 거친다.

신경연접(시냅스)

신경과학의 기반을 닦은 스페인의 신경과학자 카할(Ramon Cajal, 1852-1934)은 신경계의 현미경관찰을 통하여 신경계는 기본단위인 신경세포로 이루어져 있으며 이들 신경세포간에는 불연속적으로 연결된 그물망구조가 존재한다는 신경세포설을 발표하여 이탈리아의 신경세포학자 Golgi와 함께 1906년에 노벨의학상을 수상하였다. 또한 이러한 연결은 일정한 정보 처리의 방향성을 갖고 있으며 정보처리의 결과에 따라 연결 능력의 효율성이 변화할 수 있을 것이라고 하여 현대 신경과학의 연구에 초석을 놓았다. 신경연접(시냅스, synapse)은 신경세포들 간의 연결 구조로서, 즉 신경회로의 기능단위가 된다는 것이 영국의 신경병리학자인 Charles Sherrington(1857-1952)에 의해 명명 발표되었고, 이 업적으로 1932년에 노벨의학상을 수상하였다.

학습과 기억의 연구

신경계는 신경세포라는 구조적 기본 단위와 시냅스라는 기능적 단위로 구성된다. 학습과 기억에 대한 기전 연구는 약 30년 전부터 활발하게 진행되었고, 미국의 신경과학자 에릭 캔들(Eric Kandel, 1929-)은 학습과 기억의 개념을 신경세포와 시냅스에서 구현됨을 밝혀 2000년 노벨의학상을 수상하였다. 그는 실험동물로 껍질이 없는 바다 민달팽이(Aplysia)를 선택하였는데, 이것은 아주 큰 신경원세포를 갖고 있어서(400~1,000μm) 현미경 도움 없이 맨눈이나 확대경으로 볼 수가 있었다. 또한 신경원의 80% 정도가 세포핵으로 되어있는데 세포체가 크기 때문에 신경원의 전기 특성을 기록하기 위한 미세전극을 쉽게 꼽을 수 있고, 자극에 대한 반응을 기록할 수 있었다.

민달팽이는 일반 어류처럼 아가미로 물을 빨아들여 산소를 사용한다. 아가미를 건드리면 달팽이는 아가미를 일시적으로 몸 안에 숨겼다. 이어서 달팽이의 꼬리에 약한 전기자극을 한 후에 아가미를 건드리자 달팽이는 위험을 느끼고 아가미를 몸 안에 감추는 시간이 길어졌다. 전기자극을 감지하는 신경세포와 아가미를 움직이는 운동 신경세포 사이에 새로운 신경 회로망이 만들어져 아가미를 계속 감추고 있었던 것이다. 이것이 바로 장기기억(long-term memory)이었다. Kandel은 이어서 민달팽이의 꼬리에 전기적 자극을 줄 때 신경세포에서 어떤 과정에 의해 장기기억이 일어나는지를 추구하였다. 전기 자극을 아주 조금만 가하자 신경세포의 말단에서 serotonin 신경전달물질이 방출됐다. 세로토닌은 신경회로의 수용체에 붙어 신경세포를 흥분시켰다. 그 결과 세포 안에서 cAMP 농도가 증가됐고 연쇄적으로 protein kinase A(PKA)라는 물질이 활성화돼 신경전달물질의 분비량이 늘어났다. 이것이 단기기억이다.

신경전달물질이 늘어나면 전기신호가 신경세포 사이의 접속지점을 더 쉽게 전달할 수 있게 되고, 그 결과 단기기억을 하게 된다. 민달팽이의 꼬리에 전기적 자극을 반복하면 장기기억이 형성된다. 자극을 반복하면 신경세포 내부의 cAMP 농도가 계속 높은 상태가 되고, 활성화된 PKA가 신경세포의 핵으로 들어가서 핵 내부에 있는 CREB 단백질을 인산화 시킨다. 인산화된 CREB 단백질은 아가미와 꼬리신경세포 사이에 회로를 만드는 유전자의 조절 부위에 결합하고, 새로운 회로를 만들게 된다.

기억의 유지

칸델은 민달팽이를 학습시키면서 생물학적으로 기억은 단기기억과 장기기억 두 종류가 있고, 장기기억이 생성될 때에는 신경세포 사이에 새로운 신경 회로망이 생긴다는 것을 알아냈다. 새로운 회로가 생기면 그 회로가 몇 시간에서 몇 주까지도 지속돼 기억이 장기간 저장되는 것이다. 그러나 뇌는 쓰지 않는 회로를 자꾸 없앤다. 잊어버리지 않기 위해서는 반복 학습을 통해 이

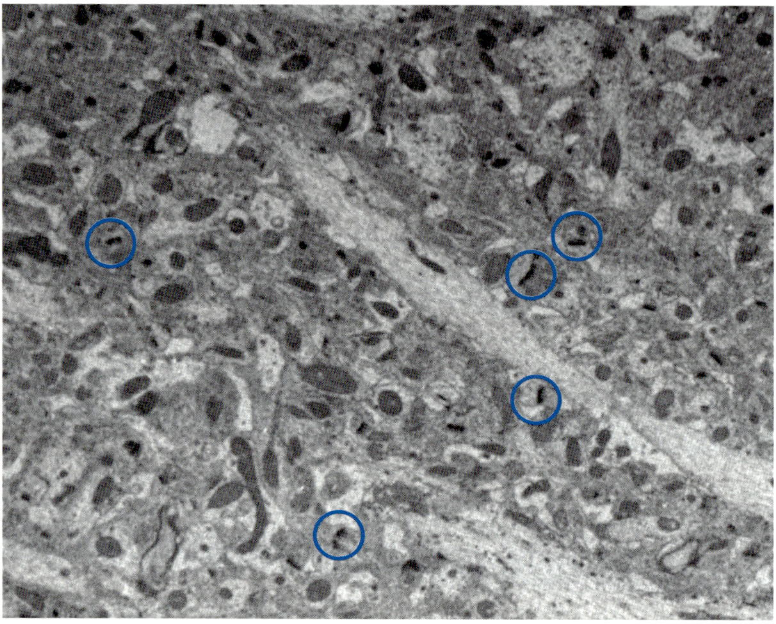

전자현미경으로 관찰한 뇌의 신호와 정보전달에 역할을 하는 신경연접(synapse) 구조

회로를 더 강하고 두껍게 만들어야 한다.

사람에서도 CREB 단백질은 기억 유전자의 스위치로서, 이것은 뇌의 해마 신경세포에서 작용함을 밝혔다. 따라서 해마의 신경세포에서 단기기억을 장기기억으로 바꾸는 것이다. 실험적으로 쥐에서 해마 신경세포를 파괴하면, 쥐는 기억력이 소실됨으로써 동일한 길 찾기 연습을 수차례 반복하여도 출입문을 찾아내지 못하였다.

CREB 단백질은 기억을 촉진하든지 억제하든지 하는 두 종류가 있다. 평상시에 두 종류의 CREB 단백질은 균형을 이루고 있다. 학습을 계속하면 기억촉진 CREB 단백질이 더 강해져 단기기억을 장기기억의 형태로 전환시킨다. 반대로 더 이상 자극이 없으면 해마는 일시 저장된 단기기억을 지워 버리는 것이다. 부단한 연습과 노력이 대가를 만든다고 할 수 있다. 결론적으로 외부에서 주어지는 환경정보가 신경계의 적절한 회로에서 처리되는 학습 과정을 거치고 이러한 과정이 반복될 때 담당 회로를 구성하는 신경세포간의 시냅스가 활성화된다. 곧 장기기억은 단기기억을 반복하거나, 처음 들어온 정보나 학습이 강하게 자극될 때이며, 새로운 단백질 합성 및 유전자의 발현이 동반되어 시냅스가 강하게 결합된다. 어려운 문제를 해결하거나 처음 본 순간 감동을 받았던 일을 기억한다면 쉽게 이해할 수 있는 내용이다.

기억의 분류

학습과 기억은 시냅스에 저장된다. 기억은 학습의 결과로 얻어지며, 유지되는 시간에 따라 단기와 장기기억으로 구분하고, 장기기억은 의식적으로 노력하여 얻은 서술기억과 무의식적으로 학습된 반사기억으로 분류하고 있다. 단기기억은 정보 입력 후 수 초 또는 수 시간 동안 정보가 기억되는 것으로 앞 시냅스막 부위의 전위에 따른 이온의 흐름에 의해 일어나며, 쉽게 지워지고 시간이 흐르면 잊혀져간다. 장기 기억은 수주에서 수년 동안 지속되고 뒤 시냅스 막의 변화에서 일어난다. 이러한 이온흐름에 따른 기능 변화를 단기강화(Short term potentiation, STP)라 하고, 장기간 지속된 변화는 신경세포핵 내부의 유전자 발현에 구조적 변화가 일어나며 장기강화(Long term potentiation, LTP)라고 한다. 단기기억으로 저장되었던 정보의 일부는 선택적으로 기억 경화 과정을 거쳐서 장기기억으로 저장된다. 장기기억 중에 사실이나 사건에 대한 기억을 서술기억(declarative memory) 또는 의식적인 노력을 해야 회상이 가능하기 때문에 명시기억(explicit memory)이라고 하며, 이것은 기억의 내용에 따라 사실 또는 불변의 진리에 해당하는 의미기억(semantic memory)과 일상적인 사건이나 개인에게 있었던 일에 대한 삽화기억(episodic memory)으로 재분류할 수 있다. 이러한 기억은 형성되기도 쉽고 잊어버리기도 쉽지만 반사기억을 형성하려면 오랜 시간동안 반복과 연습이 필요하고 일단 기억이 형성되면 잘 잊혀지지 않는다. 이와 같이 기억은 시냅스에 저장되며, 기억에 동원되는 시냅스들은 서로 연합되면서 시냅스 간의 연합이 일어나고, 구조적 변화를 예상할 수 있다. 이것을 시냅스의 가소성(synaptic plasticity)이라고 한다.

신경 가소성

서술기억에 참여하는 신경망은 일차감각 정보를 수용하고 분석하는 대뇌피질, 단기기억을 저장하는 내측두엽, 시상, 시상하부의 유두체를 통하여 장기기억으로 저장하기 위해 측두엽 및 전두엽 피질에 도달한다. 알코올 중독에 손상된 유두체와 시상은 기억

상실이 나타나는 원인이다. 반사기억은 새줄무늬체(striatum)가 중요한 역할을 한다. 기술습득이나 습관형성과 같은 기억은 도파민에 의한 전두엽-꼬리핵 회로(fronto-caudate circuits)에 의해 형성된다. 파킨슨병이나 헌팅턴병에서 서술기억은 상대적으로 보존되면서 반사기억의 손상이 더 심한 것은 질환으로 인한 새줄무늬체 손상과 관계가 있다. 조건반사는 소뇌가 관여하며, 기억에 실린 감정은 편도체가 담당한다.

결론적으로 학습과 기억은 뇌 전체에서 형성된다. 일생 동안 겪는 경험이나 학습된 행동을 저장하는 소수의 기억세포가 따로 존재하는 것이 아니며 기억이나 정보의 종류와 본질, 기억 형성과정, 그리고 시간경과에 따라 관여하는 뇌구조가 다르고, 변형될 수 있다. 즉, 기억의 왜곡, 편집, 편견이 개인 스스로의 대뇌 신경원 시냅스를 고착시킬 수 있다. 그래서 개인은 학습에 의한 좋은 기억 체계를 만들고 유지할 필요가 있다. 학습과 경험에 따라 뇌는 끊임없이 재배치 또는 재설계가 가능하다. 이것은 신경연접에서 일어나며, 인간의 선(善)을 향한 토대가 신경원의 가소성(neuronal plasticity)이다. 앞으로도 복잡한 체계를 지니고 있는 학습과 기억을 위한 신경계의 기능적 구조에 대한 분자 수준 및 시냅스 수준의 연구가 진행됨에 따라 시냅스의 구조변화 과정과 이에 따른 기억 관련 유전자들의 정체가 밝혀질 것이다. 이는 기억을 분자 수준에서 근본적으로 이해하는데 큰 도움이 될 것이며, 뒤에 다루게 될 인지와 기억장애의 치료개선에 도움을 줄 것이다.

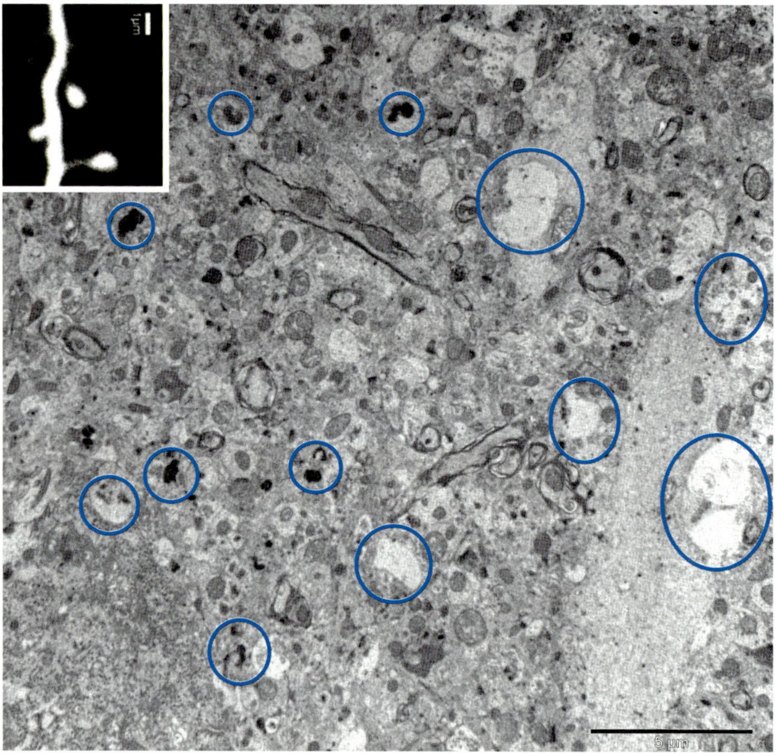

전자현미경으로 관찰한 신경세포의 축삭과 수지돌기 연접의 손상: 신경계의 정상적인 기능이 떨어질 수밖에 없다. 생각과 행동, 지각 등을 담당하는 세포의 부위에 따른 증상이 초래된다. 이곳은 신경세포의 핵과 세포질은 정상이기 때문에 이 부위는 적절한 치료로 재생되어 다시 정상 기능으로 회복될 수 있으며, 이것을 신경세포의 가소성(plasticity)이라 한다.

7. 감염증과 분자진단법

- 흔적을 증거로 -

원인과 증상
감염증의 진단법
중합효소 연쇄반응

원인과 증상

대뇌를 포함한 중추와 말초 신경계는 인체의 감염증을 일으키는 병원성 미생물의 입장에서 보면 젖과 꿀이 흐르는 땅이라고 할 수 있다. 대뇌는 무게 1.3-1.5 kg으로서 체중의 2%에 불과한 장기이지만 산소와 에너지 공급에 있어서 특급대우 -혈액의 15%, 혈액을 통해 운반된 산소의 20%, 혈중 포도당의 25% 사용- 를 받는 장기이다. 또한 신경세포와 인지질로 둘러싸인 전기적 절연체로 둘러싸인 말이집이 있어서 그 자체로 미생물이 살아가는 영양분이 될 수 있다.

즉, 병원성 미생물이 증식하고 살아가는 데 있어서 공기 좋고 영양 많은 최고의 환경을 갖추고 있는 곳이 대뇌이다. 따라서 병원성 미생물은 일반적으로 감염에 있어서 신체의 장기별 특이성을 보이지만, 대뇌는 호흡기, 구강-위장관, 구강-생식기 점막,

태반 감염 후 혈류나 신경계를 통하여 감염병소가 된다. 또한 어떤 병원성 미생물을 막론하고 대뇌를 감염시켜 질병을 야기할 수 있다.

바이러스(Virus), 리켓차(Rickettsia), 세균(Bacteria), 진균(Fungus), 원충류(Protozoa), 기생충(Helminth)에 이르기까지 모든 종류의 미생물과 기생충을 포함하며, 감염성 단백질로 알려진 Prion도 대뇌신경세포를 감염시켜 CJD라는 질병을 유발한다. 바이러스 뇌염의 가장 흔한 원인균은 Herpes 바이러스, Arbovirus, Epstein-Barr 바이러스, 세포거대 바이러스 등이다. 세균성 뇌염은 헤모필루스 인플루엔자, 네이세리아 뇌염균, 폐렴구균, 리스테리아균(L. monocytogenes)이 주원인이다. 후천성 면역결핍증의 원인균인 HIV(human immunodeficiency virus)의 일차 감염 부위는 면역기능을 담당하는 림프절의 T-림프구이다. 각종 림프구가 파괴되면서 체액과 세포면역기능이 소실되어 각종 병원성 미생물에 대한 방어체계가 무너짐으로써 인체의 장기 곳곳에서 이차감염증이 유발된다.

이때 이차감염증이 가장 잘 초래되는 장기가 대뇌이다, 또한 HIV 마저도 대뇌신경세포에 일차감염을 일으켜 아급성뇌염과 치매 증상을 야기하기도 한다. 감염된 대뇌에서는 중성백혈구 침윤에 의한 화농성 염증, 단핵구-탐식세포 침윤에 의한 육아종 염증, 별세포 등의 증식반응, 조직괴사, 만성염증과 반흔 등의 조직반응이 초래된다. 드물지만 신체 면역기능이 소실된 경우에는 조직반응이 나타나지 않는 경우도 있다. 단단한 두개골과 뇌막에 의해 둘러싸인 대뇌조직의 염증반응은 주변 혈관을 압박하여 국소적 부종과 뇌압상승을 초래하고, 최악의 경우에는 부어오른 대뇌가 중뇌와 연수를 압박함으로써 생명을 위협하기도 한다.

뇌염은 감염증 외에도 바이러스나 백신에 의한 자가면역 반응, 혈관염(루푸스, Wegener 육아종증, Behcet disease병), 종양, 독성물질, 손상, 원인불명으로도 초래될 수 있지만, 일반적으로 병원성 미생물의 감염에 의하여 뇌에 염증이 발생되는 경우를 통칭한다. 또한 뇌염은 뇌를 둘러싸는 세 겹의 뇌막 -경막(Dura mater), 지주막(Arachnoid membrane), 연막(Pia mater)- 에 파급되어 뇌수막염을 초래할 수 있고, 일차적인 뇌척수막염도 뇌염까지 유발할 수 있다. 감염으로부터 발병까지의 잠복 기간은 바이러스나 세균 종류에 따라 다르다. 대부분은 감염 후 1주일에서 1개월 사이에 발병한다. 그러나 진행이 느린 바이러스성 뇌염도 있어서, 이 경우는 발병할 때까지 몇 달이나 걸리기도 한다. 뇌염은 뇌압 상승으로 인한 심한 두통, 고열, 오심과 구토, 경부 강직 등 뇌수막염에서 보였던 증상을 볼 수 있으며, 동시에 뇌실질의 기능장애 증상을 나타낸다. 뇌실질의 염증은 뇌부종, 뇌압상승, 뇌탈출을 초래함으로써 치명적일 수 있고, 경련발작, 인지기능저하, 의식장애, 감각이상, 운동장애 등의 증상과 함께 후유증을 남기기도 한다.

다양한 병원성 미생물이 감염을 일으키지만, 특히 바이러스 -헤르페스, 세포거대, JC, Arthropod-borne (Arbo) 바이러스-

감염증이 문제가 되고 있다. 헤르페스 바이러스 감염증은 산발적으로 발생하며, 인구의 60-80%가 보균자인 아주 흔한 질환이다. 세 가지 아형이 있는데, 이 중 1형은 입술에 통증을 동반한 물집이 생기는 경우이고, 2형은 성기 쪽에 물집이 형성되어 성병으로 분류하며, 3형은 수두와 대상포진을 일으킨다. 이 바이러스가 처음 신체에 감염되면 감기 비슷한 증상을 나타낸 후 회복 되지만, 한 번 감염되면 완치되지 않고 신경절에 만성적으로 잠복 감염 상태가 된다. 1형 헤르페스 바이러스는 주로 대뇌 안면 신경의 삼차 신경절에 감염되며, 신체가 피로하거나 면역기능이 저하되는 경우 신경을 타고 이동하여 결과적으로 입술 주위에 물집을 형성한다. 헤르페스가 자주 재발하는 사람이라 하더라도 일단 정상적인 면역력을 유지하고 있으면 바이러스를 잠복기 상태로 억제하여 큰 문제를 유발하지는 않는다. 당뇨병 등 만성 질환, 암 등으로 면역기능이 저하된 경우, 헤르페스 각막염, 입 주변에 헤르페스 물집이 생긴 산모의 아이 -수면 중 돌연사 하였던 보고도 있다- 등은 때로 치명적인 병을 야기하기도 한다.

헤르페스 바이러스 뇌염은 대뇌의 관자엽과 이마엽을 주로 침범하며, 바이러스가 삼차신경절(trigeminal ganglia)에 잠복하고 있다가 활성화된 후, 뇌막 신경섬유를 따라 감염을 일으킨다. 환자는 병소부위의 뇌파이상, 두통과 오심, 구토, 고열 후 수일 내에 의식이 저하, 안면신경 혹은 외안신경 등의 뇌신경마비가 초래될 수 있다. 이차적 혈관염에 의한 뇌허혈 혹은 뇌출혈로 인해 반신마비 등의 뇌졸중 증상이 발생하기도 한다. 최근에 헤르페스가 인지장애의 원인으로 추정된다는 연구결과가 나왔다. 헤르페스에 감염된 경우 그에 대항하기 위하여 뇌에서 아밀로이드가 생성되어 바이러스를 포집하지만, 그 과정에서 생기는 신경 염증이 인지장애를 일으킨다는 것이다. 2008년 5월에 일본 동경에서 개최된 제1회 아시아 신경병리학회(ASNP)에서는 우리나라를 비롯하여 일본, 중국, 말레이시아 대표와 함께 대뇌감염증에 대한 심포지엄이 있었다. 저자는 우리나라에서의 대뇌감염증 현황으로 일본뇌염을 비롯한 위에 기술한 감염 원인균의 다양함과 환자의 증례를 발표한 바 있으며, 감염증의 시대가 다시 찾아올 것에 대비하여야 할 것을 강조하였다.

감염증의 진단법

뇌염은 폐렴 등 다른 장기에서도 마찬가지이지만, 특히 정확한 진단과 치료가 중요하다. 전통적으로 환자의 연령, 증상, 신경학적 소견 등의 임상소견, CT나 MRI 등 영상소견, 뇌척수액 검사, 배양검사를 통하여 진단하였다.

또한 뇌정위수술법(Sterotaxic surgery)으로 조직검사를 시행하기도 한다. 병소의 조직에서 병원미생물을 관찰하기 위하여 Gram, AFB, PAS, Metanamine silver, Mucicarmine, Giemsa, 면역염색 등을 시행하였다.

특히 최근에 발달된 중합효소연쇄반응(PCR, Polymerase

Chain Reaction)을 이용한 분자진단법은 뇌염병소에서 심한 괴사나 염증반응으로 배양 검사나 현미경관찰로 원인균을 진단하기 어려울 때 병소에서 채취한 조직에서 원인균의 특이 유전자를 증명함으로서 진단하는 방법이다.

이 방법은 감염증에서 전통적 진단법으로 사용되고 있는 배양검사법에 비하여 편리하고, 진단율이 높다. 따라서 뇌염의 진단 외에도 원인불명의 열병, 폐, 간, 위장관, 비뇨생식기 감염증의 진단에 많이 사용되고 있다. 이 방법은 도입된 초기부터 종양유전자의 진단에 주로 사용되었으며, 현재 감염증 진단으로 그 영역이 확장되고 있다. 특히 세균성 감염증인 경우에는 약물요법이 불완전하기 때문에 기존 치료약제에 대한 저항성을 나타내는데, 이러한 경우 PCR 검사결과 유전자변이에 의한 약제내성을 획득함이 증명되었다. 여기에서 감염증 뿐만 아니라 종양 및 신경퇴행질환의 진단에 많이 사용되고 있는 PCR 기법에 대해 소개하고자 한다.

중합효소 연쇄반응

생물의 유전체는 DNA 분자 안에 저장되지만 이 유전 정보를 분석하려면 많은 양의 DNA와 오랜 시간이 필요하였다. Kary Mullis는 소량의 DNA를 단기간에 대량으로 복사할 수 있는 중합효소 연쇄반응(Polymerase Chain Reaction, PCR)을 발견하여

1993년 노벨화학상을 수상하였다. 유전자를 연구하려면 원하는 개체에서 특정 유전자의 DNA 정보를 알아야 한다. 인간의 유전체는 23쌍의 염색체에 약 30억 쌍의 DNA로 이루어져 있다. 이 중에서 특정 유전자는 수천-만 개의 DNA이다. 따라서 특정 유전자를 찾는다는 것은 지구상 전체 인구 중에서 어느 한 가족을 찾는 것처럼 어려운 일이다. 특정 유전자를 찾았다 하더라도 이 부분은 인간 유전체의 수백만 분의 일에 불과하여 양이 너무 적은 것이다. 즉, 두 가지 해결되어야 할 문제- 특정 유전자를 찾는 것과 극미량에 불과한 양이 문제인 것이다. Mullis는 이점에 있어서 혁신적인 생각을 하였다. 즉, 유전체로부터 알고자 하는 특수 유전자를 분리한다는 것은 아주 어렵기 때문에, 반대로 유전체 중에서 본인이 필요한 DNA 부분만을 증폭시켜 특수 유전자의 존재 유무를 쉽게 알아볼 수 있도록 해야겠다고 생각했다.

이를 위해서는 DNA를 합성하는 기술이 뒷받침되어야 하는데, 이는 1959년에 DNA polymerase(중합효소) 발견으로 Nobel 의학상을 수상한 Arthur Kornberg에 의해 해결되었다. 그는 세포분열에서 하나의 DNA 덩어리가 두 개로 복제되는 기전을 연구한 결과, 인체의 세포분열과 DNA 복제는 수시로 일어나며, 이 과정에 DNA 중합효소가 작용한다는 것을 밝힌 것이다. Mullis는 DNA 복제 과정에서 primer만 증폭시키고 싶은 DNA 염기서열 앞부분에 결합시키면 원하는 DNA를 많이 복제할 수 있을 것이라고 생각했다. 이중나선으로 결합된 DNA에 열을 가해 한 가닥씩 2개로 풀어 놓은 후 primer를 넣고 온도를 낮춰 DNA

한 가닥씩과 결합하게 하였다. 여기에 DNA 중합효소를 넣으면 primer로부터 DNA 조각이 붙기 시작해 이중나선 DNA가 만들어진다. 이 과정을 반복하면 DNA가 제곱수로 증폭된다. 10번 반복하면 DNA 가닥수는 1,000, 20회에 100만, 30회에 10억 개로 폭발적으로 늘어난다. 그는 사람의 복잡한 유전체가 들어있는 지극히 미량인 핵산(DNA) 용액에서 연구자가 원하는 특정 DNA 단편만을 선택적으로 증폭시킬 수 있는 기술을 개발한 것이다.

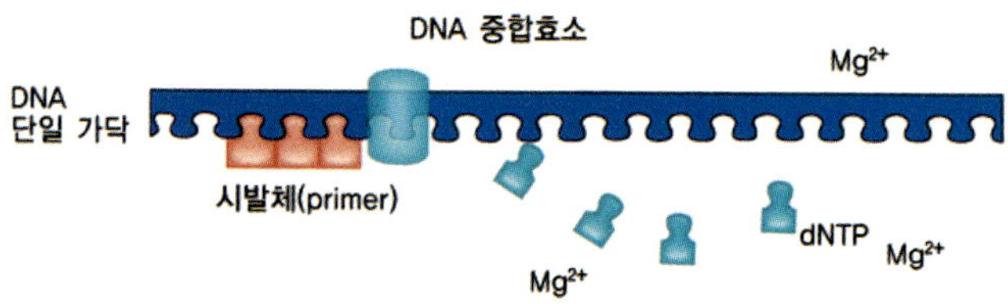

Kary Mullis가 개발한 중합효소연쇄반응(PCR)의 원리

특정 부위의 DNA 분자를 선택하여 열을 가하면 DNA 분자의 두 가닥이 분리(denaturation) 되고, 짧은 핵산 중합체인 올리고뉴클레오티드(oligonucleotide, oligo) primer를 각각의 DNA 가닥(template)에 상보적 결합(annealing) 시킨 후, DNA polymerase의 첨가로 새로운 DNA 사슬이 형성(elongation) 된다. Oligo는 20-30개의 2-deoxyribonucleotide로 구성된 짧은 핵산중합체이다. Oligo의 길이는 그리스어 'mer'로 표시되며, 이는 '부분'이라는 뜻으로 작은 핵산중합체가 DNA 또는 RNA 서열에 특이적으로 접합되어 탐색자(probe)역할을 하도록

설계된다. 따라서 확인하고자 하는 상보적인 DNA의 특정 서열에 결합하고 DNA polymerase는 oligo를 연장시킴으로서 횟수를 거듭함에 따라 소량의 타겟 DNA를 대량 증폭하는 것이 PCR의 원리이다. 일반적으로 30~40회 정도 반복하기 때문에 증폭은 반복수만큼 기하급수적으로 늘어난다. 비유하면 100권으로 된 문학전집의 어떤 한권의 책에 나온 특이한 단어나 구를 선택하면 증폭반응을 거쳐 전집 전체의 책에 사용된 글자 수 이상 만들어 낼 수 있는 것이다.

기본적인 재료는 DNA template, primer, DNA polymerase, dNTP(ACGT 4종류)이며, 반응 촉매제로 효소완충액과 $MgCl_2$를 사용하고, 반응은 3 단계로 구성되어 있다. 이 기술은 증폭에 필요한 시간이 2시간 정도로 짧으며, 실험 과정이 비교적 단순하고, 자동화 장비가 이미 개발되어 있기 때문에 종양 및 각종 질병 특이 유전자, 개인인식, 감염병의 진단, 분자생물학, 생물의 분류, 유전자 변이, 식품공학, 고고학 및 인류학에 이르기까지 DNA를 이용한 의생물학적 분야에서 아주 중요한 역할을 하고 있다.

예를 들어 추운 계절에 기침과 콧물이 나는 감기증상의 환자가 있다고 하자. 이때 원인이 세균감염인지 또는 바이러스감염인지, 또한 바이러스라면 독감바이러스(influenza-A, B)인지, 일반 호흡기 감염을 일으키는 바이러스인지, 이에 더하여 세균이나 바이러스 중 어떤 종류의 원인균에 의하여 감기가 들었는지 정확한 진단을 위해 PCR 법을 적용한다. 하나의 세균이나 바이러스 일지라도 개체를 이루는 유전자는 유전자배열(gene sequencing)을 통하여 알 수 있지만, 이것은 위에 기술한 바와 같이 유전자 수가 많기 때문에 많은 시간과 경비가 소요된다. 그러나 이 개체에 대한 고유한 DNA의 일부를 알고 있다면, 이 기법을 사용하여 증폭할 수 있고, 이를 통하여 정확한 진단을 할 수 있는 것이다.

이러한 편의성과 정확성을 갖춘 검사이기 때문에 최근에는 미생물 배양검사를 점점 대치하고 있는 경향이다. 2005년 이후에는 형광물질을 이용하여 PCR 사이클에 따른 증폭정도의 정량적 확인이 가능한 Real time PCR이 도입되어 전기영동이 필요없게 되었다. 또한 단일 튜브에서 다수의 유전자를 동시에 증폭하여 결과를 분석할 수 있는 Multiplex PCR 기법이 개발되었고, 유전자 진단, 미생물의 다양한 돌연변이, 약제내성 검사에 사용되고 있다. 이러한 기법은 다수의 primer에 의한 간섭효과를 배제할 수 있는 유전자 디자인 및 상호 간의 비특이적 반응을 억제할 수 있는 기술이 뒷받침 되어야 한다.

마지막으로 Mullis가 노벨화학상 수상연설에서 행한 PCR 기법 개발 당시인 1984년의 상황을 소개한다. "나는 번갯불이 반짝하는 순간에 떠오른 아이디어로 DNA 화학반응에 있어서 가장 어려운 문제를 풀었다. 2개의 올리고 뉴클레오티드, DNA 중합 효소 및 4개의 NTP로, 원하는 만큼의 DNA 서열을 만들 수 있고, 이에 더하여 그것을 쉽게 구별할 수 있는 특정 크기의 단편으로 만들 수 있었다. 이 발견에 대한 솔직한 심정은 그것이 환상일 수밖에 없는 일장춘몽이었던지, 아니면 기존의 DNA 화학반응이 천지개벽할 엄청난 변화이었다.(I had solved the most annoying problems in DNA chemistry in a single lightening bolt. With two oligonucleotides, DNA polymerase, and the four nucleosidetriphosphates I could make as much of a DNA sequence as I wanted and I could make it on a fragment of a specific size that I could distinguish easily. Somehow, I thought, it had to be an illusion. Otherwise it would change DNA chemistry forever.)" 탁월한 예술가와 과학자의 영향력은 오래 지속된다는 점에서 비슷하지만, 그 과정은 다르다. 그림이나 음악, 문학작품은 원래의 형태를 유지하면서, 받아들이는 사람에 따라 표현하는 것이 다르다. 과학자의 발견은 원래의 형태를 떠나 수정되고 증폭되며, 수많은 사람들의 아이디어와 융합되어 새로운 지식과 문화를 창조하며 흐른다. 현재 PCR의 사용됨이 그렇다.

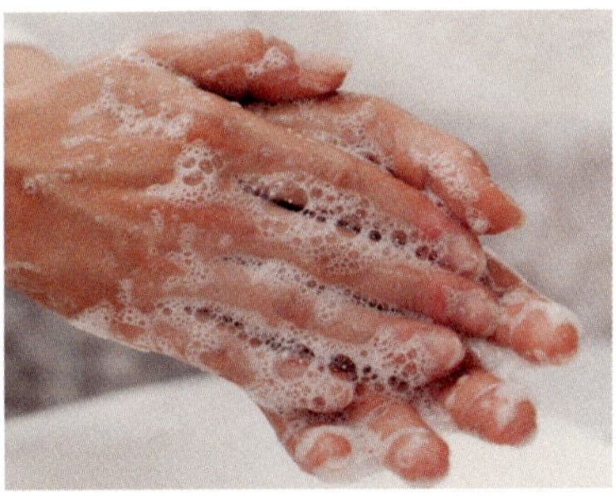

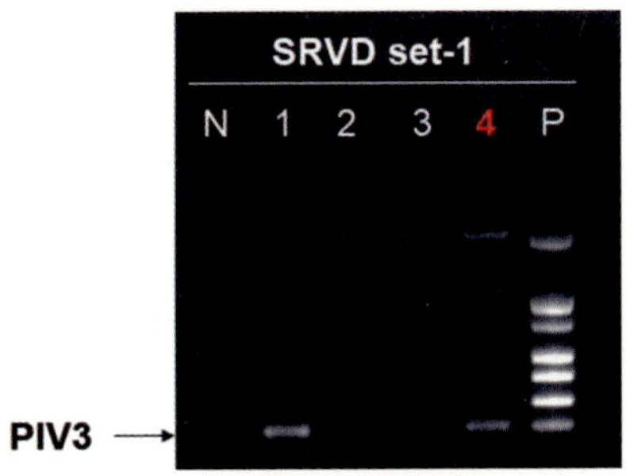

감기예방을 위한 손 씻기는 효과가 있을까? PCR 검사 결과가 명확하게 보여준다. Parainfluenza 바이러스 감염에 의한 감기환자에서 손 씻기 전(1)과 손 씻은 후(2-3)의 손과 구강 가글액(4)에서 바이러스 검출여부를 비교 검사한 결과(N; 음성대조군, P; 양성대조군) 손 씻기 전에 손에 묻어있는 바이러스가 손 씻은 후 없어져 전염을 예방할 수 있음을 보여준다. 구강에도 바이러스가 존재한다. (이대훈 박사제공, Seegene.com)

참고문헌

1. Arthur Kornberg, LeRoy L. Bertsch, John F. Jackson, H. G. Khorana: Enzamatic Synthesis of DNA, XVI. Oligonucleotides as tmeplates and the mechanism of their replication. Proc Natl Acad Sci USA. 1964, 51: 315-323.

2. Brutlag D, Schekman R, Kornberg A: A Possible Role for RNA Polymerase in the Initiation of M13 DNA Synthesis. Proc Natl Acad Sci USA. 1971, 68: 2826-2829.

3. Wickner W, Schekman R, Geider K, Kornberg A: A New Form of DNA Polymerase III and a Copolymerase Replicate a Long, Single-Stranded Primer-Template. Proc Natl Acad Sci USA. 1973, 70: 1764-1767.

4. https://www.nobelprize.org/prizes/chemistry/1993/mullis/facts/

5. Nobel Lectures, Chemistry 1991-1995, Editor Bo G. Malmström, World Scientific Publishing Co., Singapore, 1997

6. Kornberg A: Ten Commandments: Lessons from the Enzymology of DNA Replication. J Bacteriol. 2000, 182: 3613-3618.

7. Cook-Deegan R, Heaney C: Patients in genomics and human genetics. Annu Rev Genomics Hum Genet. 2010, 11: 383-425

8. Regier DS, Ferreira CR, Hart S, Hadley DW, Muenke M: Medical genetics and genomic medicine in the United States. Part 2: Reproductive genetics, newborn screening, genetic counseling, training, and registries. Mol Genet Genomic Med. 2017, 5: 621-630.

8. 결핵과 한센병

- 땀과 눈물 -

결핵의 개관

결핵균의 대뇌 감염은 뇌염을 동반한 뇌막염 형태로 나타나며, 주로 면역력이 저하된 환자나 노인에게 기회감염을 일으킨다. 또한 후천성 면역결핍증, 알콜과 약물 중독자에게 감염을 일으킨다. 결핵은 폐장이 일차 병소이지만 혈류를 통하여 척추를 비롯한 골격계, 관절, 림프절, 신장, 위장관, 뇌막 등 신체 어느 장기나 침범할 수 있다. 병원균은 결핵균(Mycobacterium tuberculosis)이며, 병리학적 소견으로 중심부의 치즈괴사, 림프구와 거대세포 침윤, 섬유모세포 증식이 특징적인 결핵종이 관찰된다. 결핵종이라는 국소결절을 형성하기 때문에 성인에서는 악성종양으로 의진되기도 한다. 따라서 병리조직검사나 세침흡인 검사를 통하여 정확한 진단을 하는 것이 치료에 중요하다.

결핵균은 세포벽이 두꺼운 지질막으로 둘러싸인 그람음성

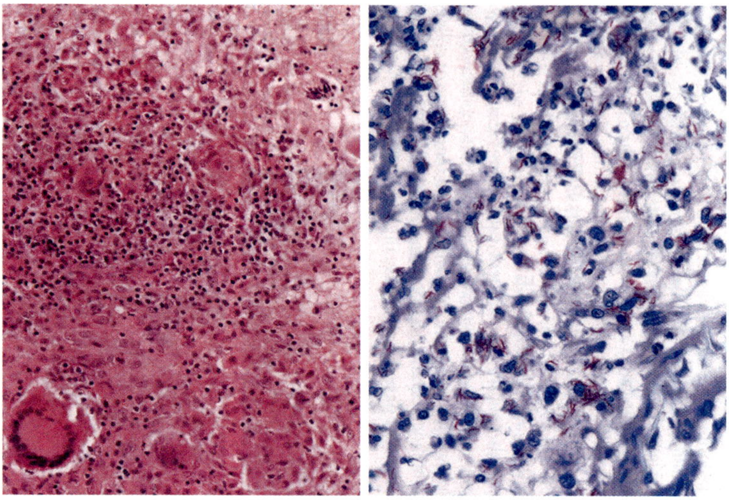

결핵성 뇌염과 항산성염색(AFB)을 시행하여 관찰한 결핵균

막대균이다. 결핵의심 병소는 병리조직학적으로 결핵균을 관찰하기 위하여 전통적으로 항산성(AFB)염색을 시행하였다. 이것은 결핵균의 세포벽에 있는 두꺼운 지질과 강하게 결합하는 염기성 색소인 basic fuchin이 산성탈색제에 탈색되지 않는 화학적 특성을 이용한 염색방법으로서 methylene blue 대조염색을 한 후 현미경으로 관찰하였다. 좋은 방법이지만, 실제 병소의 조직 반응에 비하여 결핵균의 숫자가 적기 때문에 관찰이 어렵다. 또한 다양한 치료약제가 있지만, 완치에 이르지 아니한 상태에서 약물치료를 중지하면 약제내성을 획득하기도 하고, 병소에서 특수염색을 하더라도 결핵균은 거의 관찰할 수 없다. 따라서 현재는 앞에서 언급한 PCR 검사로 대체되고 있으며, 약제내성 균의 유전자까지

진단하는 단계에 이르렀다. 우리나라에서는 BCG 예방접종과 약물 치료법의 발달로 유병률이 많이 줄었는데, 최근에 학생층에서 감염자가 다시 증가되고 있다는 보도가 있다.

다음의 증례는 측두골 하부의 우측 경부에 종괴가 있는 환자의 예이다. 50세 남성이 우측 귀 끝과 이어진 목 부위 피하에 땅콩 두 알 크기의 종괴가 만져져 내원하였다. 평소에 전혀 인지하지 못하였고, 통증이나 압통은 없었다. 비교적 건강하였고, 체중감소나 신체검사상 특별한 이상은 없었다. 일반 혈액 및 생화학 검사상 정상 소견이었다. 양성 또는 악성종양의 가능성을 염두에 두고 복부 CT와 PET 검사를 시행하였으나 특별한 이상은 없었다. 약 2개월에 걸쳐 병소에 대한 걱정을 하며, 암표지자를 비롯한 각종 검사를 시행하였으나 음성이었다. 조만간 진단과 치료를 겸한 외과적 적출술을 앞두고 있었다. 친구로부터 이상과 같은 환자의 병력을 처음 들었다. 그동안 여러 가지 검사를 하였으나 특별한 원인을 찾을 수 없었으니, 종괴에 대한 수술 전에 마지막으로 병리과에서 검진 한번 하라고 조언하였고, 다행히도 환자는 흔쾌히 응하였다. 비교적 경계가 뚜렷한 유동성, 중간 경도의 2×2×1.5cm 크기의 종괴가 우측 경부에서 촉진되었다. 주사기를 이용하여 종괴에서 세침흡인을 시도하였다. 적황색의 끈적끈적한 액체가 흡인되었다. 유리스라이드에 도말하여 H&E 염색 후 현미경으로 관찰하니 괴사, 림프구와 함께 거대세포, 섬유모세포 등이 섞여져 있는 특징적인 결핵 병소가 관찰되었다. 결핵성 림프선염이었다. 약 2개월 동안 걱정과 근심 속에 각종 검사를 하던 일이 일시에 해결되는 순간이었다. 림프결절 적출 후 조직 검사에서도 동일한 결과이었다. 환자는 6개월에 걸친 약물치료를 하였고, 10여 년이 지난 지금도 건강하게 활동하고 있다. 과거에 결핵감염 가능성이 많아 전 국민 BCG를 실시하였던 우리나라에서는 이러한 비슷한 환자가 종종 있을 것으로 생각된다. 의료인도 때로 이것을 망각하고, 각종 검사를 하며 돌고 돌아 마지막으로 병리과에 자문하기도 한다. 신체 어느 부위를 막론하고 손으로 만져지는 종괴가 있을 때는 병리과에서 세침흡인검사가 첫 번째로 시행되어야 할 것이다.

결핵하면 잊을 수 없는 사람이 있다. 연세대학교 의과대학 인요한 교수이다. 나이는 다섯 살 연하였지만 활달하여 누구나 쉽게 이야기할 수 있고 친구가 될 수 있는 사람이었다. 직접 만난 것은 2011년이 처음이었지만, 인연은 오래전부터 시작되었다. 외증조부 유진벨(배유지) 목사님은 1895년 전라도를 선택하여 광주에서 목회를 시작하였고, 1905년에 광주양림교회를 설립하였다. 저자가 몸담고 있었던 병리학교실은 고인이 되신 조규혁 교수님부터 여러 교수님이 장로님으로 활동하셨고 나는 그 교회의 신도였다.

학창시절을 순천에서 자라 피부만 희었지 지리산과 옛 친구를 좋아하는 토종 전라도 사나이이다. 우리들에게는 응급 엠블런스를 처음 도입한 의사이지만, 북한에서는 결핵퇴치 및 의료지원 사업가로 알려져 있다. 북한 결핵퇴치 사업을 시작한 지 15년 되었다고 하는데, 그동안 20여 회 북한을 방문하였다. 처음 시작할 때, 북한에 가면 미국 CIA 첩자로, 남한에서는 빨갱이라고 하였다고 한다. 북한의 열악한 도로 사정에도 아랑곳없이 먼지 속에서 가다

서다를 반복하면서 북한 전역을 누볐고, 대북 의료지원을 실천하였다. 어느 때인가 함경북도 지방 곳곳에서 결핵진료를 하면서 29일 만에 청진의 한 여관에 도착하여 추운 날씨에도 겨우 미지근한 물이 나오다 말다 그마저도 자주 끊기면서 나오는 목욕탕에서 몸을 겨우 씻은 후 안도감으로 기쁨의 눈물이 주르룩 흐르는 최고의 행복을 느꼈다고 하였다. 전기와 물이 제대로 공급되지 않기 때문이라고 하였다.

그는 여러 해 동안 선량하고 순박한 북한 주민을 도와 주면서, 오히려 도움을 받았다고 말한다. 일상생활에서 느끼는 크고 작은 불편함과 불평이 사라지고, 스스로 정말 행복한 여건에서 살고 있음에 감사할 수 있었기 때문이라고 하였다. 북한을 돕기 위해서는 상대방의 현재 상황을 충분히 고려하는 마음가짐, 그들의 반감을 사지 않도록 잘 처신하는 태도, 그들에게 어떤 것이 도움이 되는지 정확히 아는 지식이 필요했다. 그래서 발전기나 북한 실정에 맞는 의료기구의 지원이 필요하다고 하였다. 그는 우리에게 과제를 주었다. 언젠가 통일이 되어, 북한 사람들이 '이렇게 잘 살면서 왜 우릴 안 도와줬느냐, 조금만 더 신경을 써 주었더라면, 우리 아이들이 그렇게 쉽게 죽지는 않았을 텐데'라고 말하면 그때 우리가 대답할 말을 준비해야 한다는 것이다. 쉽게 선택할 수 없는 길을 간 의료인으로서 의과대학 학생들에게 의사의 사명과 보람을 가르쳐 주는 사람이다.

결핵균의 발견

결핵균의 발견과 치료제인 설파제의 개발에 대한 내용을 이야기하지 않을 수 없다. 19세기 말과 20세기 초에 의학의 가장 두드러진 발전의 하나는 세균학 분야이다. 이를 견인한 두 기둥이 프랑스의 Pasteur와 독일의 Robert Koch다. 1871년 보불전쟁 패전국인 프랑스는 Pasteur의 저온살균법에 의한 낙농제품 수출과 포도주 생산을 위한 알콜발효의 효소 연구로 국가 경제의 몰락을 막았다. 또한 그는 의사는 아니었지만 광견병 및 가축의 탄저균 백신 개발로 세균학의 토대를 마련하였다. Pasteur는 "과학에는 국경이 없지만, 과학자에게는 조국이 있다."라고 하며, 독일의 뮌헨대학에서 받은 박사학위 취소를 요구하였다. Koch는 이 전쟁에서 독일군의관으로 참전한 후, 시골에서 개업하였다. 그러나 몇 명 안되는 환자의 진료에 무료하고 따분해 하던 Koch에게 부인은 현미경 한 대를 선물하였고, 이것이 그의 일생을 바꾸었다. 그는 평생을 미생물 연구에 바쳤는데, 결핵에 대한 연구는 백미를 장식하였다고 할 수 있으며, 1905년에 노벨 의학상을 수상하였다.

Koch가 활동하던 시대의 의료는 Pasteur의 세균학적 지식을 토대로 18세기 영국의 외과의사 Lister가 제안한 상처를 치료하는 소독법 개발로 이어지고 있었다. 당시에는 박테리아 관찰을 통하여 감염증을 진단하고 치료법을 제시한 예는 없었다. Koch는 현미경으로 세균을 관찰하는 기법을 통하여 감염병 분야의 선구자가 되었다. 특징적인 세균의 형태로 인하여 비교적 쉽게 관찰할 수 있는 탄저병과 티푸스가 질병의 원인인지, 병의 경과에 따른 현상인지는 의심의 여지가 있었다. 또한, 연구자들 사이에서도 동일한 유형의 질병을 연구할 때 생체의 박테리아를 간과하기도 하고, 발견하기도 하였다. 더욱이, 연구자들이 특정 질병에서 관찰한 박테리아는 종종 다른 형태를 보였기 때문에 그들이 질병의 본질적인 원인인지 의심하기도 하였다.

1876년 Koch는 탄저균에 대한 조사로 세균학 연구를 시작하였으며, 2년 후 상처 감염으로 인한 질병 발생의 기본적인 개념을 제시하였다. 여기에서 제시된 견해를 바탕으로 그는 세균 감염병에 대한 기본 원칙을 수립함으로써 현대 세균학의 기초를 마련하였다. Koch의 4원칙이라 하며 다음과 같다. 첫째, 병원균은 질병을 앓고 있는 환자나 동물의 병소에서 반드시 검출되어야 한다. 둘째, 병원균은 질병을 앓고 있는 환자나 동물의 병소에서 순수배양법으로 증명할 수 있어야 한다. 셋째, 분리한 병원균을 건강한 실험동물에 접종하면 동일한 질병을 일으켜야 한다. 넷째, 실험적으로 감염시킨 동물에서 동일한 병원균을 다시 분리할 수 있어야 한다. 일반적인 방법론을 개발하고 정립하는 것은 첨단 기술을 개발한 만큼 가치가 있다.

Koch는 연구 방법론과 관련된 새로운 길을 개척하였다. 그는 초기 실험 분야뿐만 아니라 염색을 통한 현미경 관찰에도 상당한 진전이 있었다. 또한 그는 세균을 응고된 영양배지에 분주, 배양하여 각각의 세균이 고정 군집을 형성케 하는 배양법을 개발하였다. 계대 배양을 통하여 순수배양 세균을 동정하였다. 상처감염증에 대한 연구가 발표된 후, Koch는 베를린에 있는 건강보건 분야로 진출하였다. 이곳에서 가장 중요한 인간의 질병인 결핵, 디프테리아 및 티푸스에 대한 연구를 시작하였다. 세 가지 질병 모두 원인 박테리아가 발견되고 자세히 연구되었다. 이어서 그는 독일 콜레라 위원회 위원장으로서 이집트와 인도에서 콜레라의 병인을 조사하고 콜레라균의 특성에 대하여 연구하였다. 이와 같은 경험을 통하여 치명적인 질병을 예방하고 퇴치하기 위한 조치를 개발하여 실질적으로 적용할 수 있게 하였다. 또한 말라리아, 열대 이질 및 트라코마 눈병, Texas fever 등의 열대 지방 가축전염병, tsetse 파리에 의해 매개되는 trypanosome 감염증과 관련된 연구를 수행하였다. 그는 미생물 배양 및 동정 방법을 통해 소독제 및 실제 위생에 매우 중요한 소독 방법에 관한 작업을 수행하고 콜레라, 티푸스 및 말라리아와 같은 특정 전염병의 조기 발견과 치료에 관한 업무를 수행하였다.

당시에 결핵은 전염병이라고 생각되었지만, 결핵이 세균에 의해 발생된다는 사실은 입증되지 않았었다. Koch는 1882년 3월 베를린 병태생리학회에서 강의를 통해 결핵 연구에 관한 첫 번째 발표를 하였다. 병변 조직에서 결핵균을 염색하는 방법, 사람과 동물의 감염경로, 순수한 배양을 통한 결핵균의 동물 접종에서 결핵이 유발됨을 보고하였다. 또한 결핵균은 감염과 증식을 위해 생명체에 의존하고 있으며, 결핵 감염은 주로 폐병 환자의 가래침이나 우결핵으로부터 올 수 있다고 하였다. 결핵의 세균학적 특징이 확립됨에 따라, 이 질환에 대하여 더 많은 연구가 수행되었다.

1880년대에 그는 공무를 맡아 공백기가 있었지만, 1890년에 결핵균 배양에서 생성된 소위 투베르쿨린이라는 물질의 특성에 대한 연구를 발표하였다. 이것은 결핵에 대한 치료제로 시도되었으나 기대에 미치지 못하였지만, 그래도 초기 감염에서 결핵을 진단하는 수단으로 사용될 수 있음을 제시하였다. 투베르쿨린은 결핵의 진단에 광범위하게 적용되었고, 한편으로는 성공적인 혈청 요법의 선구자로서 큰 의미를 지니고 있다.

1901년에 Koch는 인간과 소의 결핵 연관성에 관한 연구 결과를 런던에서 발표하였다. 그는 인간결핵은 원칙적으로 소에 감염을 유발할 수 없지만, 소결핵에 매우 취약하다는 것을 발견하였고, 결국 두 결핵균의 차이점을 발견하였다. 당시 소에서 인간으로의 결핵 전염에 관한 경험으로 Koch는 인간과 인간 사이의 결핵 감염 확산에 경종을 울렸다. 두 종류 결핵균에 대한 견해도 많은 반대가 있었지만, 소에서 인간 결핵균의 감염이 아주 희귀하다는 그의 관찰은 인정되었다. 또한 우결핵이 없는 지역에서 인간 결핵의 유행은 사람에서 다른 사람으로의 감염 중요성에 대한 Koch의 개념이 증명됨으로써, 인류의 감염증 예방에 공헌하였다.

설파제 개발

Selman A. Waksman은 독창적이고 체계적인 토양미생물 연구를 통하여 결핵에 대한 최초의 항생제인 streptomycin(SM)을 발견한 공로로 1952년에 노벨 의학상을 수상하였다. Koch가 결핵균을 발견 한 이후, 효과적인 치료제를 찾게 되었다. 결핵균 배양에서 tuberculin을 분리하였고, 이를 균을 억제하는 치료제로서 사용하였지만, 기대에 어긋났다. 모든 후속 결핵 치료제 -Sanocrysin, Sulpha 화합물, promin, promizol, diazone 등-들도 기대 속에 생산되었지만 효과에 미치지 못하였다. 계속된 실패로 인하여 1943년 미국에서 streptomycin(SM)이라는 새로운 결핵 치료제가 개발되었다는 소식을 들었을 때 의사들은 회의적 반응을 보인 것은 당연한 일이었다. Fleming이 우연히 발생된 문제로 페니실린을 발견한 것과는 달리, SM 개발은 여러 연구자들의 장기적이고 체계적이고 주도면밀한 연구결과물 이었다.

연구진 리더인 Waksman은 토양미생물 학자이었다. 1939년 Florey와 Chain에 의하여 페니실린이 발견되던 무렵, Waksman은 다양한 토양미생물이 서로 협조하고, 상호 파괴하는 물질의 특성에 대한 광범위한 연구 프로그램을 시작하였다. 그는 오래전부터 방선균(actinomycetes)에 대한 연구를 해왔기 때문에, 이 미생물에서부터 연구를 시작하였다. 1915년 Waksman은 그의 연구원과 함께 actinomycetes 계열의 한 균주를 동정하고 Actinomyces griseus라고 명명하였다. 이것은 1943년 Streptomyces griseus로 개명되었고, SM을 생성하는 균주로 확인됨에 따라 세계적으로 알려지게 되었다. 그는 미생물의 Streptomyces가 토양의 생활조건이 척박할 때 가장 잘 생존할 수 있다는 것을 보여 주었고, 이것이 Streptomyces를 시작한 또 다른 이유였다.

결핵균이 토양에서 빠르게 파괴되는 것은 이미 알려져 있었다. 1932년에 미국국립결핵협회는 Waksman 박사에게 이 사실에 대한 검증을 의뢰하였다. 그는 이 사실을 재확인할 수 있었고, 토양에서 결핵균의 소실은 아마도 다른 길항 미생물의 영향 때문일 것이라고 결론지었다. 당시 항생제라는 용어는 없었으며, 그는 적대적인 미생물에 의해 생성된 항균 물질을 "항생제"라는 새로운 용어를 사용하였다.

1940년에 Waksman과 공동 연구자는 actinomycin이라는 최초의 항생제를 분리하는데 성공했으며, 이것은 독성이 매우 강했다. 1942년에 streptothricin이라고 불리는 다른 항생제를 발견하였고, 이것은 많은 박테리아와 결핵균을 강하게 억제하였다. 그러나 streptothricin은 너무 독성 강하여 사람에게 사용할 수 없었다. 그들은 일련의 테스트 방법을 개발했으며, 이 방법은 1943년 streptomycin(SM) 분리에 매우 유용한 역할을 하였다. Streptothricin의 발견에 고무되고, 페니실린 제재의 개발에 자극을 받은 연구팀은 새로운 항생제 생산 미생물에 대한 검색을 계속하였다. SM이 발견되기 전에 10,000 가지 이상의 토양 미생물에 대한 항생제 효과를 검토하였다.

Waksman은 연구를 리드하면서 연구원들에게 사이에 다양한 연구과제를 배분하였다. 연구원 중 한 명인 Albert Schatz는 과거에 2개월 동안 함께하였던 인연으로, 1943년에 연구팀에 합류하게 되었다. Waksman은 그에게 새로운 종의 방선균을 분리하는 임무를 부여하였다. 몇 개월 후 그는 1915년 Waksman에 의해 발견된 Streptomyces griseus와 동일한 것으로 나타난 두 가지의 방선균을 분리하였다. 새로운 균은 과거의 균에 비하여 항균효과가 있었고, Waksman은 새로운 물질을 streptomycin(SM)이라고 명명하였다. 그는 Schatz와 함께 SM 항균 효과를 연구한 결과 결핵균을 포함한 여러 박테리아에 감수성이 있음을 발견하였다. 이러한 초기연구 결과는 streptothricin연구를 위해 Waksman이 제시하였던 명확한 원칙 덕분에 비교적 짧은 시간 내에 완료되었다.

항 결핵 치료제로서 SM의 임상검사는 Mayo Clinic의 의사 Feldman과 Hinshaw가 시행하였다. 그들은 sulpha 화합물에 대한 경험을 통해 신뢰할 수 있는 연구 기술을 개발하였다. Feldman과 Hinshaw는 기니피그 실험결과에 만족하고, 인간결핵의 치료 시험으로 이어졌다. 그들은 회복이 절망적인 환자였던 결핵성 뇌막염과 속립성 결핵 환자를 대상으로 하여 SM의 분명한 치료 효과를 관찰하였다. 이 경험에 힘입어 그들은 더 많은 결핵환자의 약물치료를 시도하여 좋은 결과를 얻었다. 연구를 계속하면서 Streptomyces griseus 균주가 항생제 물질을 생산하는 능력이 다양하다는 것을 발견하였다. 균주는 다양한 배지에서 자라지만, SM은 특정 조건에서만 생산할 수 있었다. Waksman 박사는 화학자인 Folkers와 Wintersteiner의 도움으로 순수한 형태의 SM을 분리할 수 있었다. SM의 활성은 기본적으로 세균 사멸보다는 증식된 세균을 일부 용해시키는 세균억제제로서 결핵균을 파괴시켰다.

SM은 전 세계적으로 광범위한 임상시험을 거쳐 결핵 치료제로 확립되었다. 특히 치명적이었던 속립성 결핵 및 결핵성 수막염의 치료에서도 우수한 결과를 보였다. 의식 소실과 고열이 있는 결핵성 수막염 환자는 SM 투여 후 빠르게 개선되었다. 그러나 장기간에 걸친 예후는 그리 만족스럽지 않았다. 결핵의 초기에 SM의 치료가 일찍 시작될수록 회복 가능성이 높았으며, 따라서 SM의 치료 효과는 결핵 질환의 조기진단에 달려 있었다. 폐결핵의 초기는 SM으로 치료할 수 있었고, 생식기 요로결핵, 뼈 및 관절 결핵 등의 수술적 치료를 요하는 결핵병소의 경우 SM은 매우 유용한 보존적 치료제로 입증되었다. 즉, 수술 전후 SM 투여로 인해 수술 치료를 위한 새로운 원칙이 적용되었다. SM은 좋은 항생제이었지만, 약제에 의한 부작용 -전정 및 청각 신경에 대한 손상- 이 보고 되었으며, 이 항생제에 대한 사용 경험이 축적되면서 부작용을 최소화하는 방법 -정제된 SM을 소량으로 단기간을 사용- 이 제안되었다. 또 다른 합병증은 결핵균의 SM 내성 획득이었다. 이것은 중요한 문제로서, SM 내성균의 발현을 막기 위한 여러 가지 방법이 시도되었다. 스웨덴의 생화학자 Lehmann에 의해 개발된 화학요법제인 PAS와 같은 다른 결핵 억제제와 함께 사용함으로써 SM 내성의 발달이 지연되었다. SM은 결핵의 치료제로서 노벨의학상을 안겨주었지만, 훨씬 더 광범위한 항균작용을 하여 페니실린에 효과가 없는 여러 병원균을 포함하여 수많은 병원성 박테리아 감염증의 치료에 성공적으로 사용되었다. SM이 완벽한 결핵치료제는 아니지만, 이를 발견한 Waksman 연구팀은 새로운 항생제 개발의 모델을 제시함으로써 의학의 역사에 매우 중요한 기여를 하였다.

한센병

한센병은 노르웨이 의사인 Armomer Hansen이 1874년에 병원균을 발견함으로써 감염병이라고 확정되었지만, 구약성서 시대에도 있었던 무서운 병이었다. 박테리아에 의해 전염되는 한센병은 현재에도 여전히 예방약제가 없는 실정이다. 이제는 치료 가능한 병이 됐지만, 이 병에 걸리면 여전히 사회적 낙인의 두려움을 수반할 수밖에 없었다. 한센병 박테리아는 피부와 신경을 엄습해서 무감각하게 만들고 나아가 감염과 농양으로 마지막 단계에는 관절과 뼈까지도 상하게 한다.

한센병은 M. Leprae 균에 의하여 만성, 진행성으로 피부와 말초신경이 감염되는 질병이다. 전염력이 높지 않기 때문에 유행보다는 국지성이고 산발적으로 발생한다. 감염원이나 경로는 아직도 잘 알려져 있지 않지만 호흡기계나 토양으로 전파된다고 추측하고 있다. 균이 인체에 들어오면 대식세포에 탐식되고, 혈류를 따라 피부나 사지 말단 등 온도가 낮은 곳에서 증식을 시작한다. 세균에서 분비되는 lepromin이라는 물질에 의해 지연성 과민반응을 일으킴으로써 피부와 말초신경에 결절성 병변을 생성한다. T림프구 반응에 따라 두 가지 형태로 나눌 수 있다. 나병형은 나균이 슈반세포에 침입하고 증식하여 다른 세포를 감염시킨다. 조직

소견에서 말이집 분절과 재생 및 축삭이 소실되며, 병변이 진행되면 신경내막이 섬유화되고 외막이 여러 층으로 두터워진다. 결핵형은 세포매개 면역에 의해 피부와 표재신경에 결절을 만드는 육아종염증이 특징이다. 이 염증에 의해 축삭, 슈반세포, 수초가 파괴되고 신경섬유의 내막 및 외막에 섬유화가 일어난다.

다음은 한센병에 의해 뇌염까지 발병한 환자로서, 세계적으로도 몇 예에 불과한 아주 드문 증례이다. 이 질환 자체를 언급하는 것이 환자 본인과 병리의사는 물론 사회에도 중압감을 주는데, 그 무게만큼이나 진단에 정확성을 요한다. 성인 남성이 전신 허약과 어지럼증을 주소로 내원하였다. 신체검사상 경도의 좌측 안면마비, 몸통에 발적을 동반한 결절, 손발가락에 만성 궤양병소가 관찰되었다. 혈액 및 생화학 검사상 경도의 빈혈 외에 특이한 소견은 없었다. 과거력상 3년 전에 피부 발적을 동반한 결절로 내원하여 나종형 나병으로 진단받고 약물치료를 하고 있었다. 대뇌의 MRI 상 우측전두엽에 낭성병소와 주변부에 부종이 관찰되어 양성 뇌종양 또는 뇌염 의진하에 병소적출술을 시행하였다. 수술소견상 낭벽의 경계는 불명확하였으며, 모세혈관들이 잘 발달해 있었고, 낭성병소 내부는 약간 점성의 액체가 차있었다. 병리조직학적으로 만성육아종성 병소, 거대세포, 낭성괴사 등의 특징적인 소견과 함께 AFB 양성 균이 발견되었다. Mycobacterium 감염에 의한 뇌염인데, 질병의 무게감 때문에 결핵성 뇌염인지, 한센병성 뇌염인지 감별진단이 절대적으로 필요한 경우이다. 이 상황에서 원인균의 특수한 유전자 일부 서열을 확인하는 PCR 검사가 필요하다.

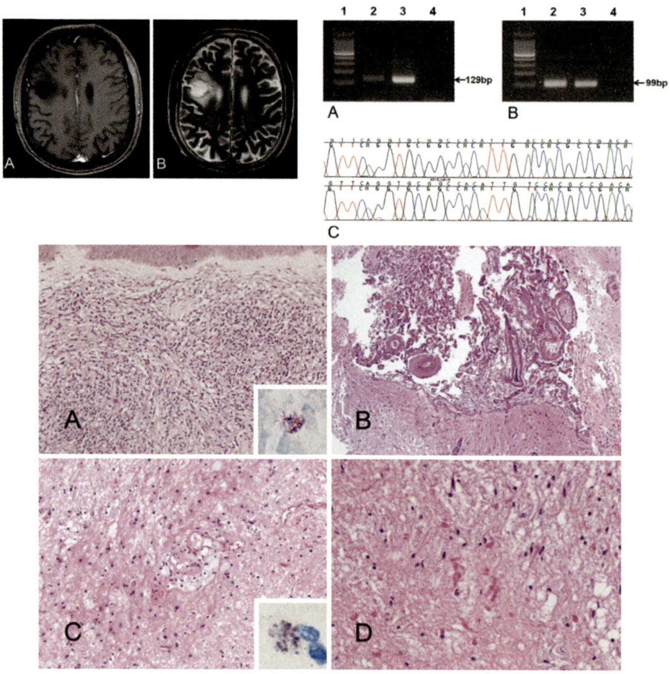

한센병에 의한 뇌염 증례: 병리조직학적 관찰과 함께 나병 균에 대한 AFB염색 및 중합효소연쇄반응(PCR)과 유전자분석을 통하여 확진된 세계적으로 드문 증례이다.

결국 M. leprae의 고유한 129와 99 염기쌍 유전자와 나균의 유전자 서열을 확인함으로써 한센병에 의한 뇌염을 확진할 수 있었다.(이 내용은 J Neurosurg 121:184-188, 2014에 게재되었다.)

9. 독감과 무기력성 뇌염

- 인간의 삶에 대한 위협 -

전염병의 위협
스페인 독감
인플루엔자 바이러스

전염병의 위협

역사적으로 인류의 생존을 위협한 감염증은 14세기 중반의 흑사병, 20세기 초반의 스페인 독감, 20세기 후반의 후천성면역결핍증 이었다. 21세기에 들어서도 몇 차례 바이러스성 폐렴이 전 세계로 확산되었고, 이로 인하여 수많은 사람이 희생되었다. 2003년 SARS(Severe acute respiratory syndrome, 중증급성호흡기증후군), 2009년 신종플루(Pandemic influenza A/H1N1 2009)와 2015년 MERS(Middle east respiratory syndrome)를 비롯하여 Ebola, Zica 등 바이러스에 의한 호흡기 전염병이 국적과 인종을 불문 하고 전파되어 많은 사망자를 내고 있다. 이 중에서 SARS, MERS는 모두 corona 바이러스 계열의 변이종 바이러스가 원인 병원체로 밝혀졌다. SARS의 감염 매개체는 박쥐에서 사향고양이, 너구리, 고양이 등을 통하여 사람에게, MERS는 박쥐에서

낙타를 거쳐 사람에게 감염되었다. 이렇게 몇 년 주기로 유행하는 것은 감염증을 일으키는 바이러스가 야생동물에 감염되어 수년을 살아가면서 유전자변이를 일으키고, 변이된 유전자들이 축적되고 활성화 되면서 종을 뛰어넘어 감염을 일으키는 것으로 생각된다.

이러한 현상은 2009년 전 세계적으로 유행하였던 신종플루를 비롯한 세계적 대유행 독감에서 관찰할 수 있었다. 또한 현재에는 거의 발생이 줄어들었거나 없어진 것으로 생각되었던 말라리아, 매독, 결핵, 페스트, 홍역 등이 다시 감염증을 일으키고 있다. 21세기에 새로운 전염병의 시대가 다가오는 것 같다. 특히 어느 한 지역에서 발병한 감염증이 세계적 감염병으로 확산되는 특징을 보이고 있는데, 이는 바이러스나 세균이 유전자 변이를 일으킴으로써 치료 약제에 저항하고, 교통의 발전과 일상생활의 다변화로 사람끼리의 접촉이 많으며, 국가나 국제적으로 감염증에 대한 예방과 통제에 문제점이 있기 때문으로 생각된다.

우리나라에서는 새로운 전염병에 대한 신속한 진단과 관리를 위하여 법정 감염병을 다섯 군으로 분류하였다. 이 중에서 제3군 감염병은 간헐적으로 유행할 가능성이 있기 때문에 발생을 감시하고 방역대책 수립이 필요한 경우로서 인플루엔자, AIDS, CJD, vCJD 외에 15종의 감염병이 분류되어 있다. 제4군 감염병은 국내에서 새롭게 발생하였거나 발생할 우려가 있는 감염병 또는 국내 유입이 우려되는 해외 유행 감염병인 SARS, 동물인플루엔자 인체감염증, 신종인플루엔자 외 15종이 지정되어 있다. 독감 중에서 겨울철에 연례적으로 발생되는 계절 인플루엔자는 제3군,

신종인플루엔자 등 외국에서 발생하여 세계적 대유행을 일으키는 인플루엔자는 제4군으로 분류하여 관리되고 있다. 이들 질환으로부터 생명을 보호하기 위해서는 원인 바이러스를 정확하고 빠르게 진단할 수 있는 유전자 진단법과 예방 백신 개발이다.

스페인 독감

인플루엔자는 단순히 기침, 콧물, 인후통, 발열 등의 증상이 독한 감기의 수준이 아니라 인플루엔자 바이러스 감염에 의해 심한 마른기침, 고열과 오한, 근육통, 두통, 폐렴을 초래하는 인류 역사상 수많은 희생자를 만들어낸 전염성 유행병이다. 보통 독감(毒感, flu)이라고 부른다. 인플루엔자라는 이름은 라틴어로 '영향을 끼치다' 라는 뜻의 '인플루엔자(Influenza)'에서 유래됐다.

스페인 독감(Spanish influenza)은 일차세계 대전의 말기인 1918년에 미국에서 발생하여 1920년까지 전 세계에 유행하면서 최소 4-5,000만 명의 목숨을 빼앗아간 전염병이다. 당시 전 세계 인구 약 16억 명의 5%가 사망하였으며, 이는 제1차 세계대전의 사망자 수 1,500만 명에 비하여 3배나 많은 숫자이다. 독감은 합병증인 폐렴으로 발전하면서 환자의 혈액에서 산소포화도가 떨어지고, 피부 색깔이 보랏빛으로 변해 죽어가는 공포의 유행병이 되었다.

처음 발생은 1918년 3월 미국 시카고 부근이었으며, 고병원성으로 발전한 것은 1918년 8월 15일경 아프리카 서해안의 시에라리온지역으로 추정된다. 아프리카와 유럽은 물론 아시아, 북남미 대륙으로 퍼져나갔다. 폴리네시아에서 에스키모 원주민까지 수많은 주민들이 사망하였다. 스페인이 병원체의 발원지는 아니지만, 제1차 세계대전 연합국은 이를 '스페인 독감'으로 불렀다. 그 이유는 전쟁에 참여한 국가들은 참전 군인들의 사기를 위하여 치명적인 독감 유행에 대한 보도를 금지하였지만, 스페인은 제1차 세계대전의 참전국이 아니었기 때문에 참전국들과는 달리 전시 보도 검열이 이뤄지지 않아 스페인의 언론에서 이 사태를 자세하게 다루었기 때문이다. 곧바로 종전이 되었고, 스페인 독감은 참전국 들에 의해 공식 명칭이 되었고, 나아가 전 세계적으로 사용되고 있다.

스페인 독감은 주로 이차적인 폐렴이 주 사망원인이었지만, 드물게 대뇌를 침범한 경우도 보고되었다. 1917년 독일의 병리학자 von Economo는 독감환자 중에서 심한 두통, 의식저하, 무기력감 등 대뇌 기능장애 증상을 나타내며 사망한 환자를 부검하여 중뇌, 뇌교, 연수에 염증이 동반됨을 확인하였고, 이를 Encephalitis lethargica (EL, 무기력성 뇌염)이라고 보고하였다.

그 후 이 질환은 EL 또는 von Economo's Encephalitis (VEE)라는 병명으로 사용되고 있다. 저자는 미국 Ohio 주립대학병원에서 신경병리과에 보관된 부검조직 슬라이드 중에서 스페인 독감으로 인하여 심한 무기력증과 운동장애 증상을 앓다가 사망한 두 환자의 부검 뇌조직을 관찰할 기회가 있었다.

첫 번째 증례는 19세 남성으로서 1918년에 독감을 앓은 병력이

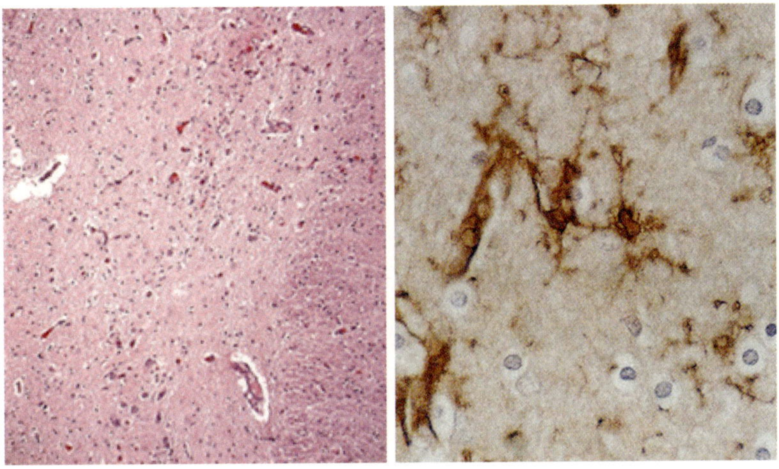

스페인 독감에 의한 EL환자의 중뇌에서 신경세포소실과 아직도 남아있는 소수의 염증세포와 소교세포의 반응성 비후를 관찰할 수 있다.

있었다. 1년 6개월 후 어지러움과 두통, 발작 증상으로 입원하였다. 4일 후부터 발열과 함께 백혈구가 다소 증가되었으나 혈액 배양검사 음성이었다. 뇌척수액 검사에서 림프구가 관찰되었고, 혈당이 상승되어 있었다. 점점 무기력하고 의식저하되었으며, 경부 강직, 우측 마비, 신체 각 부위의 반사반응이 저하되고, 소실되었다. 뇌부검상 무게는 1,500g이었고, 육안상 혈관확장과 울혈이 관찰되었지만, 국소병소나 뇌출혈은 없었다. 조직검사상 대뇌 대부분에 걸쳐 작은 점상출혈과 모세혈관주위에 림프구 침윤이 관찰되었다. 우측두엽에 경한 부종과 함께 괴사병소, 림프구, 형질세포, 단핵구와 탐식세포 침윤, 별세포증식이 관찰되었다. 지주막과 연결된 Virchow-Robin 구역에 경한 림프구 침윤이 있었다.

중뇌와 뇌교의 부리측 실질의 혈관 주위에 림프구 침윤이 관찰되었는데, 이 특징적인 소견으로 EL이라고 최종 확진된 증례이었다.

두 번째 환자는 45세 남성으로서 1923년 2월에 심한 두통, 복시증, 고열, 정신착란, 근력저하와 무기력증으로 입원하여 10일째에 사망한 환자로서 임상적으로 VEE를 의진하였다. 부검으로 적출된 대뇌는 육안상 특별한 병소가 없었다. 조직검사상 미상핵과 제4뇌실을 따라 뇌교, 수뇌에 충혈과 림프구침윤이 관찰되었고, 수뇌의 신경원세포의 변성과 소실이 관찰되어, EL을 확진한 증례이었다. 계속 보고된 증례들에는 독감 초기에 회복된 환자나 만성으로 진행된 환자들에게서도 발생되었고, 임상적으로 의식저하-안검마비형, 파킨슨병과 비슷한 운동장애형, 근육마비 -운동저하 형의 세 가지 유형이 보고되고 있으나, 아직도 정확한 원인이나 진단 기준이 미약한 질병이다.

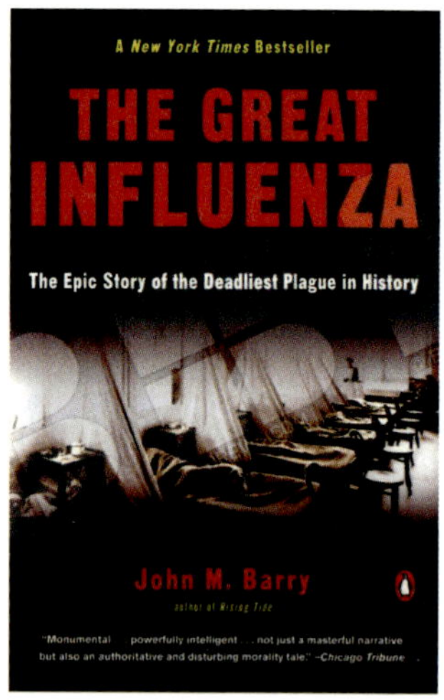

스페인 독감의 발병과 진행을 상세한 세계적 상황과 함께 기술한 Berry의 역저 표지

저널리스트 출신 작가이자 교수인 John M. Barry(1947-)의 독감 역사를 다룬 저서 'The Great Influenza'(2005년 출판)에 의하면 1918년 종전 후 당시 대유행하던 독감과 베르사이유 조약에 관련된 에피소드가 있다. 1919년 당시 미국 Thomas

Woodrow Wilson(1856-1924) 대통령은 세계에서 가장 영향력 있는 지도자였다. 특히 미군을 파병하여 제1차 세계대전을 연합국 승전으로 마감하는데 공헌하였고, 또한 각 민족의 운명은 그 민족 스스로 해결해야 한다는 민족자결주의와 평화주의 노선을 견지하였기 때문이다. 우리나라에서는 3·1독립운동의 계기가 되기도 하였다. 그는 제1차 세계대전의 패전국인 독일에 대한 영불 연합국의 과도한 배상금 요구와 영토 분할에 반대하는 입장이었다. 따라서 전후 새로운 질서를 수립하는 베르사이유 조약에서 영국과 프랑스를 설득하고자 하였는데, 파리에서 스페인 독감에 걸린 윌슨 대통령은 정신적, 육체적으로 매우 지쳐 있었다. 결국 조약 체결 과정에서 승전 연합국 지도자들을 설득하는데 실패하였다고 한다. 스페인 독감은 국제 간의 외교정책에도 큰 영향을 미친 것이다.

인플루엔자 바이러스

독감의 원인인 인플루엔자 바이러스는 1931년 미국의 미생물학자 Richard Shope에 의해 발견되었다. 스페인 독감이 유행한지 10년이 지나서였다. 인플루엔자 바이러스는 RNA 바이러스로서 A, B, C형이 있다.

A형은 조류와 가축 등 일부 포유류를 감염시켜 질병을 일으키거나 자연숙주 상태로 존재하기도 한다. 또한 인플루엔자 중 가장

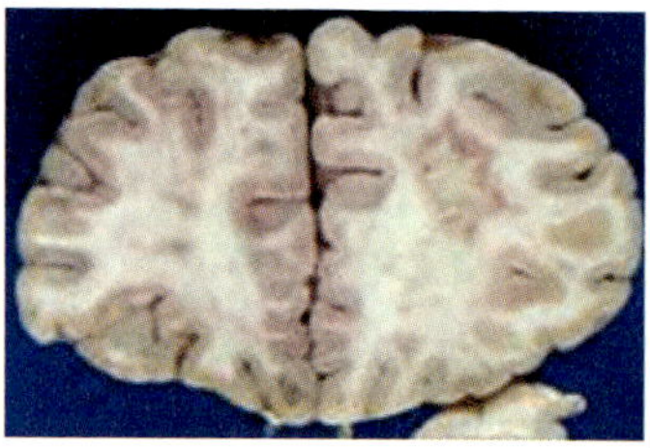

스페인 독감에 의한 뇌염으로 전두엽 백색질, 중뇌, 뇌교, 연수 및 소뇌에 괴사 및 염증세포 침윤이 관찰되었다.

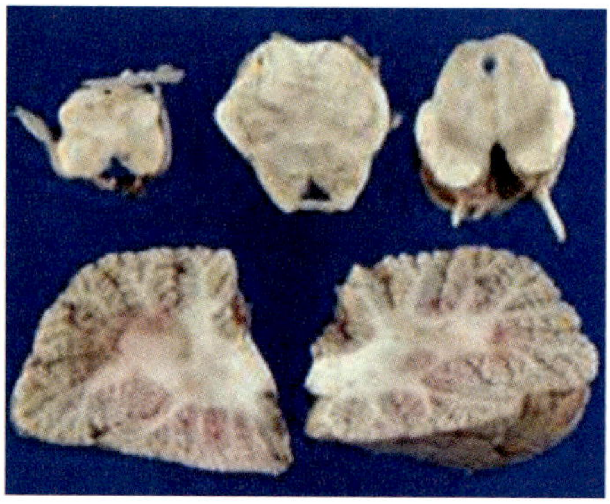

독성이 강하며, 종을 넘은 전염을 통해 아주 대유행을 일으킬 수 있다. 바이러스 외피에는 hemagglutinin(HA)과 neuraminidase(NA)이라는 당단백질 구조가 있다. HA는 바이러스가 세포에 침입하는 것을 도와주며, NA는 성숙한 바이러스에 결합하는 당(糖)을 조각내어 세포로부터 방출되는 일을 보조한다. 이 당단백질들은 항원으로 작용하여 항체의 반응 여부와 그 종류에 따라 아형이 구별된다. 자연계에는 HA 항체의 반응 여부에 따라 H1, H2, H3--- 등 18종류, NA 항체의 반응 여부에 따라 N1, N2, N3 ---등 11종류의 아형이 있다. 인간에게 독감을 일으키는 아형은 주로 H1, H2, H3과 N1, N2이다. B형은 사람에게만 감수성이 있으며, 유전학적 다양성도 떨어져 Yamagata와 Victoria 아형 두 가지가 있다. 항원의 변이가 적은 B형은 숙주의 범위도 작고 유행도 드물게 발생한다. C형은 인간, 개, 돼지에 감염을 일으키지만, 보통 가벼운 증상만을 나타낸다. 스페인 독감은 influenza A형 H1N1 아형이었다. 이러한 발견에 힘입어 1944년에 미국의 Thomas Francis, Jr.에 의해 백신이 개발되었다. 1990년대에 개발된 타미플루는 NA를 억제하여 바이러스가 퍼지는 것을 막기 위해 설계된 약제이다.

스페인 독감 이후 3회에 걸친 대유행이 초래되었는데, 200만 명이 사망한 1957년 아시아 독감(A형, H2N2), 100만 명이 사망한 1968년 홍콩 독감(A형, H3N2), 1,000명이 사망한 2009년 신종플루(A형 H1N1)이다. 신종플루는 돼지에서 기원한 A형 바이러스가 원인으로서, 사람에게 대유행을 일으키는 인플루엔자는 인간과 조류나 돼지에 감염되는 바이러스가 서로 유전자 재조합을 통하여 새로운 변이를 일으킨 것이다. 돌연변이나 유전자 재조합에 의해 새로운 변형 인플루엔자 바이러스들이 만들어지는데, 이러한 현상을 항원흐름(antigenic drift)이라한다. 이러한 기전에 의하여 시간이 흐름에 따라 기존의 스페인 독감 바이러스에 대한 면역성을 가지고 있던 사람들에게 감염을 일으킬 수 있는 새로운 변종이 출현하여 감염을 일으키며, 빠르게 사람들에게 퍼져 나간다.

동물과 사람이 상호 감염되는 인수 공통의 A 바이러스는 표면 단백질의 광범위한 항원들과 유전적 다양성 때문에 때로 인간의 면역기전을 피하여 감염을 일으킬 수 있으며, 조류독감 또는 돼지독감이 유행할 때 동시에 사람들의 독감 발병도 보고되고 있다. 스페인 독감 대유행 100년을 맞이한 2018년 Science지에 앞으로 초래될 독감에 대한 대응을 기술한 내용을 일부 소개한다. “현재의 백신 생산과 진단기술은 100년 전과 비교할 수없이 발전하였지만, influenza 바이러스는 살아 움직이는 표적으로서, 언제든지 1918

년과 같은 대유행이 다시 초래될 수 있다. --- 이에 어떻게 준비할 것인가? 광범위한 효능을 갖는 백신 개발이다. 이를 위해서는 이전에 유행했던 바이러스들의 독성과 전염력에 영향을 미쳤던 특정 요인들을 분석하고, 유전자 변이를 예측하는 기술을 발전시켜야만 한다. 그러므로 독감 발생 네트워크를 공유하고, 유전자 진단 능력을 향상시켜, 사람과 동물에 감염을 일으키는 새로운 바이러스들을 곧바로 정확하게 식별하는 능력을 향상시켜야 한다." 바이러스 감염병의 대유행을 막기 위한 책임자들의 헌신적인 노력을 그린 영화 아웃브레이크(Outbreak, 감염확산)와 컨테이젼(Contagion, 접촉전염)에서 보는 바와 같이 독감을 비롯한 유행성 감염병이 발생되면 곧바로 발생 현황을 공유하고, 정확하게 진단함으로써 발생지역에서 가능한한 전파를 차단하고, 세계적 유행을 막아야 할 것이다. 호미로 막을 수 있는데, 시기를 놓치면 엄청난 재앙을 맞이하게 될 것이다.

참고문헌

1. John M. Barry. The Great Influenza; The Story of the Deadliest Pandemic in History, Penguin Publishing Group, 2005, ISBN-13: 978-0143036494

2. Mccall S, Henry JM, Reid AH, Taubenburger JK: Influenza RNA not detected in archival brain tissues from acute encephalitis lethargica cases or in postencephalitic Parkinson cases. J Neuropathol Exp Neurol 2001, 60:696-704

3. Brankston G, Gitterman L, Hirji Z, Lemieux C, Gardam M: Transmission of influenza A in human beings. Lancet Infect Dis. 2007, 7: 257-65.

4. Jessica A. Belser and Terrence M. Tumpey: The 1918 flu, 100 years later. Science, 2018, 359(6373): 255

10. 기생충 감염증

- 젖과 꿀이 있는 곳으로 -

신경 낭미충증
대뇌 폐흡충증
대뇌 고충증

중추신경계 감염 원인이 되는 기생충은 단 하나의 세포로만 이루어진 원충류(protozoa)와 좀 더 크고 많은 세포로 이루어지며 내부 기관을 가지고 있는 윤충류(helminthes)가 있다. 원충류로는 말라리아(malaria), 톡소플라즈마(toxoplasma), 아메바 등이 있고, 이들은 세포 분열로 번식하며 인체 내에서 증식할 수 있다. 특히 말라리아와 톡소플라즈마는 복잡한 생활사를 갖고 있으며 곤충 매개체에 의해 전파된다. 윤충류(helminthes)에는 구충, 촌충, 흡충 등의 기생충이 있으며, 이들은 인체감염을 일으키기 전에 알이나 유충을 통해 번식하는 생활사를 갖추고 있다. 이때 다른 동물 매개체인 중간숙주가 감염을 일으키기도 하며, 인체가 중간숙주로서 감염되기도 한다. 소수의 윤충류는 인간의 장에서 기생하며 그 사람을 다시 감염시키는 자가감염증을 유발하기도 한다. 기생충 질환의 진단은 혈액, 대변, 소변 또는 가래침 검체의 현미경관찰이 기본이다. 일부 기생충에 의해 방출되는 단백질을 확인하기 위한 항원검사 또는 항체검사와, 최근에는 기생충의 특이유전자를 확인하는 PCR법도 사용되고 있다. 저자는 1981년부터 2000년까지 약 20년 동안에 걸쳐 기본적인 진단검사의학의 범주를 벗어나 CT나 MRI상 대뇌에 공간점유 병소가 출현하여, 이에 대한 정확한 진단을 위하여 대뇌조직검사를 실시하였던 감염증 질환 -바이러스에서 기생충까지- 에 대하여 관찰하였고, 이 결과를 2008년 일본 동경에서 개최되었던 아시아 신경병리학회(ASNP) 창립학회 심포지엄에서 주제발표를 한 바 있다. 이 중에서 기생충감염증은 xx예 이었으며, 특이 호발하였던 질환인 신경낭미충증(neurocysticercosis), 대뇌폐흡충증(neuroparagonimiasis)과 대뇌고충증(cerebral sparganosis)에 대하여 기술하고자 한다.

신경 낭미충증(neurocysticercosis)

신경 낭미충증은 길쭉한 머리띠처럼 보이는 촌충 또는 유구조충(Taenia solium)의 애벌레 단계의 유충(larva)인 유구낭미충이 대뇌를 비롯한 중추신경계 또는 뇌막에 기생하여 발생되는 기생충 감염증이다. 촌충은 돼지를 기르는 대부분의 저소득 국가에서 풍토병이며, 임상적으로 뇌전증을 일으키는 원인 중 하나이다. 유행 지역은 중국을 비롯한 아시아 및 중남미, 아프리카, 인도 등이며 이 질환이 토착화된 지역에서는 성인에서 발병하는 뇌전증의 주요 원인이다.

인체 감염은 유구조충의 알에 오염된 음식, 덜 익혀진 돼지구이, 인분에 오염된 물이나 채소를 먹음으로써 이뤄진다. 촌충은 인간과 돼지의 두 가지 숙주 생활사를 가진다. 인간은 성체 촌충이 감염하는 결정적인 숙주인 반면, 돼지와 인간 모두 애벌레 형태를 운반하는 중간 숙주가 된다. 애벌레는 액체로 가득 찬 소포 구조로서 내부에 머리(scolex)가 있다. 인간이 소포가 형성된 돼지고기를 덜 익힌 상태에서 섭취하면, 인체의 소장에서 머리가 소포 밖으로 나와 머리에 있는 후크를 사용하여 장벽에 기생하고 2-4m 길이의 리본 모양의 긴 벌레로 성숙한다. 감염성 배아(oncosphere)를 포함하고 있는 알이 변을 통하여 배출된다. 이 충란을 돼지가 섭취하면 돼지의 장벽을 뚫고 혈류에 의해 근육, 신경계 등 말초 조직에서 낭미충증(cysticercosis)이 발생한 중간숙주가 된다. 따라서 감염된 돼지의 낭미충증은 촌충 생활사의 중요한 구성 요소로서 인체 감염원이 된다. 심한 염증반응을 일으켜 급성기 뇌염으로 발전할 수도 있고, 혹은 약한 염증반응만을 일으켜서 수년간 뇌 안에서 생존하며, 만성 뇌염 상태로 지속될 수도 있다.

낭미충의 형태학적 구조는 두절(scolex)과 소포벽(vesicular wall)으로 구성되고, 낭미충이 군을 이루는 경우 포도송이 모양의 군집된 낭을 만듦으로써 포도낭미충증(racemose form)이라고 부른다. 낭미충증은 뇌를 침범한 후 여러 단계를 거치게 되는데, 소포단계(vesicles), 교원질 단계(colloidal stage), 과립단계(granular stage), 석회화 단계(calcified stage)가 대표적이다.

소포단계에서는 주변에 형질세포, 림프구, 대식세포, 호산구 침윤으로 인한 염증반응에 의하여 낭충액의 밀도가 높고 탁해짐으로써 교원질(colloid) 상태가 된다. 교원질 단계에서 유충은 더 이상 생존할 수 없다. 퇴행성 낭포 주위에 신경세포 변성과 사멸, 소교세포와 별세포 증식, 림프구, 대식세포, 다핵성 거대세포 침윤 등 육아종성 염증이 초래된다. 퇴화 낭종은 결국 석회화 결절로 발전하며, 많은 석회화 낭종에는 관련 염증이 거의 없지만, 일부는 혈액-뇌 장벽 붕괴와 관련된 잔류 염증이 관찰되기도 한다. 과립 단계에 이르러서는 피막이 두꺼워지고 두절부분 석회화가 시작되어 이 시기의 유구낭미충은 죽은 상태가 되고 이후 최종 석회화 단계로 넘어간다. 감염부위에 따른 국소신경 증상, 간질발작, 지능저하, 두통, 구토, 뇌졸중 등이 나타나며, CT나 MRI로서 병변 확인이 가능하고 뇌척수액에서 항체를 확인하여 진단한다.

치료약제로 albendazole(ABZ) 과 praziquantel(PZQ)이 있으며, 약물투여 초기에 대뇌의 염증반응으로 인한 부작용을 줄이기 위해 dexamethazone을 함께 사용하기도 한다. 외과적 수술과 항경련제 사용 여부는 환자의 임상증상에 따라 결정한다. 낭미충은 몇 년 동안 생존할 수 있지만 치료약제나 숙주의 강한 염증반응에 의하여 육아종과 교세포 결절을 형성한다.

저자의 경험에 의하면 대뇌 생검조직상 관찰된 신경낭미충증은 1980년부터 2000년까지 이었고, 그 이후에는 거의 관찰되지 않았다. 임상증상은 만성 반복적인 발작을 보이는 뇌전증이 가장 흔하였고, 감염부위의 국소 신경학적 장애, 두개내압 증가, 1-2

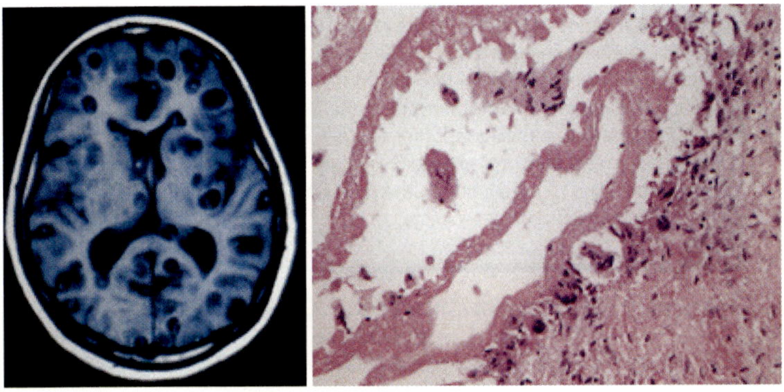

대뇌의 신경낭미충증으로 교원질 단계의 조직소견을 보여주고 있다.

증례에서는 인지기능 저하도 초래되었다. 간혹 낭종이 뇌척수액의 통로인 뇌실에 감염을 일으키면 뇌척수액의 흐름을 방해하여 뇌압을 증가고, 수두증을 유발하기도 한다. 가장 큰 문제는 감염에 의한 약물난치성 뇌전증을 초래하는 경우인데, 외과적 수술로 치료한 환자를 xx례 관찰하였다. 특히 해마에 가까운 측두엽의 신경낭미충증 병소는 해마위축과 동반되어 있었고, 임상적으로 약재내성 뇌전증이 초래되었다. 심부 뇌전도상 뇌전증의 기시부는 해마가 높은 빈도를 보였다. 따라서 낭미충 병소 와 해마를 포함한 내측두엽절제술이 시행되었다. 병리조직학적으로 낭미충의 병성된 표피, 주위의 육아종, 석회화와 함께 또는 주위의 별세포증식증 또는 섬유결절, 해마와 내측두엽 경화증을 관찰할 수 있었다.

신경낭미충증과 만성 반복 발작을 특징으로 하는 뇌전증의 인과관계는 잘 알려져 있지만, 약재내성 뇌전증과의 연관성은 아직도 여전히 논란되고 있다. 낭미충증의 감염 초기의 활성 단계에서는 환자의 대부분이 급성발작 나타나지만, 6개월 이상 경과 시 활성병변의 소실과 발작증상이 완화된다. 그러나 낭미충의 과립성 및 석회화 낭종과 섬유화 결절의 염증과정은 해마경화증을 유발하여 만성, 약재내성 뇌전증을 유발할 수 있을 것으로 생각된다. 따라서 수술 전 뇌전증 기시부에 대한 진단이 중요하며, 이를 근거로 한 외과적 적출술이 환자의 예후를 결정한다.

대뇌 폐흡충증(neuroparagonimiasis)

폐흡충증은 다른 기생충 감염증과 함께 국가적인 장내기생충 퇴치사업에 힘입어 2000년대 이후엔 거의 드물지만, 지금도 감염 가능성이 있으니 주의를 요하는 기생충 감염증이다. 인체 감염 증례는 주로 일본, 한국, 대만, 중국 등 극동지역에서 보고되었으며, 드물게는 남미, 북미, 아프리카 등지에서도 보고된 바 있다.

종숙주는 계곡이나 하천에서 민물게나 가재를 잡아먹는 개, 고양이, 여우, 두더지 등이라고 알려져 있는데, 사람은 덜 익힌 참게나 가재를 먹고 폐흡충에 감염된다. 과거에 우리나라와 일본에서는 홍역 등 열병에 걸린 유·소아에게 참게나 가재 즙을 먹이는 민간요법이 있었는데, 이것이 소아 폐흡충증을 유발하기도 하였다. 인간에게 감염을 일으키는 폐흡충은 주로 Paragonimus westermani 이며, 감염된 민물게나 가재를 덜 조리된 상태로 섭취 시 감염된다. 십이지장에서 피낭 미충이 충체의 형태로 전환된 후 십이지장벽을 뚫고 복강, 횡격막, 흉막강을 거쳐 폐장에 도달하여 성충으로 발육한다. 그러나 십이지장-폐장의 신체내부 이동 경로를 벗어나면 흉막, 뇌, 척수, 간, 위장, 생식기, 피하조직 등의 이소성 위치에서 성충으로 발육한다. 폐흡충증은 기침, 담갈색 객담, 객혈, 호흡 곤란, 흉통 등 의 호흡기 증상을 주로 유발하며, 흉부 영상 소견상 국소적 흉막 비후를 동반한 낭종 또는 경화병소를 보인다.

진단은 객담이나 분변에서 충란을 확인해야 하는데, 양성율이 낮기 때문에 피내반응 검사 등 면역검사법이 많이 사용되고 있다. 그러나 면역검사법의 경우 폐흡충증은 앞에 기술한 촌충(Taenia solium), 뒤에 기술한 스파르가눔(Sparganum) 교차반응을 일으킬 수 있어 정확한 현미경관찰이 필요하다. 또한 폐흡충증은 결핵, 결핵성 흉막염, 기관지 확장증, 호산구 폐침윤, 만성 기관지염, 폐암 등과의 감별진단이 필요하다. 특히 결핵으로 오인하여 잘못된 치료를 하는 경우가 많았다.

이소성 폐흡충증은 병리조직학적으로 자주 관찰되는 질환은 아니지만 신체의 각 부위에서 염증성 육아종 또는 종양으로 의진되어 외과적으로 절제한 조직에서 진단되기도 한다. 특이 병리조직검사 소견상 괴사가 진행된 폐흡충 충란, 석회화 및 주위 조직 섬유화가 특징적이다. 충란이 잘 관찰되지 않더라도 분절된 석회화와 두꺼운 교원질섬유 피막이 관찰되는 경우에는 이소성 폐흡충증 가능성이 높다. 유방 부위의 피하조직, 복강의 장막, 대뇌 등의 이소성폐흡충증의 경우에는 면역항체 검사상 음성을 보인 경우가 많기 때문에 면역검사법을 이용한 진단도 신중해야 한다. 이러한

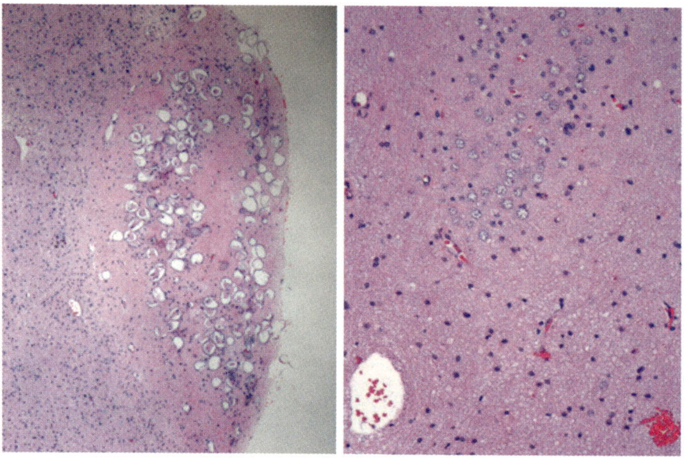

뇌전증으로 해마절제술이 시행된 환자로서 해마에 감염증을 초래한 폐흡충증과 해마경화증이 관찰되었다. 치료 후 뇌전증은 완쾌되었다.

경우는 감염 후 수년이 경과하면서 성충의 개체수가 감소하고, 육아종성 염증, 괴사, 석회화와 섬유화가 나타나면서 항체 역가가 감소하기 때문으로 생각한다. 특히 대뇌는 이소성 폐흡충증이 호발하는 장기이다. 아마도 폐장처럼 산소분압이 높고, 혈류공급이 풍부한 곳이기 때문이라 생각된다.

2000년 이후에 경험한 폐흡충증의 감염과 관련된 일화를 소개한다. 비슷한 나이의 친구 8명이 오랜만에 만나서, 초여름 산천이 좋아 깨끗한 물이 흐르는 강가의 참게탕 맛집 식당에서 반주를 곁들이며 식사를 맛있게 하였다. 식사를 다녀온 일주일 후부터 2명이 기침과 객담, 경한 고열 증세로 감기려니 생각하고, 약을 복용하였다. 그러나 한 달이 지나도 증상이 호전되지 않아서 흉부 영상검사를 시행하였다. 그중에서 한 사람은 흉막에 물이 차있는 흉막염 소견을 보였다. 이러한 병력을 듣고 곧바로 병소 부위의 세침흡인검사를 시행하였고, 도말표본에서 폐흡충증을 진단하였다. 다른 한 명은 폐실질에서 경도의 침윤성 병소 외에 특이한 소견은 없었다. 세침흡인 진단을 계기로 Praziquantel 약제를 투여한 결과, 한 달 동안 지속되었던 감기 증상도 모두 소실 되었다. 치료 후 정확한 병력 파악을 위하여 두 사람을 만났다. 참게탕을 먹었는데, 고추, 마늘 등 야채를 넣고 완전히 펄펄 끓인 게탕을 먹었다고 하였다. 그렇다면 감염원은 참게를 손질하면서 오염된 칼이나 주방장갑에 의해 반찬이나 야채에 옮겨진 피낭유충에 의해 감염되었을 가능성을 배제할 수 없었다. 또한 증상이 없었던 여섯 명은 평소에 담배를 잘 피우는 애연가들이었다. 폐흡충은 흡연에 손상된 폐장보다는 건강한 폐장에 감염을 더 잘 유발하는 것 같다. 참게나 민물게탕을 좋아하는 사람은 이를 섭취한 후 기침과 객담, 경한 고열, 두통과 같은 감기 증상이 한 달 이상 지속되는 경우에 폐흡충증 감염을 의진하고, 흉부 영상검사와 가능할 경우 세침흡인세포검사를 권한다.

대뇌 폐흡충증과 관련하여 약 60년 전 동아일보 신문에 "大腦半球의 手術에 成功"이라는 제하의 기사가 실렸는데, 우리나라의 의학사적 의의가 있어 소개한다. 1958년 7월 25일 한국 최초로 시행된 대뇌의 절반을 제거하는 수술인 '大腦半球摘出術'에 관한 진료를 8개월 여 추적 관찰한 후 이듬해 3월에 발표한 동아일보 신문 기사다.

환자는 23살 남성이었다. 한국전쟁 당시 그는, 객혈이 지속되어

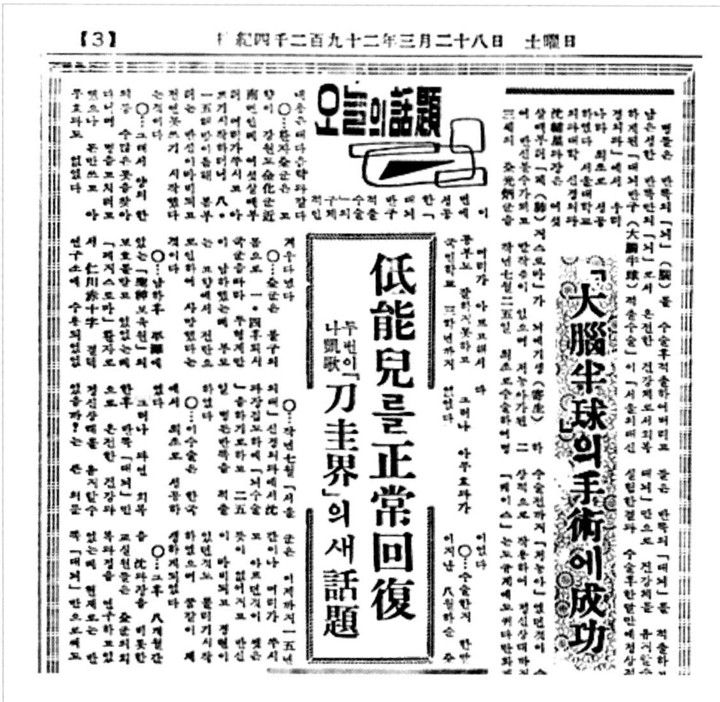
【3】 紀四千二百九十二年三月二十八日 土曜日

오늘의話題

「大腦半球」의手術에成功

低能兒를正常回復

두번이나凱歌「刀圭界」의새話題

IC적십자병원의 결핵연구소에 수용되었는데 치료에도 호전되지 않아 S대학병원으로 이송되었다. 수술을 받기 전까지 반신마비와 만성 뇌전증 증상 및 간헐적인 심한 두통이 있었다. 여러 가지 검사 결과 대뇌의 이소성 폐흡충증을 의진하였다. 당시에 효과적인 약제가 없는 상태이었기 때문에 외과적 치료를 시도할 수밖에 없었다. 우측 뇌에 국소적으로 보이던 폐흡충을 제거하기 위해 신경외과 교수의 집도로 수술이 시작되었다. 수술시야 상 우측 대뇌 국소 부위를 넘어 대뇌반구 전체에 병변이 광범위하게 퍼져 있음을 확인하고, 효과적인 치료 및 기생충 제거를 위해서 대뇌 반구적출술을 시행하였다. 이 수술은 우리나라에서 시행한 최초의 시술이었으며, 당시에 뇌흡충증을 치료하기 위하여 시도된 수술법으로는 세계적으로도 아주 희귀한 대수술이었다. 수술 후 환자의 회복은 순조로웠다. 4개월 후에는 보행이 가능해졌고, 4년 후에는 왼쪽의 운동장애가 호전되고 감각도 돌아왔다. 경련발작도 사라졌고, 일상생활이 가능할 정도로 지능도 회복되었다. 특히 우측 반구를 적출하였으나 오히려 기생충 병소 제거로 인지와 운동장애 증상이 훨씬 더 호전되었다는 것이 우리 의학계에서 역사의 한 페이지를 장식한 쾌거로 생각된다.

대뇌 고충증(cerebral sparganosis)

스파르가눔증은 개나 고양이를 종숙주로 하는 만손열두조충(Spirometra mansoni)의 plerocercoid 유충인 sparganum이 인체에 감염된 후 피하조직이나 근육 등 인체 내부를 활발하게 이동함으로써 조직의 괴사나 농양, 종괴 등을 형성하는 질환이다. sparganum은 가늘고 길며, 수많은 분절이 있는 리본 형태이다. 길이는 3cm에서 1m까지 다양하며 근육이 잘 발달되어 있어 이동을 한다. 생활사는 성충인 만손열두조충은 종숙주인 개 나 고양이의 장관에 기생하는데 성체에서 배출된 충란은 수중에서 1-2 주 동안에 부화하여 coracidium이 된다. coracidium은 제1

중간숙주인 물벼룩에 감염되어 물벼룩의 장에서 procercoid 유충이 되고, 감염된 물벼룩을 제2 중간숙주인 민물고기나 개구리, 뱀 등에 감염된 procercoid 유충은 장벽을 뚫고 여러 장기 및 피하 조직으로 이동하여 sparganum으로 성숙한다. 감염된 개구리나 뱀 등을 잡아먹는 개나 고양이가 종숙주이며, sparganum은 소장에 기생하여 성충인 만손열두조충(Diphyllobothrium)으로 자란다. 사람은 중간숙주와 종숙주의 역할을 하는데 대부분의 경우 procercoid 유충이 섭취되면 장내에서 성충으로 발육하지 못하고 제2 중간숙주에서 처럼 장벽을 뚫고 조직으로 이행하여 기생함으로써 인체 스파르가눔증을 유발한다.

인체감염은 Procercoid유충에 감염된 제1 중간숙주인 물벼룩이 있는 물 -특히 산골짜기의 약수- 음용, sparganum에 감염된 제2 중간숙주인 어류, 양서류, 파충류 및 포유류를 생식하거나 덜 익은 것을 먹었을 때, 또는 감염된 뱀, 개구리의 살이나 껍질을 안질 또는 피부염의 환부에 습포용으로 사용하였을 때, 조리기구나 반찬에 오염된 음식을 먹을 때 감염될 수 있다. 기생부위는 인체내 감염부위를 가리지 않지만 대개 복벽과 흉벽, 서혜부 등 피하결합 조직 및 지방조직, 근육에 기생하며, 그 외에 눈, 음낭, 부고환, 뇌 등에 기생하기도 한다. 임상증상은 가려움, 서서히 자라는 피하 종괴, 압통, 소양감 등이며, 종괴는 sparganum의 이동에 따라 없어지기도 한다. 피하 연부조직에 발생한 스파르가눔증은 육아종이나 농양 등 염증으로 인한 종창, 지방종, 섬유종, 피하낭포와 같은 연부조직종양, 임파선종대 질환처럼 나타나기 때문에 반드시 병리조직검사를 통한 감별진단이 필요하다.

2000년대에 들어서 대뇌에 감염을 일으키는 신경낭미충증(neurocysticercosis)과 폐흡충증(neuroparagonimiasis)은 매우 드물게 발생하지만, 스파르가눔증은 지금도 꾸준히 발생되고 있다. 임상적으로 두통, 경련, 사지마비와 같은 비특이적 증상이 나타나기 때문에 CT, MRI 소견과 혈청 또는 뇌척수액의 면역효소 측정법이 진단에 중요하다.

또한 치료에 효과적인 약제가 없기 때문에 더 이상의 이동에 의한 뇌조직 파괴를 막기 위하여 외과적으로 스파르가눔을 적출하는 것이 최선의 치료이자 확진 방법이다. 저자는 1980년 이후 약 30여 년 동안에 걸쳐 대뇌에 공간점유 병소 형태로 나타나 뇌정위수술법을 통하여 채취된 대뇌병소의 병리조직검사상 스파르가눔증으로 확진된 경우만 xx증례에 달하였다. 대뇌의 두정엽, 후두엽, 전두엽, 측두엽의 백질 등 위치를 가리지 않고 감염을 일으켰으며, 추적검사상 반대편 대뇌 반구 또는 소뇌로 이동한 증례도 있었다. 무엇보다도 뇌종양과의 감별진단이 중요하기 때문에 뇌종양컨퍼런스에서 가끔 토의하는 질병 중의 하나였다. 특히 개구리나 뱀, 민물고기 회를 먹거나 산골짜기 약수, 오염된 우물물, 개나 고양이 등의 애완견을 통하여 감염 되는 것으로 유추해 본다. 대뇌 조직검사상 피질 위축, 백질 변성 또는 석회화 같은 만성소견과 활성 염증과 부종 같은 급성소견이 공존한다. 만성경과를 보이기 때문에, 터널모양의 길다란 벽을 이루는 염증병소가 특징적이며, 염증병소는 중성백혈구, 호산구,

대식세포 등이 섞여져 있다. 내부에는 조직이 파괴된 핵과 세포질 잔재물, 오래된 출혈반응과 섬유소침착, 근육질이 잘 발달된 충체의 일부 또는 괴사된 충체, 석회화가 관찰된다. 주변에는 교증이 초래되지만 정도는 심하지 않다.

대뇌 고충증은 폐흡충증의 감염에 의한 교원질 섬유막은 관찰되지 않으며, 분절된 섬유화도 초래되지 않아 sparganum 충체가 보이지 않더라도 감별진단이 가능하다. 또한 신경낭미충은 sparganum 충체의 외피와 비슷한 구조를 보이지만 근육질이 발달되어 있지 않고, 터널모양의 긴 궤양이라기 보다는 국소적인 낭포성 병소를 보인다는 점에서 감별이 가능하다.

대뇌의 기생충 감염증의 유병율은 점점 줄어들고 있지만, 아직도 사라지지 않고 있다.

참고문헌

1. Blair D, xu ZB, Agatsuma T (1999) Paragonimiasis and the genus Paragonimus. Advances in Parasitology 42: 113-222.

2. John DT, Petri Jr WA (2006) Markell and Voge's Medical Parasitology. 9th ed. Saunders and Elsevier Inc, St. Louis, USA.

3. 박지영, 홍정화, 김옥주. 1950-60 년대 한국의 뇌폐흡충증과 심보성의 대뇌반구적출술. 의사학. 2011; 20: 119-161.

4. 허은아, 최시성, 전세정, 김혜원, 이환: 전두엽 스파르가눔 충체의 동측 소뇌반구로의 이동: 증례 보고1. 대한영상의학회지 2009; 60: 297-301.

11. 진행다초점 백색질뇌병증

- 공존과 기회감염 -

JC 바이러스
증례와 병리

JC 바이러스

진행다초점 백색질뇌병증(progressive multifocal leukoencephalopathy, PML)은 뇌의 백색질에 존재하는 희돌기교세포(oligodendrocyte)에 비병원성 Papova 바이러스의 일종인 JC(John Cunningham) 바이러스의 기회감염으로 발병하는 말이집 탈락 질환이다. 정상인의 70%에서 JC 바이러스에 대한 항체를 가지고 있는 것으로 보아, 젊은 나이에 잠복감염 상태로 있다가 신체 면역기능이 저하된 상태 즉, 후천성면역 결핍증(AIDS), 백혈병이나 림프종을 비롯한 악성종양, 장기이식수술 후 면역억제치료 등으로 인한 면역저하 상태에서 활성화되어 대뇌 백색질, 뇌간과 소뇌에 기회감염을 일으킨다.

평균 생존기간은 신경학적 증상이 나타난 후 1년 이내에 사망하는 매우 치명적인 질환이다. 질병의 60% 이상이 후천성면역결핍증 환자에서 발생하며, 후천성면역 결핍증과 연관된 신경계 질환 중 PML은 약 10%의 빈도를 보이고 있다. 과거에는 PML을 진단할 수 있는 적합한 영상검사나 임상검사가 없었으며, 뇌조직 생검이 원활하지 않았고, 특히 국내에서는 후천성면역 결핍증후군의 유병율이 낮아 진행다초점 백색질뇌병증이 진단되는 경우가 매우 드물었다. 2000년 이후 MRI의 해상도가 높아지고, 이를 이용한 정위적 뇌조직생검, PCR 기법이 시행되면서 확진 증례가 증가되는 추세이다.

증례와 병리

저자는 우리나라에서 1996년에 만성골수백혈병 환자에게서 발생하여 조직학적으로 확진된 첫 증례에 이어, 두 번째로 국내에서 3명의 환자 발생을 보고한 바 있다. 첫 번째 증례는 54세 남자 환자로서 기억력 감소와 왼손마비 증상 때문에 한방병원에서 치료를 받는 중 보행장애가 발생하고 갑자기 혼수상태가 되어 내원하였다. 환자는 당뇨, 고혈압 이외에 다른 과거력은 없었으나 내원 전 다른 병원 검사에서 인간면역결핍바이러스(HIV) 감염 양성반응을 보였다. 내원 후 시행한 뇌전산단층촬에서 양측성 측두부와 두정부 백색질에 공간점유 병소가 관찰되어 정확한 원인을 진단하기 위하여 뇌정위술 뇌조직검사를 시행하게 되었다. 두 번째 증례는 45세 남자 환자로서 최근 발생한 인지기능 저하 및 우울증을 주소로 내원하다. 환자는 약 3년 전에 T세포 림프종으로 2차례 항암약제 치료를 받았으며, 2년 전에 뇌경색으로 오른쪽 편마비 증상이 발생하여 재활치료 중이었다. 내원 후 시행한 MRI에서 뇌경색병소 외에 우측 전두엽에 새로운 병소가 관찰되었고, 정확한 진단을 위하여 뇌정위술 뇌조직 검사를 시행하였다. 세 번째 증례는 49세 남자 환자로서 8개월 전부터 하루 4-5차례 설사를 하고, 4개월 전부터 점차 양측 시력이 떨어지다가 실명되어 내원하였다. 임상검사에서 HIV 감염 양성판정을 받았다. 또한 MRI에서 양측 두정-측두엽과 뇌들보팽대부의 백색질에 병소가 관찰되었다. 감염성 뇌염과 뇌종양 의진 하에 뇌정위술 조직검사를 시행하였다.

세 증례 모두 비슷한 병리조직학적 소견이 관찰되었다. H&E염색 소견상 병소는 세포밀도와 축삭이 다소 소실되어 창백하게 관찰되었고, 정상 백질에서 관찰되지 않는 다형태성의 거대세포들이 관찰되어 일견 신경교종을 연상하게 하였고, 주변부위에서는 다소간의 신경교증에 의해 불완전한 경계를 보였다. 중심부에는 다수의 대식세포와 소수의 비정형적인 큰 핵을 갖는 세포, 핍지교세포, 핍지교세포와 유사하지만 핵이 2-3배 커진 거대세포가 혼합되어 있었다. 극소수이지만 림프구 침윤도 관찰되었다. 각종 표지자를 이용한 특수염색에서 축삭을 둘러싸는 말이집의 탈락 및 소실, 말이집 파편과 지방적을 탐식하고 있는 대식세포, 신경교세포 반응 등을 재확인 할 수 있었다. 핵내 봉입체는 Cowdry 1형의 봉입체로 생각되었고, 이를 JCV에 대한 in situ hybridization

또는 전자현미경관찰을 통하여 확인하였다. 결과적으로 두 증례는 AIDS 환자에서 발병되었고, 한 증례는 악성 림프종 환자에서 발병되었다. 증상은 천천히 시작 되지만, 진행성으로 악화되며, 대뇌의 감염 부위에 따라 다르게 나타난다. 전신 허약감, 두통,

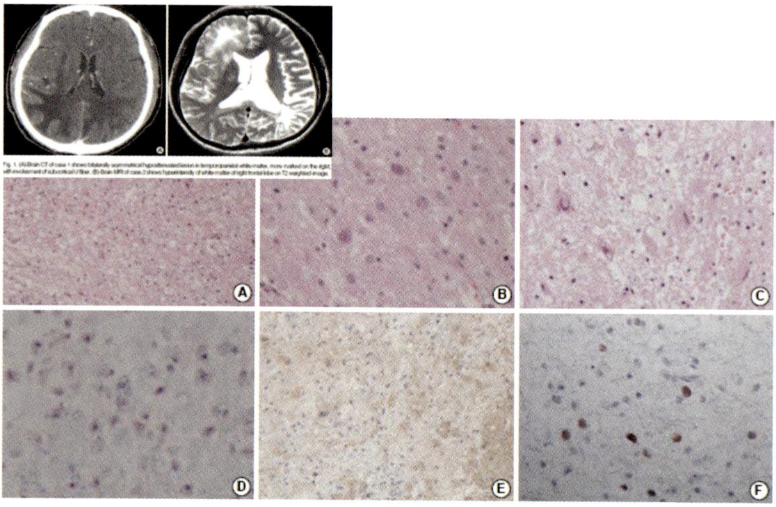

두 번째 환자의 MRI에서 좌측 두정부의 뇌경색에 이어 우측전두엽 백색질에 새로운 병소가 관찰되었다. 뇌정위 조직검사 소견으로서 희돌기교세포의 핵이 커지고 다형태를 보여 뇌종양세포를 의심케 하지만, 세포의 밀도가 낮고, 주위에 말이집 파편들을 탐식한 대식세포와 별세포 증식증이 관찰되며, JC바이러스 DNA 탐식자를 이용한 제자리부합법에서 희돌기교세포의 핵이 선택적으로 양성반응을 보이고 있다.

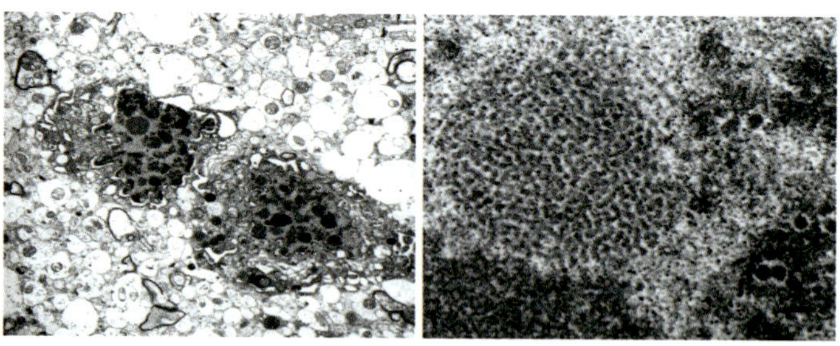

전자현미경으로 관찰한 희소돌기교세포의 핵에 감염된 JC바이러스

발작, 운동장애, 인지기능의 저하, 의식 결손, 반맹 또는 사분맹의 시력상실 등이 초래된다. 이 발표 논문은 본 질병에 대한 이해와 교육을 위한 질병관리 분야에서 가장 많이 인용되고 있다.

문헌을 검색하면서 1976년에 미국에서 시행하였던 부검 2증례를 국내에서 보고한 경우도 찾을 수 있었다. 2000년 이전에만 하더라도 우리나라는 후천성면역결핍증(AIDS) 유병률이 낮아 이에 합병된 PML 증례가 별로 없었으나, 현재에는 발생률이 증가 추세에 있기 때문에 이와 관련된 PML 발생 빈도가 늘어날 것으로 보인다. 저자들이 발표한 3예의 증례들 중 2예에서 에이즈 환자에서 발생한 점도 이 같은 예측을 뒷받침한다. 최근에는 류마티스 관절염(RA), 전신홍반루푸스(SLE) 같은 자가면역 질환에서의 발생이 보고되었고, 또한 단클론항체와 관련된 항암면역치료제인 natalizumab, rituximab, infliximab, efalizumab 등의 치료와 연관되어 발생된 증례도 보고된 바 있다. 병리조직학적 진단을 위하여 전자현미경 검사, JC바이러스 DNA 탐식자를 이용한 제자리부합법, 면역염색이 시행되었다. 최근에는 병소조직 또는 뇌척수액에서 핵산을 추출하여 JC바이러스 특이 DNA 서열을 증폭하는 PCR 진단기법이 개발되어 사용되고 있다.

참고문헌

1. Lee JH, Lee KH. One case of progressive multifocal leukoencephalopathy complicating chronic myelocytic leukemia. J Korean Neurol Assoc 1996; 14: 282-288.

2. Min-Keun Shim, Jo-Heon Kim, Chang-Soo Park, Hyung-Seok Kim, Yoo-Duk Choi and Min-Cheol Lee. Progressive Multifocal Leukoencephalopathy in the Immunocompromised Patients -3 Cases Report- Korean J Pathol 2007; 41: 358-61.

12. 후천성면역결핍증

- HIV의 연구자들 -

새로운 감염병의 발생
발병원인을 찾아서
특허분쟁과 노벨의학상
국내최초의 부검증례
질병의 경과
인체감염과 진단법
HPV-노벨의학상

새로운 감염병의 발생

후천성면역결핍증(Acquired Immunodeficiency Syndrome, AIDS)과 그 원인균인 인간면역결핍바이러스(Human immunodeficiency virus, HIV)는 질병의 원인을 탐구하는 의학이라는 학문과, 이를 근거로 질병의 경과를 밝히고, 진단과 치료, 예방에 기여하는 의과학자들의 역량과 삶의 자세를 극명하게 보여준 질환이다. 시작은 1981년 미국 질병관리센터(Centers for Disease Control & Prevention, CDC)에서 매주 발행하는 사망질병보고서(Mortality & Morbidity Report Weekly)에서 LA에 거주하는 젊은 동성애자 남성이 면역기능부전을 동반한 폐렴(Pneumocystitis pneumonia)으로 사망했다는 기사였다. 이어 뉴욕에서 Kaposi 육종을 가진 8명의 환자들이 발견되었다. 이들은 27~45세 사이의 동성애 남성이었으며, 성병 병력이 있었고, 세포거대바이러스

(cytomegalovirus, CMV), B형간염 등 일부 바이러스 감염이 확인되었다. 당시까지 알려진 Kaposi 육종은 70대 이상의 고령에서 극히 드물게 피부와 피하연부조직에 발생하는 암이었다. 이제까지 볼 수 없었던 새로운 질병의 발생을 보고한 의사들은 이 질병이 성관계에 의해서 전파되었을 가능성을 제시하였다. 비슷한 질병이 동성애 환자와 약물 중독자에서도 보고되었다.

이듬해 CDC는 캘리포니아의 젊은 동성애자들에서 발병하는 면역결핍 증상을 동성애자 관련 면역결핍증(GRID, Gay-related immune deficiency)라고 명명하였다. 특히 homosexuals(동성애자), heroin users(헤로인 마약투여자), hemophiliacs(혈우병환자), haitians(아이티 이민자)의 4가지 특징을 보여 '4H병'이라고 보도되기도 하였다. 그러나 곧 이런 증상은 단순한 동성애자나 혈우병 환자 이외에도 각계각층에서 발생하며, 또한 이성 간 성관계로도 전파될 수 있다는 것이 입증되었다. 따라서 1982년 9월 CDC는 이 질병을 동성연애자 관련 면역결핍증이라는 용어가 정확하지 않았기 때문에 '후천성 면역결핍증'(Acquired Immune Deficiency Syndrome, AIDS)이라고 개명하였고, 이들의 병인은 세포성 면역의 결함 때문이라고 하였다. 이후 유럽, 중남미, 아시아 등 세계 곳곳에서 환자가 발병하였다.

발병 원인을 찾아서

곧바로 이 새로운 질환에 대한 원인을 밝히기 위한 연구가 세계 곳곳에서 시작되었다. 그 중에서 가장 뚜렷한 업적을 낸 연구팀은 미국 NIH 산하 NCI(국립암연구소)의 Robert Gallo 박사팀과 프랑스 국립보건원(INSERM)의 Luc Montagnier 박사팀이었다. Françoise Barré-Sinoussi 박사는 Pasteur연구소에서 retrovirus의 역전사효소에 대한 연구와 미국의 NIH에서 암 조직에서 역전사효소의 활성을 측정하여 retrovirus를 검출하는 연구를 수행한 후 고국으로 돌아와 프랑스 INSERM의 Montagnier 박사 연구팀에 합류하여 retrovirus에 대한 연구를 계속하였다. 이 중에서 HIV의 최초 발견에 대해서는 노벨상 수상자의 결정으로 일단락되었지만, 프랑스 INSERM의 Montanier 연구팀과 미국 국립보건원(NIH)의 Gallo 연구팀 사이에 치열한 경쟁과 논쟁이 과학계의 화제가 된 적이 있었다. 줄거리를 요약을 하면 다음과 같다.

Retrovirus는 1970년대에 동물에서 암을 유발할 수 있음이 보고되었으나, 인간에게서 질병을 일으키는 retrovirus는 아직 알려진 바 없었다. 따라서 이들의 연구도 동물 감염을 유발하는 retrovirus 연구에 초점이 맞추어져 있었다. 1981년 세포면역 기능이 소실되는 AIDS가 보고된 이래 시간이 흐를수록 환자와 사망자들이 급격히 증가추세를 보였고, 연구자들 사이에는 어떤 병원체에 의해서 이 질병이 유발되는지가 관심사로 떠올랐다. 이 시기에 프랑스에서도 AIDS 환자가 발생되었고, Montagnier

연구팀에게 AIDS의 병원체 규명에 대한 연구 제안이 들어왔다. 이미 동물의 백혈병을 유발하는 retrovirus가 종종 면역결핍 증상을 초래하는 것이 알려져 있었고, 때마침 1980년에 미국의 Gallo가 최초로 사람의 T세포에 감염되어 림프종을 일으키는 retrovirus인 HTLV-1(Human T-Lymphotropic Virus-1)을 발견하였는데, HTLV 혹은 변종이 AIDS의 원인 병원체일 것이라는 추측을 하게 되었다. 그러나 AIDS 환자 유래의 T세포에서 retrovirus의 증거인 역전사효소의 활성을 발견하였으나, HTLV가 원인은 아니라고 결론지었다. 이 무렵 Gallo는 프랑스의 Montagnier 연구팀으로부터 AIDS 환자의 림프절 병소에서 검출된 바이러스(Lymphadenopathy virus, LAV) 샘플과 현미경사진에 대한 자문을 받고, 이것이 AIDS를 유발하는 원인에 합당하다고 긍정과 함께 격려의 답변을 보냈다. 그리고 얼마 후 자신도 AIDS 환자로부터 LAV와 거의 유사한 성질을 가진 HTLV-III를 분리하는데 성공하였고, 이를 AIDS의 원인병원체라고 1983년 Science지에 발표하였다.

한편 Montagnier 연구팀의 Barré-Sinoussi는 암 조직에서 역전사효소의 활성도 측정을 이용한 retrovirus검사 경험을 AIDS 환자에서 채취한 T림프구에 적용하여 역전사효소 활성을 확인하였고, LAV가 관련이 있다고 생각하였다. 다음문제는 이 LAV가 이미 Gallo가 발견한 HTLV-1과의 연관성을 규명하는 일이었다. 이 문제를 풀기 위하여 바이러스를 배양하여 AIDS 환자와 정상인에서 채취한 T림프구에 감염시키는 실험을 하였다. 이 retrovirus

는 환자뿐만 아니라 정상인의 활성화된 T세포에서도 감염되어 잘 자랐다. 그러나 T세포에 감염되면 암세포의 특징을 갖는 불멸화된 세포주를 만들어내는 HTLV-1과는 달리 이 바이러스는 그러한 성질을 갖지 않았다. 또한 기존에 발견된 HTLV-1에 대한 항체가 이 바이러스를 인식하지 못한 점, 전자현미경적 소견 상의 차이점 등에 근거하여 HTLV-1과는 서로 다른 새로운 바이러스라고 생각하였다. 이 LAV에 대하여 재확인하고자 당대의 석학 Gallo 박사에게 자문한 것은 위에 기술한 바와 같다. 논문 발표 후 두 연구실에서 발표한 HTLV-III와 LAV는 동일한 바이러스임이 밝혀졌고, 1986년에 바이러스 명칭도 인간면역결핍바이러스(human immunodeficiency virus, HIV)라고 명명되었다.

특허분쟁과 노벨의학상

문제는 여기에서부터 시작되었다. Gallo박사는 곧바로 HIV를 이용한 진단법과 치료약제 개발을 위하여 1984년에 미국에 특허등록을 하였다. Montagnier 박사는 억울한 것은 당연하고, 연구를 지속하기 위한 연구비가 필요하였다. 따라서 HIV 진위에 대한 국제특허 분쟁이 시작되었다. 갤로의 HTLV-III가 독자적인 발견이 아니고, Montagnier로 부터 받은 샘플을 자신이 발견한 것처럼 위장한 것이 아니냐는 연구부정 의혹이 일각에서 제시되기도 하였다. 3년 후인 1987년에 두 연구자는 독일에서 만나 로열티를 반반씩 나누기로 합의하였고, 곧이어 미국을 방문한 프랑스 시라크 총리와 레이건 대통령 사이에 HIV 최초 발견자에 대한 정치적 타협이 이루어졌다. 두 정상은 Montagnier와 Gallo를 동시에 HIV 바이러스 발견자로 인정하며, 프랑스 측은 소송을 취하한다는 합의문을 발표했다. 또한 미국과 프랑스는 특허의 권리를 각각 합의 분할하였다.

그러나 문제는 이것으로 끝나지 않았다. 1989년 미국 Chicago의 한 매체에서 Gallo박사가 AIDS의 원인이라고 밝힌 HTLV-III가 Montagnier 박사의 LAV와 동일한데, 과연 그 연구의 진실성이 있는가라는 연구부정 의혹이 다시 제기되었다. Gallo박사 연구팀이 곤혹스럽게 된 것이다. 그는 의회 청문회에서 소명을 하였고, NIH의 연구진실성위원회의 조사를 받았다. 문제는 Montagnier팀이 찾은 LAV를 검증하기 위하여 Gallo에게 보냈던 바이러스에 있었다. 조사결과 밝혀진 것은 Montagnier 팀으로부터 LAV샘플을 받았는데, 안에 묻어있던 LAV가 Gallo 박사의 샘플을 오염시켰고, 결국 Gallo팀은 의도하지 않은 상황에서 동일한 바이러스를 다시 발견하게 된 것이라고 결론지었다. 즉, Gallo 박사 연구원이 실수로 LAV를 실험배지에 오염시킨 사실이 밝혀진 것이다. 고의가 없었음도 밝혀졌다. 연구진실성위원회의의 공식조사로 Gallo 박사는 연구부정 의혹에서 벗어날 수 있었다. 1993년 Gallo 박사는 실수로 오염되었음을 공인 하였고, 분쟁은 해결되었다.

또한 HTLV-III 에 감염되면 지속적으로 바이러스를 생산할 수 있는 T-세포주를 수립하여 환자로부터 분리한 HTLV-III를 대량 배양할 수 있는 길을 열었다. 그 후로 두 연구팀은 HIV 발견 과정에서의 불미스러웠던 오해를 풀고, 서로의 공적을 인정하였다.

대단원은 2008년 노벨의학상이었다. AIDS 원인병원체인 HIV를 밝힌 Montagnier, Barré-Sinoussi 박사와 함께 자궁경부암의 원인인 HPV를 밝힌 독일의 Hausen 박사가 수상의 영예를 안았다. Gallo박사의 업적은 가려졌지만, 두 연구팀은 세계의 관심 속에 AIDS의 원인을 단시간 내에 밝혔고, 질병의 병태생리, 진단법에 이어 치료약제 개발로 이어졌다. 이에 힘입어 20세 환자의 평균 생존기간도 1980년대의 2-5년에서 점점 늘어나 2010년대에는 50년 가까이 되어 정상인의 기대수명과 비슷하게 되었다. 의과학자들의 연구에 대한 열정과 집념의 승리이었다. 그러나 진단법과 치료법개발에서 나오는 막대한 로열티에 대한 분쟁은 의과학자의 또 다른 치부를 보여주었다. 앞으로의 문제는 아프리카 지역 주민에서의 지속적으로 높은 감염률과 많은 환자의 치료다. 특히 어머니를 통한 영유아, 소아 감염은 아직도 해결해야 할 과제이다.

국내 최초의 부검증례

저자는 1988년 전남대학교병원에서 AIDS로 진단받고 피부과에 입원치료 중 사망하여 부검한 증례에 대한 병리조직학적 소견을 자세히 관찰한 후 병리학회를 비롯한 몇몇 학회에 보고한 바 있다. 우리나라 최초의 AIDS로 사망하였던 환자의 부검 증례이었다(Won YH, Lee SC, Chun IK, Kim YP, Lee MC, Juhng SW, Cho KH: Chronological Observation of an AIDS Patient from Onset to Death and Post-mortem Autopsy Study. Ann Dermatol 5; 90-95,1993).

환자는 중년 남성으로서, 직업은 외항선 선원이었다. 1984-1986년에 아프리카, 중남미 등 HIV 감염 위험지역을 자주 항해하였다. 사망 6개월 전 다양한 피부병 -상지 종괴, 성기귀두궤양, 첨콘딜로마, 건조각질증, 어린증, 지루성피부염과 함께 급격하게 진행되는 두모소실- 을 주소로 내원하였다. 혈액검사상 HIV 항체 양성이었다. 입원 중 허약감, 체중감소, 간헐적인 고열, 기침과 가래 등 폐렴증상이 있었다. 혀에는 백태가 끼었고, 도말 표본상 칸디다 진균증이 관찰되었다. 인후통을 호소하였고, 특히 음식을 삼길 때 통증이 심하다고 하였다. 동시에 기억력과 집중력이 점점 떨어지고 보행장애와 더불어 의욕소실, 언어장애 등의 소견을 보였다. 환자는 증상에 따른 대증요법 치료를 받는 중, 갑자기 발생한 호흡부전으로 사망하였다. 부검을 하여 장기별로 H&E, 병원성 미생물관찰을 위한 특수염색, 전자현미경을 이용한 초미세형태학적소견 등 세밀한 병리조직학적 관찰을 시행하였다.

폐장에서는 Pneumocystis carinii와 Candida albicans 중복감염에 의한 간질성폐렴, 초자양물질(hyaline membrane) 침착되어 있었다. 직접적인 사인을 제공하였던 급성 호흡부전은 Pneumocystis carinii와 Candida albicans 중복감염에 의한 폐렴 때문이었다. 남아있는 림프절, 비장과 간장에서 육아종 형성 없는 비전형적 AFB 양성 Mycobacteria가 무수히 관찰되었다. 부신의 CMV 감염증과 대뇌의 아급성 뇌염과 다발성 신경교결절이 관찰되었다. 액와부와 서혜부, 경부 림프절, 비장 및 위장관과 폐장의 점막관련 림프조직은 심하게 위축되고 섬유화되어 정상 림프절에서 관찰되는 여포구조를 거의 확인할 수 없었다.

피부에서는 Kaposi 육종, 첨콘딜로마, 과각질화, 비특이성 피부염 등이 다발성으로 관찰되었다. 병리조직학적 관찰상 HIV 감염에 의한 후천성면역결핍증 환자의 특징적인 림프절의 T 세포소실과 함께 림프절위축 및 이차 기회감염증이 관찰되었다. Pneumocystis carinii 폐염, AFB염색상 길쭉한 간균의 집합체로 관찰되는 비결핵성 Mycobacteria, 비정상적으로 커진 신경세포와 교세포 증식이 초래된 아급성뇌염은 병리학 전공 10년 만에 병리조직에서 처음 경험하였다.

또한 알츠하이머병이나 파킨슨병과 전혀 무관하게 초래된 환자의 인지, 언어 능력소실과 보행장애 증상과 대뇌의 아급성 뇌염과 다발성 신경교결절 등의 병리학적 소견을 종합하면 에이즈-인지장애 복합질환 (AIDS-Dementia complex)이 동반된 것으로 생각되었다. 당시 미국에서 발표된 AIDS에 관한 논문이나 리뷰 논문의 전형적인 병리소견을 관찰하였던 것이다. 본 병리소견은 대학을 넘어 모든 의료인에게 제공하였으며, AIDS 관련 세미나 에서 자주 인용, 발표되었고, 학습자료 역할을 하였다. 본 질병으로 죽음에 이른 사람들 중 대중의 스타였던 록 허드슨과 프레디 머큐리 등은 일반인들에게 AIDS라는 질병의 위험성을 각인시켰다.

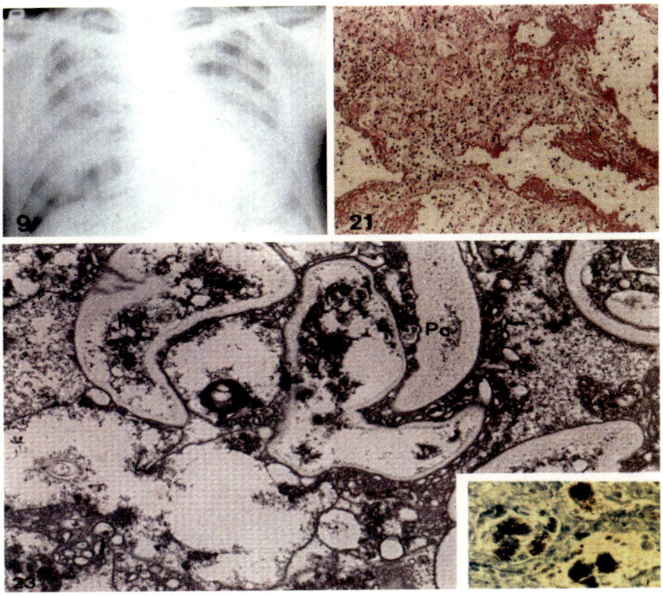

한국인 최초 AIDS환자의 사망원인이 된 Pneumocystis carinii 감염증에 의한 폐렴

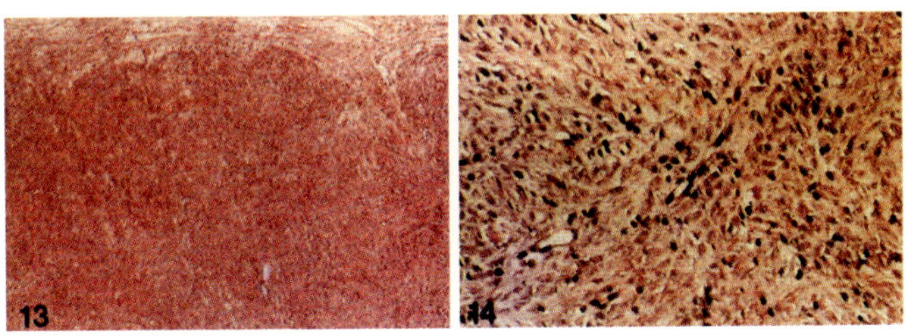

HIV 감염에 의한 경부 림프절 소견으로서 림프여포구조와 림프구가 완전히 소실되어 있고, 소수의 대식세포와 섬유세포로 채워진 림프절의 흔적만 남아있다.

질병의 경과

AIDS는 HIV가 면역세포인 림프구(CD4 T세포)에 감염하여 림프구를 파괴함으로써 인체의 면역력이 저하되고, 이차적 으로 정상인에게는 잘 감염되지 않는 병원성 미생물의 기회감염과 악성종양 등의 발생으로 생명을 앗아가는 치명적인 질환이다. 즉, 일반 바이러스와 마찬가지로 크기는 아주 작지만 인체의 면역조절 기능을 하는 T림프구 세포질 표면에 부착한 후 핵에 침투하여 잠복 하면서 새로운 바이러스를 만들어내 퍼뜨리고, 동시에 CD8 독성 림프구가 감염된 CD4 T세포를 인지하여 괴사시키고, 세포 자멸사의 증가 및 CD4 T세포의 절대적인 감소로 세포매개성 면역이 상실되어 점차 기회감염이 쉽게 유발된다.

HIV에 감염되면 임상증상의 정도에 따라 4단계로 분류한다. 제 1단계는 잠복기(Incubation period)이며, 감염은 되었으나 현재 건강한 상태로서 감염 후 2-4주 정도 지속된다. 제2단계는 급성 감염기(Acute infection)로서 약 한 달 동안에 걸쳐 발열, 목이나 겨드랑이의 림프절 종대, 두통 등 감기 유사 증상이 나타난다. 이 시기는 사람에 따라 경험하는 증상은 각각 다르며, 증상의 지속 기간 또한 일정하지 않기 때문에 감염자들은 HIV 감염 증상이라고 인지하지 못하는 경우가 많으며, 감기 같은 일반적인 전염병으로 오진되는 경우가 많다. 제3단계는 잠재기(Latent period)로서 고열, 원인불명의 체중 감소, 설사 등이 나타나기는 하지만 면역 방어 기전으로 혈중 바이러스 수는 줄어들고 임상적으로 특별한

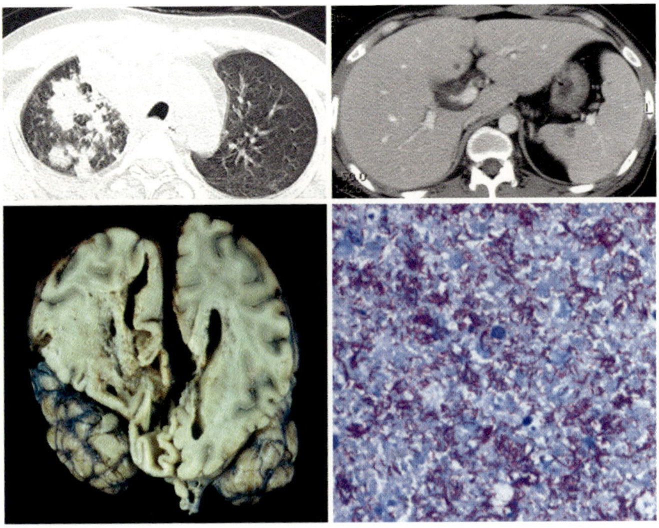

후천성면역결핍증으로 인하여 다발성, 속립성 결핵이 폐, 간, 뇌에 초래된 환자로서 수많은 항산성균(AFB)이 대뇌의 괴사 병소에서 관찰된다(2004년).

문제없이 건강을 유지하는 잠재기 상태이다. 기간은 한 달에서 20년 동안 지속될 수 있으며 개인별로 매우 다르다. 제4단계는 AIDS로서 CD4양성 T세포의 수가 μL당 200개 이하로 떨어져 세포 면역기능은 거의 소진되고 폐렴 등 다양한 미생물에 의한 기회 감염과 피부의 Kaposi 육종이 발병한 단계이다. 서서히 시작되는 체중 감소, 부비강염, 기관지염, 기관염, 인후염, 피부 발진, 구강 궤양, 헤르페스 발진, 대상포진, 림프종이나 카포시육종 등의 종양 발생 등이다. 문제는 HIV 감염자들은 제1-2 단계를 넘어 언젠가 AIDS 단계의 환자가 될 수 있다는 점이다. 감염자의 약 60-70%는 3년 이내에 림프절 종대, 발열, 설사 등의 증상을 보이며, 이들의 과반수는 ARC(AIDS-related complex)와 AIDS로 진행된다. 1980년대만 하더라도 AIDS 환자의 2-30% 정도가 2년 이내에 사망한다고 알려져 있었고, 발병 후 기대수명은 5년 이내였다.

인체감염과 진단법

14세기 유럽에 발생하였던 흑사병에 비유되는 질환이 HIV 감염에 의한 AIDS인데, 이 질병도 원숭이로부터 침팬지를 거쳐 인간에게 감염된 전염병의 한 예이다. HIV의 유전자 계통 분석에 의하면, AIDS를 일으키는 주된 바이러스인 HIV-1은 침팬지나 고릴라에 존재하는 바이러스인 원숭이 면역결핍 바이러스(Simian Immunodifiecency Virus, SIV)의 한 종류가 인간에게 전파되어 생성된 것으로 추측되고 있다. 원숭이 면역결핍 바이러스 (SIV)와 변종으로서 현재 인간에서 발견된 HIV-1의 유전자 서열과의 차이를 분석해 보면 HIV-1이 원숭이에서 인간으로 전파된 시점은 20세기 초, 1930년경에 아프리카 콩고 공화국이라고 생각되고 있다. 그리고 HIV의 또 다른 변종인 HIV-2의 경우 서아프리카에 서식하는 원숭이로부터 인간에게 전파된 것으로 생각된다. 인간에게 감염경로는 SIV에 감염된 원숭이를 도축하면서 나온 체액에 접촉 또는 생식을 통하여 가능하였을 것이다.

HIV가 아프리카를 넘어서 전 세계로 전파된 계기는 1960년대에 HIV가 처음 발생된 콩고 공화국에서 일하던 아이티(Haiti)의 노동자들이라고 한다. 이들에 의해서 HIV-1바이러스는 본국과 주변의 카리브해 연안국가로 전파되었고, 1970년 초반 뉴욕과 샌프란시스코 등 미주에 퍼지기 시작하였지만, 그때까지만 해도 20세기 최악의 전염병이 될지는 아무도 인지하지 못하였다.

세계보건기구에서 발표한 통계를 보면 2018년 말 전 세계의 HIV 감염자 수는 3,790만 명이었다. 이 중에서 약 80%는 검사를 받았고, 60%가 치료를 받았으며, 50%는 타인에게 감염시킬 위험이 없는 HIV 바이러스 억제상태로 나타났다(인용: World AIDS day 2019, WHO newsroom). 세계적으로는 약 5,000만 명 감염에 400만 명이 사망한 것으로 보고되고 있다. 질병관리본부의 자료에 따르면 우리나라에서 AIDS는 1985년에 2명의 남성환자(내국인 1명, 외국인 1명)가 보고된 이래 1988년 올림픽 이후 증가추세를 보이면서, 해마다 전년에 비해 약 1.5배의 속도로 증가되고 있다. 2019년 현재 15,000여 명의 환자가 등록되어 있으며, 성별로는 남자 90%, 여자 10%의 비율을 보이고 있다. 20세 미만 연령층에서도 50여 명의 환자가 있다.

HIV는 감염자의 모든 체액에 존재하며 특히 혈액, 정액, 질 분비물, 모유에 많다. 따라서 HIV 감염은 환자와의 직접 접촉에 의해 초래되며, 수평, 혈액, 수직감염의 3가지로 구분할 수 있다. 첫 번째는 안전하지 않은 성관계에 의한 수평감염이며, 따라서 동성애자와 약물중독자 등에서 상대적으로 감염률이 높다. 성관계에 의한 HIV 전염은 감염자의 체액이 비감염자의 생식기, 구강, 항문의 점막에 직접 접촉 경로로 이루어진다. 모기 등의 매개체에 의한 감염은 없다. 두 번째는 감염된 혈액과 혈액제제, 주사바늘의 부주의한 사용에 의한 침습감염이며, 혈우병자나 수혈환자 및 혈액을 취급하는 의료인에게 감염 위험이 있다. 우리나라에서 헌혈을 담당하는 적십자혈액원이 HIV 검사를 시작한 것은 1987년부터이다. 혈액형 검사와 함께 B형간염, C형간염, 매독, HIV 등 5가지 검사를 필수적으로 시행한다. HIV의 경우 항체검사를 시행하였다. 세 번째는 HIV에 감염된 어머니로부터 임신, 분만, 수유를 통하여 영유아에게 전염을 일으키는 수직감염이다. 진단은 혈액에서 HIV의 항체, 항원 및 단백질 검사 통하여 이루어지고 있다. 이 중에서 HIV 항체검사가 가장 흔히 사용되고 있으며, 선별검사로 이용되고 있다. HIV가 인체 감염을 일으키면, HIV에 대한 항체를 만드는데, 대개 6주가 소요된다. 경우에 따라 5-6개월 후에 항체가 생성되는 경우도 있다. 따라서 이 시기에는 항체검사를 해도 음성으로 나올 수 있다. 이러한 경우에는 HIV의 항원 단백질을 검사하는 Western blot법 또는 특이 핵산을 검사하는 PCR법으로 진단할 수 있다. HIV 바이러스의 감염과 증식 및 신체 각 부위로의 파급에 따른 메커니즘이 밝혀짐에 따라 많은 치료약제가 개발되었고, 2019년 현재 20세 AIDS 환자의 평균 기대수명은 50세 정도로 일반인의 생존연령에 거의 근접하고 있다.

HPV-노벨의학상을 수상한 또 하나의 바이러스

AIDS의 원인 HIV 발견과 함께 자궁경부암의 원인 HPV 발견으로 노벨생리의학상을 수상한 업적에 대해 잠깐 이야기하기로 한다. 1970년대까지 기존의 의과학자들은 자궁경부암이 HSV-2 (herpes simplex type 2 virus, 헤르페스 심플렉스 바이러스)에 의하여 발병된다고 생각하였다. Hausen 박사는 이러한 당대의 상식을 확인하기 위하여 자궁경부암 세포에서 in situ hybridization 기법을 통하여 HSV-2를 발견하고자 하였다. 그러나 계속된 실패로 인하여, 그는 당시의 시각과는 다른, HSV-2가 아니라 그와 유사한 DNA 바이러스인 HPV(human papilloma virus, 인간 유두종바이러스)가 자궁경부암의 원인이 아닐까라는 가설을 세웠다. 그 이유는 당시에 자궁경부암이 성병을 비롯한 감염증이나 보건상태가 불량한 국가에서 유병율이 높다는 점, 특히 HPV는 사마귀나 첨콘딜로마 등의 양성종양에 대한 병인이 될 수 있다는 점, 또한 자궁경부암의 전단계인 이형성증 병소에서 편평상피세포 핵의 비전형적인 종대와 염색질의 변화는 바이러스 감염에 의한 전암성 변화일 가능성 때문이었다. 가설이 맞다면 HPV의 DNA가 숙주 암세포의 유전체(genome)에 삽입되어 있을 것이라고 생각하였다. 숙주세포의 유전체에 들어간 HPV 유전자는 숙주의 세포주기를 활성화시키고 세포자살을 억제함으로써 암을 유발 시킬 수 있기 때문이다. 그는 수년에 걸쳐 자궁경부암 병소에서 HPV를 찾는 연구를 하였다. 하지만 많은 종류의 인간 HPV

중에 일부 아형들만 숙주 세포의 유전체에 삽입되어 있음을 관찰하였다. 1983년에 자궁경부암 환자의 암세포에서 HPV16을, 1984년에 HPV18을 발견하였다. 이 2가지 타입의 HPV는 전 세계 자궁경부암 환자의 70%에서 발견되고 있다. 자궁경부암은 유방암에 이어 세계 여성들이 두 번째로 많이 발생되는 암이다. 현재 자궁경부암은 모든 증례가 HPV 감염과 관련이 있다고 밝혀져 있다.

21세기에 들어 HPV의 발암과정에 대한 많은 연구를 통하여 기존의 암 역학이 바뀌고 있다. 감염증에 의한 암의 발생은 자궁경부암에 이어, HBV에 의한 간암, EBV에 의한 림프종, H. pylori에 의한 위장 림프종 등이 있다. HPV에 의해 발병되는 암이 자궁경부암 외에 여성과 남성의 성기, 항문, 두경부 또는 구강, 인후두, 편도의 편평상피암으로 급속도로 확장되고 있다. 두경부 또는 구강, 인후두, 편도암은 과거에 흡연과 술이 주된 원인이라고 하였지만, 현재는 이들 암의 50-80%에서 HPV와 연관되어 있음이 연구 보고되고 있다. HPV는 성인의 70% 이상이 감염되어 있는 바이러스로, 200여 종이 보고되어 있다. 대부분은 발암과 관계가 없고, 정상면역 상태에서는 80%가 2년 이내에 소실되고 치유된다. 문제는 고위험도(high risk, HR)라고 알려진 HPV 16, 18, 31, 33, 35, 39, 45, 51, 52, 56, 58, 59, 66, 68, 73, 82 등이 문제이다. 이들 중에서도 HPV 16과 18은 위에 기술한 바와 같이 자궁경부암 병인의 70%에서 연관되어 있으며, 두경부 및 구강 암 발생과 관련이 있다. 저위험도(low risk, LR)라고 알려진 HPV 6,

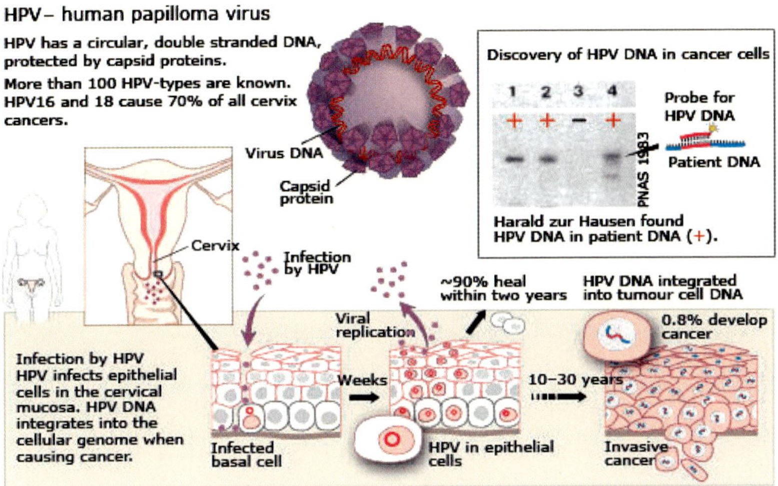

Hausen 박사의 HPV 감염에 의한 자궁경부암 발생기전으로 현재 자궁경부암을 넘어 구강, 인후부, 회음부 및 직장암을 유발함이 밝혀졌다.

11, 40, 42, 43, 44, 54, 61, 70, 72, 81도 첨콘딜로마, 유두종, 산모로부터 아기에게 감염되면 청소년기의 다발성 유두종 등 양성종양을 유발한다. 결론적으로 HPV는 여성의 자궁암 발생에만 국한되어 있는 것이 아니고, 남성과 여성 모두에서 비뇨생식기, 항문, 두경부와 구강암의 발생에 가장 큰 원인이 되고 있는 것이다.

발암의 병인론은 HPV의 8개의 단백질 관련 유전자 부위(E1, E2, E4, E5, E6, E7, L1, L2)가 중요하다. 이 중에서 E6는 발암과정에서 p53와 bak유전자 발현을 억제하여 HPV에 감염된 상피세포의 세포자멸사를 억제하고, telomerase를 활성화하여 세포의 수명을 늘리며, E7은 RB유전자의 인산화로 세포주기를 활성화시킴으로서 세포증식을 조장한다. 따라서 HPV의 어떤 유전자형에 감염되었는지를 확인하는 것은 앞으로의 질병발생 예측과 치료에 중요하다. 우리나라의 한 회사에서는 HR HPV(고위험군) 19 아형과 LR HPV(저위험군) 9 아형 등 인체감염 HPV 28 종류에 대한 유전자형과 정량을 할 수 있는 PCR 진단 제품을 개발하였는데, 이것은 현재 OECD 주요 국가에서 HPV 감염증의 선별진단 및 확진에 사용되고 있다.

한편 HPV의 구조 중 L1과 L2는 피막을 형성하고, HPV DNA의 증식, 포장, 감염에 관여한다. 이 부위는 백신 개발의 표적으로 이용하며, 2006년 미국 제약회사인 머크사가 2가(HPV 16, 18) 자궁경부암백신 '가다실'을 개발을 개발한 이래, 4가(HPV 6, 11, 16, 18), 9가(HPV 6, 11, 16, 18, 31, 33, 45, 52, 58)의 세 종류의 백신이 자궁경부 및 두경부 암 예방에 사용되고 있다. HPV 백신은 전 세계 100여 국가에서 예방접종으로 사용되고 있으며, 특히 미국, 캐나다, 호주, 뉴질랜드, 스위스, 이탈리아 등 19개 국가에서는 남녀모두 예방접종을 시행하고 있다. 그러나 예방접종을 벗어난 악성과 양성 종양을 일으키는 HPV의 유전자형이 많기 때문에 앞으로도 더 광범위한 예방접종 백신과 치료약제의 개발이 과제로 남아있다.

참고문헌

1. Centers for Disease Control (1981). Kaposi's sarcoma and Pneumocystis pneumonia among homosexual men--New York City and California. Morbidity and mortality weekly report (MMWR) 30(25): 305.

2. Centers for Disease Control and Prevention (CDC) (1982). A Cluster of Kaposi's Sarcoma and Pneumocystis carinii Pneumonia among Homosexual Male Residents of Los Angeles and range Counties, California. MMWR 31(23): 305-307

3. Hymes K, Greene J, Marcus A, William D, Cheung T, Prose N, Laubenstein L (1981). Kaposis' s sarcoma in homosexual man—A report of eight cases. Lancet, 318(8247): 598-600.

4. Masur H, Michelis MA, Greene JB, Onorato I, Vande Stouwe RA, Holzman RS & Cunningham-Rundles S. (1981). An outbreak of community-acquired Pneumocystis carinii pneumonia: initial manifestation of cellular immune dysfunction. New Eng J Med. 305: 1431-1438.

5. Centers for Disease Control (1982). Update on acquired immune deficiency syndrome (AIDS)—United States. MMWR. 31: 507-508, 513-514.

6. Gallo RC, Sarin PS, Gelmann EP, Robert-Guroff M, Richardson E, Kalyanaraman VS, Mann D, Sidhu GD, Stahl RE, Zolla-Pazner S, Leibowitch J, Popovic M (1983). Isolation of human T-cell leukemia virus in acquired immune deficiency syndrome (AIDS). Science. 220 (4599): 865-867.

7. Barré-Sinoussi F, Chermann JC, Rey F, Nugeyre MT, Chamaret S, Gruest J, Dauguet C, Axler-Blin C, Vézinet-Brun F, Rouzioux C, Rozenbaum W, Montagnier L (1983). Isolation of a T-lymphotropic retrovirus from a patient at risk for acquired immune deficiency syndrome (AIDS). Science. 220 (4599): 868-871.

8. Centers for Disease Control (CDC). Current Trends Update on Acquired Immune Deficiency Syndrome (AIDS) - United States. MMWR 31(37): 507-508

9. Barre-Sinoussi F, Chermann J, Rey F, Nugeyre M, Chamaret S, Gruest J, Montagnier L. (1983). Isolation of a T-lymphotropic retrovirus from a patient at risk for acquired immune deficiency syndrome (AIDS). Science, 220(4599), 868-871.

10. Gallo, RC, Salahuddin SZ, Popovic M, Shearer GM, Kaplan M, Haynes, BF, & Safai B. (1984). Frequent detection and isolation of cytopathic retroviruses (HTLV-III) from patients with AIDS and at risk for AIDS. Science, 224(4648), 500-503.

11. Popovic M, Sarngadharan MG, Read E & Gallo RC. (1984). Detection, isolation, and continuous production of cytopathic retroviruses (HTLV-III) from patients with AIDS and pre-AIDS. Science, 224(4648), 497-500.

12. Schupbach J, Popovic M, Gilden RV, Gonda MA, Sarngadharan MG & Gallo RC (1984). Serological analysis of a subgroup of human T-lymphotropic retroviruses (HTLV-III) associated with AIDS. Science, 224(4648), 503-505.

13. Wain-Hobson S, Sonigo P, Danos O, Cole S & Alizon M (1985). Nucleotide sequence of the AIDS virus, LAV. Cell, 40(1), 9-17.

14. Ratner L, Haseltine W, Patarca R, Livak KJ, Starcich B, Josephs, SF & Ivanoff L. (1985). Complete nucleotide sequence of the AIDS virus, HTLV-III. Nature, 313(6000), 277.

15. Sharp PM, Bailes E, Chaudhuri RR, Rodenburg CM, Santiago MO, & Hahn BH (2001). The origins of acquired immune deficiency syndrome viruses: where and when? Philosophical Transactions of the Royal Society B: Biological Sciences, 356(1410), 867-876.

16. Gallo, RC (2002). HISTORICAL ESSAY: The Early Years of HIV/AIDS. Science, 298(5599), 1728-1730.

17. Montagnier, L. (2002). HISTORICAL ESSAY: A History of HIV Discovery. Science, 298(5599), 1727-1728.

18. Gallo, RC, & Montagnier L. (2003). The discovery of HIV as the cause of AIDS. New Eng J Med, 349(24), 2283-2285.

13. 프리온병

- 새로 개척한 비단길 -

비정형 감염병

Prion병은 인수공통 전염병으로서 치명적인 질병이다. Prion은 Prusiner교수가 처음 사용한 새로운 용어로서, 감염성단백질입자(proteinaceous infectious particle)와 바이러스(virion)를 합성한 것이다. 1980년대 초까지만 하더라도 지발성(遲發性) 바이러스감염증(slow viral disease, SVD) -일반적인 바이러스와는 다른 약 3-7년 동안의 아주 긴 잠복기를 갖는 비정형(unconventional) 바이러스 감염병으로서 1954년에 Bjørn Sigurdsson 박사가 질병에 걸린 양의 뇌조직을 건강한 양의 뇌에 주입하여 scrapie질환이 발생됨을 보고 처음 명명- 이라고 알려진 질환의 원인을 prion이라고 규명함으로써 새로운 개념의 감염병을 제시한 질환이고, 그 공로로 Stanly B. Prusiner 교수는 노벨의학상을 수상하였다. 즉, 세포생물학의 기본 원리는 DNA와 mRNA로부터 정보를 받아 단백질을 합성(DNA-RNA-Protein)하는데, prion은 이러한 유전자 정보의 전달 과정이 없이 신경계에 정상으로 존재하는 α-helix 구조를 가진 프리온의 아미노산 서열이 변이를 일으켜 아밀로이드가 판상으로 접힌 β-sheet 구조의 변형 프리온이 질병을 일으키는 것이다.

변형 프리온은 단백질분해효소, 고압멸균, 자외선 등의 물리화학적 자극이나 소독법에 의해 변화되지 않고, 감염력이 유지되어 신경세포에 축적을 일으키고, 세포를 사멸시킴으로서 질병을 야기한다. 즉, 단백질임에도 불구하고 변형이 일어날 경우 이 변형된 prion 단백질이 주형으로 작용하여 정상적인 prion단백질(PrP^{c})을 기하급수적으로 증가된 변형 prion단백질(PrP^{sc})을 생성하는 것이다. PrP^{sc}로 인하여 CJD(Creutzfelt-Jacob Disease, 크로이츠펠트-야곱병)와 광우병(狂牛病)이라는 질병이 생기는 것이다. 병소는 중추신경계에만 국한되며 특징적인 신경 병리학적 소견인 신경원세포의 공포변성과 별세포 증식이 관찰 되고, 염증 및 면역반응이 전혀 나타나지 않는다. 감염병이지만 유전적으로 발생되기도 하고, 인지, 감각, 운동실조 증상이 나타나면 급속도로 빠르게 악화되어 6개월 이내에 환자의 대부분이 사망하는 치명적인 질환이다.

프리온병-인수공통 감염병

인간 프리온병은 CJD, vCJD (variant CJD, 변형 크로이츠펠트

-야곱병, Kuru, GSS (Gerstmann-Sträussler-Scheinker syndrome), FFI (Fatal familial insomnia, 치명적 가족성 불면증), Alpers 병 등이 있다. CJD는 1920년에 처음 보고된 아주 희귀한 신경계 퇴행질환으로서, 이를 기술한 독일의 신경병리학자 크로이츠펠트(Hans Gerhard Creutzfeldt, 1885~1964)와 야곱(Alfons Maria Jakob, 1884~1931)의 이름에서 온 것으로, 줄여서 CJD로 사용하고 있다.

원인에 따라 변형된 프리온 단백질에 의한 신경계 퇴행질환인 sCJD(sporadic CJD, 산발형 크로이츠펠트-야곱병), 유전적 소인에 따라 발병하는 fCJD(familial CJD, 가족성 크로이츠펠트-야곱병), 감염된 환자로부터 유래된 각막, 경막 등의 조직이나 장기이식, 환자 수술에 이용된 수술도구의 재사용, 환자의 뇌하수체에서 유래된 각종 성장호르몬제제 사용에 의한 iCJD(iatrogenic CJD, 의원성 크로이츠펠트-야곱병)로 분류한다.

vCJD는 1993년 영국에서 보고되었으며, 광우병에 걸린 소고기를 섭취한 사람에게서 CJD와 유사한 증상이 나타나는 질병이다. 편의상 '인간광우병'이라고 사용되기도 하지만 이것은 잘못된 용어이다. CJD가 오랜 잠복기를 거쳐 60세 이상에서 발병하는 반면에 vCJD는 CJD에 비하여 잠복기가 5-10년으로 더 짧아 20세 이상에서 발생하며, 평균 사망나이가 30세가 채 안될 정도로 젊은이들에게서 흔하다. 질병 발생 후 사망에 이르기까지 걸리는 시간이 1년 이상 소요되며, 발생 빈도 또한 CJD에 비해 높은 질병이다. 신경학적 증상은 인지장애 질환과 비슷하여 기억력이 감퇴

하고, 언어 능력이 소실되며, 걸음걸이가 부자연스럽고, 균형과 방향감각 상실 등이 나타난다. GSS, FFI, Alpers 병은 사망한 환자의 대뇌 병리조직학적 검사상 프리온병으로 확진되었으며, 저자도 경험해 본 적이 없는 발생률이 아주 희귀한 질환이다.

동물에서는 양과 염소에서 발병하는 scrapie가 처음 알려진 이래 소(광우병), 사슴(만성소모성질병), 밍크(밍크뇌증) 등에서 발병되었다. 광우병은 scrapie라는 질병으로 죽은 양을 곡물과 함께 섞고 갈아서 사육하고 있던 소에게 사료로 사용한 결과 양의 뇌 조직에 남아 있던 비정상적인 Prion 단백질이 소의 뇌에 들어가 질병이 유발된 것이다. 광우병으로 죽은 소를 다시 양에게, 또한 죽은 양을 소에게 사료로 주면서 광우병이 점점 확산되기 시작하였다고 한다. 가장 정확한 진단은 뇌조직생검을 통해 해면상 뇌병증을 확인하는 것이다. Scrapie는 양과 염소에게서 발생하는 프리온에 의한 질병으로서, 질병에 걸린 동물이 나무나 바위에 몸을 대고 계속해서 긁어대는(scrape) 증상에서 명명되었다. 인간 광우병은 영국에서 최초의 vCJD 발생 사태 당시에 영국 언론들이 국민과 사회에 경종을 울리기 위해 'Mad Cow Disease' 발생이라고 사용하였던 기사를 일본에서 그대로 인용, 번역하여 사용된 용어로서, 유럽과 아메리카에서는 BSE(Bovine Spongiform Encephalopathy, 우해면상뇌증, 牛海綿狀腦症)라고 사용하였다. 그러나 중대한 감염질환임은 확실하고 용어의 이해가 쉽기 때문에 계속 사용되고 있는 실정이다.

공인된 진단법은 뇌 조직을 검사하는 병리조직검사법으로서 신경세포의 스폰지 형태 변성 및 사멸과 별세포증식 소견이다. 또한 면역조직화학 염색법으로 변형 프리온(PrP^SC) 항원을 증명할 수도 있다. 전자현미경검사는 신선 뇌조직에서 실시하며, 신경원세포에서 특정적인 공포변성을 확인하는 것이다. 우리나라에서는 질병관리본부가 의료기관으로부터 의뢰받아 실시한 뇌척수액 단백질 검사를 본격적으로 실시하면서 2012년 이후 감염 환자가 증가되고 있는 추세이다. 현재 매년 약 100명의 환자발생 시대를 맞이하고 있다. 원인별로는 sCJD(90% 이상), fCJD(10% 미만)이며, vCJD의 국내 발생 사례는 아직 없다고 한다. 이렇듯 CJD 의심 환자 수는 급증하고 있지만, 확진 환자는 거의 보고되지 않고 있다. 이는 우리나라에서 의심 환자를 대상으로 부검을 통한 병리조직학적 진단이 이뤄지지 않기 때문이다. 해외에서는 통상 의심 환자의 8-90%가 CJD로 확진되지만, 국내에서는 법과 제도의 한계로 인하여 확진이 되지 않는 실정이다.

부검경험과 정책자문

저자는 CJD에 대하여 세 가지 경험이 있다. 첫째는 Ohio대학병원에서 1991-93년에 3건의 CJD로 사망한 환자의 대뇌를 검색한 바 있었다. 프리온병이 의심되는 경우 대뇌를 비롯한 모든 조직과 기구의 사용은 3차 방역이 필수였다. 신체의 거의 모든 부분이 3겹 이상으로 감싸고, 조직운반 용기도 3겹 이상으로 보호되어 있었다. 특히 조직을 만드는 병리과 직원이 30대에 프리온병 의심 대뇌 조직을 박절하여 현미경 관찰용 유리 슬라이드를 제작한 적이 있는데, 그로부터 30여 년이 지나 은퇴 후 본 질환에 이환되어 손해배상을 받게 되었다는 학술지의 뉴스레터를 보며, 본 질환의 감염력과 오랜 기간의 잠복기를 실감하였다. 또한 부검 대뇌의 반구는 드라이아이스를 이용하여 냉동 상태로 3중 포장하여 당시 뉴욕에 있는 CJD센터에 보냈다. 이곳에서 진단을 확인하고 조직은행에 관리 보관되어 필요한 연구에 사용되고 있었다. 나머지 반구는 포르말린 용기에 3주 동안 고정할 때부터 육안 검색, 조직 채취, 유리 슬라이드 제작, 현미경 관찰에 이르는 모든 과정을 최고도의 감염 주의 라벨을 붙인 채로 진행되었고, 모든 과정에서 대뇌와 접촉하는 소모품이나 기구는 규정에 따라 소각 또는 소독처리하였다. 현미경 소견상 대뇌피질 신경세포의 세포질 내 공포변성이 뚜렷이 관찰되었으며, 주위 정상 부위와 불분명한 경계는 있는데, 이러한 병소가 대부분의 피질 부위에 산발적으로 퍼져있었다. 섬유성 교세포 증식증이 관찰되었다. 이러한 소견은 전자현미경 관찰을 통해서도 확인할 수 있었다.

둘째, 2004-2006년 당시 미국과의 FTA 문제로 수입과 수출에 대한 갈등이 첨예하게 부딪히던 시기에 농수산부장관의 가축보건 위생분야 자문위원으로서 쇠고기의 수입문제에 대한 쟁점을 자문한 바 있었다. 그래서 당시 광우병 특정위험물질(SRM)인 곱창, 대뇌와 척수, 편도 등의 림프조직, 뼈 등을 철저히 배제하고 생후 3년 이내의 살코기만 수입을 허용하자는 의견을 개진하였고, 실제 수입 소고기에 뼛조각 포함 여부를 검사하기 위하여 X-ray를 사용하는 등 검역이 강화되었다. 비슷한 시기에 의학회와 독성병리학회를 통하여 우리나라에도 CJD 의심 환자가 있어서 사후부검을 할 수 있는 CJD부검센터가 필요하다고 건의하였는데, 다행히도 뉴욕의 CJD센터에 유학 후 연구를 계속하던 교수님이 근무하고 있는 대학에 질병관리본부의 지원으로 2006년에 부검센터를 설립하게 되었다. 셋째, SVD의 병인을 연구하여 프리온병의 개념을 확립한 공로를 인정받아 1997년에 Nobel 의학상을 수상한 Prusiner 교수와의 극적인 만남이었다. 그는 AANP (American Association of Neuropathologists) 학술회의에 특강연자로 참석하여 나의 뇌졸중에 대한 줄기세포의 실험적 연구를 듣고 있었다. 당시 70세가 넘은 노 교수님이었지만 왕성한 연구와 학술발표를 지속하는 끈기와 기운이 느껴졌다. 다음은 특강과 교수와의 만남에서 들은 자전적 이야기와 노벨상 수상 관련 연구를 요약한 것이다. 그의 과학에 대한 집념과 철학을 들을 수 있는 소중한 시간이었다.

병인규명과 노벨의학상 수상

펜실베이니아 대학에서 화학전공 학부과정 중 대학병원 외과 교수 연구실에서 수행한 저체온증에 대한 연구와 인연을 맺었고, 이 경험을 바탕으로 햄스터가 동면에서 깨어날 때 일어나는 갈색

지방세포의 변화와 대사과정에 대하여 연구하였는데, 이때 기초의학자가 될 결심을 하였고 동 의과대학을 졸업하였다. 대학병원(UCSF)에서 인턴을 하고, 곧바로 NIH의 미생물학 연구실에서 대장균의 글루타민 대사에 관한 연구를 수행하였다. 이 시기에 연구 과정에서 분석법 개발, 거대분자 정제 등 많은 실험방법, 명확한 논문 작성법 등을 익혔다고 하였다. 1972년 UCSF에서 신경과 전공의를 하면서 점진적인 기억력 상실과 일부 일상생활이 어려운 여성 입원환자를 보게 되었다.

그 환자는 당시의 진단상 CJD라 불리는 소위 slow virus감염으로 죽어가고 있었다. 이 질환은 당시에 뉴기니의 Fore족에서 발병하는 kuru, 양에 발생하는 scrapie와 함께 오랜 잠복기를 갖는 slow virus 감염에 의해 초래된다고 하였으나, virus의 정체를 확인하지 못하고 있었다. 의사로서 치명적인 난치성질환의 병인에 대한 '가보지 못한 길'을 찾아가기로 결심하였고, 전공의 과정동안 이 질환에 대한 공부에 매달렸다고 하였다.

신경과 과장의 제안으로 대학에서 조교수가 되었고, scrapie 연구를 위한 실험실을 설치한 후, 수차례 낙방 끝에 NIH 연구비를 지원받게 되었다. Montana주에 있는 동물실험연구소와의 공동연구가 큰 도움이 되었다. 부족한 분야는 공동연구를 하였으며, 특히 다양한 연구를 폭넓게 할 수 있는 공동연구의 중요성을 강조하였다. 정제된 scrapie 뇌병소에서 원인 바이러스를 발견하기를 기대하였는데, 계속되는 반복 실험에서도 뇌병소에서 미상의 단백질은 존재하지만, 바이러스나 세균의 핵산은 존재하지 않았다.

실험에 대한 결과가 없어 연구비가 끊기고, UCSF에서는 교수직 갱신에 경고를 받았다고 하였다. 연구방향과 결과 등 모든 것이 잘못되어가고 있는 가장 힘든 위기를 맞이하였다. 어려웠던 시기를 가까운 동료와 공동연구자의 열렬한 성원으로 교수직은 갱신되었고, 연구를 지속할 수 있었다. 사립 재단의 지원을 받아 생쥐와 영장류인 햄스터 등을 이용한 동물실험을 할 수 있었다.

지속된 연구에서 동일한 결과는 질병의 원인이 바이러스가 아니고 전염성 단백질이라는 확신을 갖게 되었다. 1982년 Science 지에 scrapie 원인이 전염성 단백질인 'Prion'이라고 게재하였다. 그러나 심한 논쟁과 반발이 뒤따랐다. Scrapie와 CJD를 연구하던 바이러스 학자들은 "감염성 단백질인 prion이라는 용어자체가 어불성설이며, scrapie 바이러스의 핵산이 발견되면 prion이라는 용어가 사라질 것이다"라고 비난하였다. 그러나 프리온을 반대하는 학자들도 바이러스 원인임을 증명하는 핵산을 찾지 못하였지만, 그들은 언론을 통하여 '프리온'이라는 믿어지지 않는 실험결과에 대해 비난하였다. 인생에서 휴식이 필요했던 시기라고 회상하였다.

다행히도 다른 실험실에서도 프리온 단백질의 존재를 보고하였고, 뒤이어 프리온의 아미노산 서열이 밝혀졌다. 이를 계기로 프리온에 대한 분자생물학적 연구가 활발히 전개되었다. 공동연구를 통하여 프리온 단백질(PrP)을 인코딩하는 유전자 클로닝, 실험동물에서 PrP 유전자 제어 연구를 수행하였으며, 동시에 PrP의 존재를 확인할 수 있는 항체를 제작하였다.

미국신경병리학회(AANP)동료인 Stephen DeArmond 교수에 의한 transgenic mouse 개발과 병리학적 연구도 도입되었다. 연구소가 확장개편 되면서 프리온 정제, PrP 유전자에서 돌연변이에 의한 가족성 질환, 트랜스제닉 마우스 개발 및 키메라 동물실험, 인공 프리온 합성 등의 성과가 있었다. 그 결과 1990년대 초반에 과학계에서 프리온의 존재가 점점 인정되고 있었지만, 정상 PrP가 질병을 유발하는 형태로 전환되는 기전은 여전히 모호했다. 운 좋게도 공동연구를 통하여 PrP 구조의 연구에 단백질화학 및 전산생물학 분야의 특별한 기술을 도입하여 이 문제를 풀어낼 수 있었다. 오랫동안 수많은 과학자들의 강한 반발에 부딪히면서도 '프리온'으로 scrapie, kuru, 그리고 광우병에 관한 병인은 결국 밝혀졌고, Alzheimer병과 같은 치매의 병인을 밝혀낼 수 있는 새로운 발판을 마련한 것이다.

이상의 연구업적이 인정되어 Prusiner 교수는 1997년에 단독으로 노벨의학상을 수상하였다. 인상적이었던 수상 연설의 일부를 인용한다. "과학지식의 범주를 벗어난 새로운 개념에 대하여 과학자들이 실망하는 것은 당연하고도 당연하지만, 최고의 과학적 성취는 때로 인정된 범례를 벗어난 결과들을 사려 깊게 성찰한 환경에서 나온다.(While it is quite reasonable for scientists to be skeptical of new ideas that do not fit within the accepted realm of scientific knowledge, the best science often emerges from situations where results carefully obtained do not fit within the accepted paradigms.)" 그는

학문적인 분위기의 대학에서 의과학자로서 입지를 세운 후, 치명적인 난치병 환자를 통하여 연구목표를 설정하고, 주위의 수많은 공동연구자와 협력을 통하여 질병의 새로운 개념을 세웠다. 이 길은 어려움은 있었지만 옆에서 보기에는 너무나 단순하고, 가야할 길을 간 것이다. 연구자로서의 집념과 뚝심에 박수를 보낸다.

일렬로 늘어선 수십~수백 개의 아미노산은 일정한 구조를 이루면서 특정한 기능을 하는 단백질이 된다. 이 과정에 문제가 생겨 중복된 판상구조가 되면 단백질은 기능을 잃고 프리온처럼 침착되어 신경세포를 사멸시킨다. 또한 두 가지 프리온 단백질을 섞어놓으면(PrP^{c} + PrP^{sc}) 병을 일으키는 단백질(PrP^{sc})이 정상단백질(PrP^{c})의 구조를 변형시켜 질병단백질(PrP^{sc})을 생성한다. 악화가 양화를 구축하는 것이다. 현재 단백질의 입체구조가 바뀌면서 서로 뭉쳐 엉킴으로써 결국 뇌세포를 파괴하는 질병들이 뒤를 이어 보고되기 시작하였다. 아밀로이드 단백질로 인한 알츠하이머병, 시누클레인 단백질의 파킨슨병, 헌팅틴 단백질이 관여하는 헌팅턴병 등이다. 현대 의학은 질병이 일어나는 프리온의 구조적 변화와 단백질의 판상변형에 의한 응집과 침전을 밝혔지만, 과제는 이들 잘못 접힌 단백질을 어떻게 없애거나 원상회복시키느냐를 밝혀내는 일이다. 또한 단백질변형에 대한 기전을 아직도 밝히지 못하고 있다. 따라서 치료제나 백신도 개발이 안 되고 있다. 산이 높을수록 골은 깊어진다. 그러나 찾는 사람의 발길이 닿으면 어김없이 숲을 빌려 길을 열어줄 것이다.

지발성바이러스 감염증 (Kuru와 B형간염)과 노벨의학상

이왕 SVD를 언급한 마당에 신경병리학에 입문하면서 찾아 보았던 본 질환 연구의 선구자 칼턴 가이두섹(Daniel Carleton Gajdusek, 1923~2008)의 업적을 기술하고자 한다. Gajdusek 박사는 슬로바키아 이민 2세로서 물리화학을 전공한 후 하버드대 의대를 졸업 후 소아과 의사가 되었다. NIH에서 최고의 화학자 Linus C. Pauling의 실험실을 포함해 단백질 물리화학, 아동행동학, 바이러스학 등 여러 곳에서 연구경력을 쌓았다. 그 후 인류학적 흥미에 끌려 1954년 호주로 이주하여 호주와 뉴기니 원주민의 풍토병을 연구하기 시작했다. 무지개를 찾아 나선 것이다.

그는 파푸아 뉴기니에 사는 포레 부족의 풍토병 '쿠루' (Kuru) 환자를 보게 되었다. Kuru 라는 용어는 질병의 대표적인 증상인 신체 떨림증인 Kuria에서 유래하였으며, 신체의 "떨림"을 의미하였다. 두려움, 오한, 공포, 신경계 마비에 의한 떨림, 통증 등이 주 증상인데, 또한 신체 떨림과 함께 웃음 증상을 나타내며 사망에 이르는 병으로 '웃는 병' 또는 '웃는 죽음'으로도 알려지기도 하였다. Gajdusek 박사는 쿠루병을 조사하는 과정에서 의미 있는, 소위 엽기적인, 식인 풍습을 목격하였다. 포레 족은 장례를 치르면서 식인 습관이 있었는데, 이렇게 함으로서 죽은 자의 정신을 자유롭게 한다고 생각하였다. 죽은 사람을 먹을 때 부드러운 뇌 -감염성 프리온이 가장 많이 집중된 장기- 와 골수는 아이와 여자들의 몫이었다. 따라서 쿠루병은 여성과 어린이들 사이에서 더 많이 발생되었다. 이런 풍습에 따른 질병 발생을 관찰하여 Gajdusek 박사는 쿠루병에 걸려 죽은 사람의 뇌를 생식함으로써 병이 전염된다는 가설을 내놓았고, 1957년 뉴기니 고지에 사는 포레 부족의 풍토병 '쿠루'(kuru)에 대한 첫 번째 보고를 NEJM 지에 보고 하였다. 특히 kuru 병은 여러 가지 점에서 CJD와 유사한 질병이었다. 즉, CJD처럼 뇌조직에 구멍이 뚫린 것 같은 공포변성을 보였고, 운동장애와 근무력증이 나타나고 증상 시작 후 1년 안에 사망하였다. 다만 쿠루병의 경우 치매가 없는 점이 CJD와 차이가 있었다. 또한 원인도 CJD처럼 명확하게 밝혀지지 않은 상태였다. 일반적인 병원성 바이러스와는 달리 감염 시에 특별한 증상이 없이 수년 내지 수십년 후에 병을 일으키는 지발성(slow) 바이러스가 원인인 것으로 추정하였다. 하지만, 바이러스의 존재가 명확하게 입증되지 않았다.

1959년 수의병리학자인 William Hadlow 박사는 쿠루병이 양이나 염소에서 발생하는 스크래피와 증상 및 대뇌 병리소견이 비슷하다는 점에서 동일 질병이라고 Lancet지에 보고하였다. 또한 CJD 환자의 뇌조직을 이용하여 쿠루병 실험과 똑같은 방법으로 1966년에 침팬지를 이용한 동물실험을 실시하여 13개월 만에 침팬지가 감염되는 것을 확인함으로써 CJD와의 유사성을 지적하였다. 따라서 이 세 가지 질병은 광범위한 의미에서 전염성 해면상 뇌증(Transmissible Spongiform Encephalopathy, TSE)이라고 명명되었으며, 오늘날 변형CJD(Mad Cow Disease, variant Creutzfeldt-Jacob Disease, vCJD)도 이 질병그룹에 포함시키고 있다.

죽은 사람의 뇌를 생식하는 식인 습관이 쿠루병을 일으킨다는 사실을 알아낸 그는 쿠루병으로 죽은 사람의 뇌조직을 침팬지에 주사해 쿠루병을 전염시키는 등의 실험에 성공하여 쿠루병은 지발성(遲發性) 바이러스 감염증이라고 정리하였다. 그 후 질병 특이 바이러스를 찾으려고 끈질기게 노력했지만 밝혀내지 못하였다.

Gajdusek 박사는 쿠루병의 원인을 명백히 밝히지는 못하였지만 B형 간염 바이러스를 발견한 Baruch S. Blumberg(1925~2011) 박사와 함께 이전까지 알려진 바이러스와 달리 이들이 발견한 바이러스가 급성이 아니라 서서히 진행하여 치명적인 질병을 일으킨다는 지발성 바이러스에 의한 감염증의 개념, 즉 전염성 질병의 기원과 전파에 대한 새로운 기전을 밝혀낸 공로를 인정받아 1976년

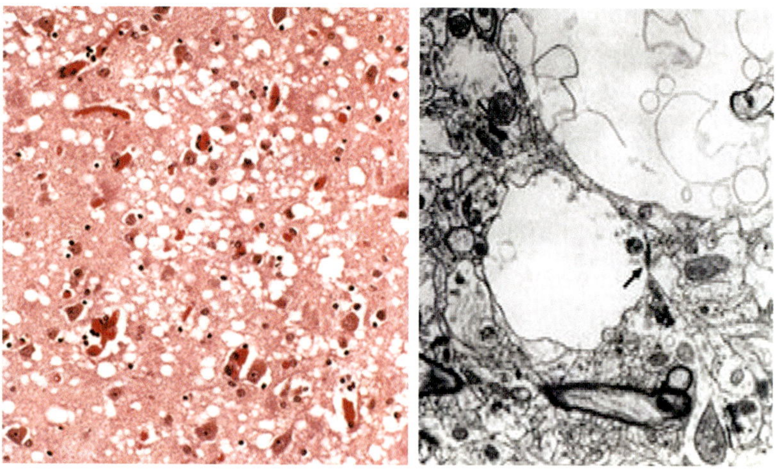

크로이츠펠트-야곱병(CJD) 환자의 대뇌 광학현미경과 전자현미경 소견으로서 신경세포 내에 공포가 형성되며 소실되는 해면상뇌증을 보여주고 있다.

노벨의학상 수상자가 되었다.

그는 결과적으로 쿠루와 CJD의 원인이 바이러스가 아닌 prion으로 밝혀지는 다리를 놓았다. 당시에 제기되었던 프리온에 대한 흥미로운 질문 가운데 하나는 그 복제 방식에 관한 것이었다. 만일 프리온이 핵산 유전체를 갖고 있지 않다면, 프리온 복제에 대한 연구는 지금까지 알려지지 않은 전혀 새로운 생식 메커니즘을 밝혀줄 것이라는 기대감이다. 이 질문을 위에 기술한 바와 같이 Prusiner 교수가 밝혔다. 세상사를 보면 너무 따지고 사는 것보다는 공동의 선이 무엇인가 하는 것이다. 쿠루의 원인을 똑소리 나게 밝히지 못해도, 스스로 멀고 먼 섬에 가서 환자와 함께 땀 흘리며, 학문에 한발 더 다가가는 방향을 제시한 사람에게도 노벨상의 영광을 안겨 주었다.

참고문헌

1. Prusiner SB. (1982). Novel proteinaceous infectious particles cause scrapie. Science, 216 (4542): 136-144.
2. Prusiner SB. (1991). Molecular biology of prion diseases. Science, 252 (5012): 1515-1522.
3. https://www.nobelprize.org/prizes/medicine/1997/prusiner/facts/

14. 뇌졸중

- 원발병소와 해리병소 -

뇌혈관질환
뇌졸중
콜레스테롤 대사
대뇌 백색질 경색
뇌출혈
혈관성 인지장애

뇌혈관질환

대뇌의 혈관질환은 대뇌의 전체 혹은 국소부위에 혈류장애를 일으켜 두통, 언어장애, 운동과 인지저하, 감각이상, 시야결손, 어지럼증 등의 증상이 초래되는 질환이다. 혈관은 심장에서 나오는 동맥혈관으로부터 모세혈관을 거쳐 신체조직에 산소를 공급하고, 정맥을 통하여 심장에 다시 돌아오는 혈류의 통로이다. 급성뇌혈관질환(CVA, Cerebrovascular Acident, Stroke, 뇌졸중)은 혈류의 통로인 뇌동맥이 막히거나 터지면서 산소공급이 절대적으로 필요한 신경세포의 손상이 급성으로 일어나며, 손상 부위에 따른 임상증상이 초래되는 현상으로서, 뇌혈관 질환 중 가장 흔히 발생하는 질환이다. 이외에도 동정맥 기형, 해면상 혈관종 등의 선천성 질환, 각종 면역기능 장애에 의한 혈관염, 발병 원인이 확실하지 않은 모야모야병도 있다. 모야모야병은 뇌혈관 조영술에 의한 영상소견상 좁아진 뇌동맥을 따라 영상신호가 뿌연 담배 연기가 흐물흐물 어른거리며 공기중으로 흩어지는 모양과 유사하다는 일본어로 명명된 질환이며, 일본인에서 처음 기술된 뇌혈관 질환이다. 이 병은 양측 뇌혈관의 일부 내벽이 두꺼워지면서 혈관의 내경이 좁아지고, 막히는 질환이다. 연령대에 따라 질병의 경과가 다르다고 알려져 있는데, 소아에서는 주로 허혈성 뇌질환이나 뇌경색으로 발병되고, 성인에서는 뇌출혈로 발병되는 특징이 있다.

뇌졸중

뇌졸중은 혈관이 막히는 허혈성 뇌졸중(ischemic stroke)과 혈관이 터지는 출혈성 뇌졸중(hemorrhagic stroke)으로 나눌 수 있다. 허혈성뇌졸중은 뇌졸중의 80%를 차지하며, 그 원인의 대부분은 동맥경화증에 의한 혈전증과 심장에서 발생된 혈전이 떨어져 나와 뇌동맥을 폐색시키는 색전증이다. 동맥을 현미경으로 관찰하면 중앙의 혈액이 지나가는 내경주위로 내피세포층, 평활근층과 섬유막으로 둘러싸인 삼중 구조로 구성되어 있다. 내강의 경계 벽을 이루는 내피세포는 혈액이 혈관 내에서 응고되지 않고 원활하게 흐르는 역할을 한다. 평활근은 혈관의 내피세포층 바깥을 에워싸고 있으며, 섬유막과 함께 혈압에 대한 탄력을 유지하고 원활하게 혈액을 순환할 수 있도록 혈관 벽을 지지하는 역할을 한다. 동맥경화증이나 색전증으로 혈류 공급이 막히면 신경세포에게 필요한 영양분과 산소를 운반할 수 없기 때문에 신경세포는 세포독성 부종에 빠지게 되고, 괴사에 이른다. 이러한 형태학적 변화는 다이나믹하게 진행됨으로써 뇌병소 조직의 현미경 관찰만으로도 뇌경색의 발생 시기를 대략 유추할 수 있다. 또한 대뇌피질에 다발성 경색은 인지기능 장애를 유발하여 퇴행변성으로 초래되는 알츠하이머병과는 다른 혈관성 인지장애를 야기하기도 한다.

일반적으로 뇌경색 병소는 대뇌에 국소적인 공간점유 병소를 형성하기 때문에 MRI나 CT 소견상 각종 뇌종양과 감염증, 전이성 뇌종양 등과 감별진단을 해야 할 경우가 있다. 이를 통하여 치료방법이 완전히 달라지기 때문이다. 현미경을 통하여 관찰한 아주 드문 증례를 소개한다. 환자는 64세 여성이었다. 약 1개월 전부터 두통과 구역질, 허약감을 느껴 여러 병원을 방문하였다. 대뇌 MRI 상 측두엽 부위에 뇌종양으로 의진 되는 공간점유 병소가 발견되었다. 정확한 진단을 위하여 뇌정위수술법을 이용하여 세침흡인과 함께 조직검사를 시행하였다. 세포검사상 세포밀도가 낮고, 일부에서는 다소 군집되어 있는, 경도의 다형태 핵을 갖는 세포들이 일부 세포파편들 사이에 예민한 돌기를 내며 흩어져 있었다. 이들 사이에 세포질이 다소 붉게 호산성 염색되는 신경세포 유사한 세포와 반응성 별세포, 하이얼린 벽을 갖는 모세혈관, 소수의 세포내 공포를 함유한 탐식세포가 관찰되었다. 이들 소견으로 뇌종양보다는 대뇌 경색에 의한 세포반응이라고 진단하였으며, 조직검사상 이들 세포검사 소견을 다시 확인 할 수 있었다.

이러한 증례는 임상적으로 원발성 또는 전이성 뇌종양으로 의진하기 쉬운 뇌경색 질환이다.

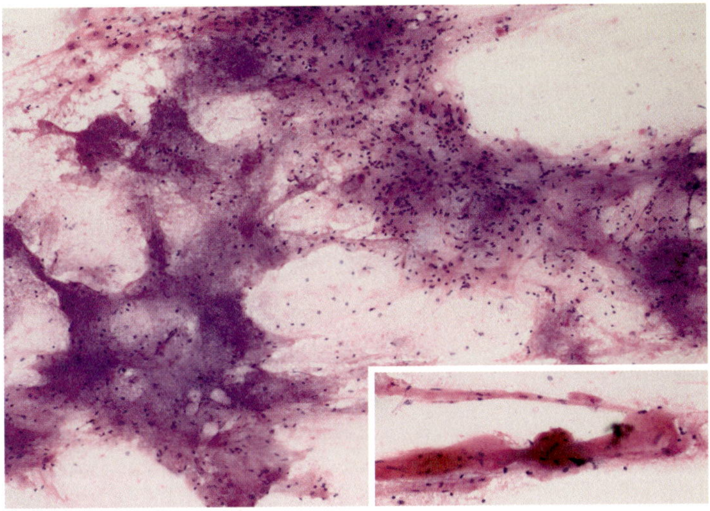

뇌종양 의진 환자에서 뇌정위술을 이용한 세포 검사상 진단된 뇌경색으로서 벽이 두터워진 모세혈관이 관찰된다.

콜레스테롤 대사와 노벨의학상

동맥경화증의 원인은 중성지방으로부터 만들어지는 콜레스테롤, 특히 저밀도 지단백(LDL) 콜레스테롤이다. 음식으로 섭취된 지방은 장에서 흡수되어 간에 저장되며, 간은 지방을 콜레스테롤로 바꾸고 콜레스테롤을 혈류로 방출한다. 콜레스테롤은 세포막을 만드는 성분으로 세포막의 강도를 유지하고 기능을 원활하게 한다. 또한 음식으로 섭취된 지방 성분을 잘게 부수어 흡수를 돕는

담즙산과 스테로이드 호르몬의 합성에 이용된다.

LDL-콜레스테롤은 간으로부터 세포로 콜레스테롤을 운반하고, 신체 요구량보다 과다할 경우 동맥의 내피세포에 침착되어 동맥경화증을 유발한다. 콜레스테롤이 내피세포에 침착되면, 내피세포는 균열을 일으키고, 혈청이 균열된 내피세포층으로 빠져나가 평활근층으로 들어가면 만성 염증반응과 함께 평활근 증식을 일으킴으로써 죽상종(atheroma)를 만든다. 이것이 현미경적으로 관찰되는 동맥경화증의 소견이다. 이로 인하여 혈관내경은 좁아지고 혈류가 저하됨으로써 국소 뇌경색을 일으킨다. 또한 내피세포의 균열은 혈액내 혈소판 응집을 일으켜 혈전증을 유발하고, 이 또한 혈류장애를 초래할 수 있다. 결국 저밀도 지단백(LDL) 콜레스테롤이 원인인데, 여기에 고지방식, 스트레스, 유전성, 운동부족과 비만, 흡연 등의 유인이 겹쳐 질병을 야기시킨다.

Ohio주립대학에서 신경병리학을 공부하던 시절, 근육병리 분야는 Jerry Mendell 교수님의 지도를 받았었다. 그분이 텍사스주 Dallas에서 의과대학을 다닐 때의 절친 중 한 명이 Joseph L. Goldstein이었다. Goldstein은 졸업 후 NIH를 거쳐 모교에서 동료 교수인 Michael S. Brown과 함께 콜레스테롤 대사조절에 대한 연구업적으로 1985년에 노벨의학상을 수상하였다. Mendell 교수의 초청으로 Goldstein 교수의 콜레스테롤 대사관련 강의 -노벨상 의학상 수상자와의 첫 대면하는 자리- 를 직접 들을 수 있었다. 그의 강의와 함께 연구업적을 요약하면 다음과 같다.

1800년대 초 프랑스와 독일의 의사들은 담석에서 발견한 지방과 유사한 성질을 가진 물질을 담즙과 고체를 의미하는 그리스어 어원인 "콜레스테린"으로 명명하였다. 후에 "콜레스테롤"이라 불린 이 물질은 담석 외에도 모든 장기에서 발견되었으며, 세포막의 형성, 지방 소화에 중요한 담즙산의 합성과 생명 유지를 위해 필요한 스테로이드의 합성에 중요한 역할을 하였다. 콜레스테롤과 담즙산의 복잡한 구조를 규명한 공로로 독일의 Heinrich Wieland는 1927년에, Adolf Windaus는 1928년에 각각 노벨 화학상을 수상하였다.

콜레스테롤은 인체에 양날의 칼 -중요한 물질인 동시에, 유해한 물질- 이었다. 동맥경화증 병소는 콜레스테롤 또는 콜레스테롤 에스테르가 고농도이었으며, 특이한 유전질환인 고콜레스테롤혈증은 위에 기술한 바와 같이 동맥혈관의 병적구조가 초래되어 있음이 밝혀졌다. 콜레스테롤은 대부분 물에 녹지 않지만, 구조상 내측에 지방성분 입자가 모여 있고, 외측에 인지질이나 단백질 같은 비교적 지방성분이 적은 물질이 모자이크층을 이루고 있으므로 혈액 속에서 용해될 수 있었다. 이러한 입자들을 지질단백질이라고 하는데, 콜레스테롤은 그중에서도 주로 저밀도 지질단백질(LDL)의 형태로 나타난다. 포유동물 세포는 스스로 콜레스테롤을 합성할 수 있음에도 불구하고, 합성보다는 음식물로부터 혈액을 경유해서 콜레스테롤을 사용하는데, 세포가 스스로 합성하는 콜레스테롤의 양과 음식으로부터 얻는 양 사이에 어떤 평형이 존재한다고 알려졌다. 그러던 중 블로흐 박사와 리넨 박사는 콜레스테롤의 복잡한 세포 내 합성기전을 밝힌 공로로 1964년에

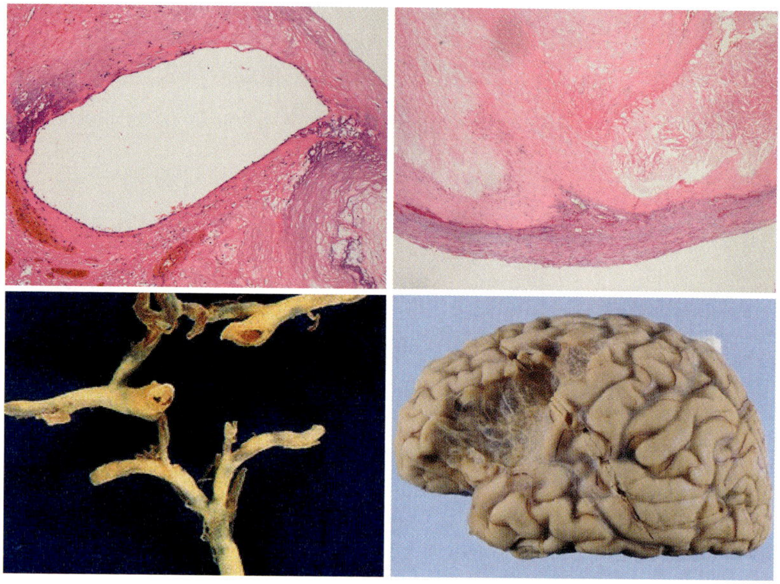

동맥경화증에 의한 혈관 내강의 막힘 과정과 중뇌동맥 폐쇄에 의한 대뇌경색증

노벨상을 수상하였다. 그러나 어떻게 이 평형이 유지되는지, 그리고 고콜레스테롤혈증에서 왜 혈중 콜레스테롤 농도가 그렇게 증가되는지 알 수 없었다.

Goldstein과 Brown은 체계적인 세포배양법을 이용하여 콜레스테롤 대사를 연구하기로 하였다. 그들은 혈청과 콜레스테롤 첨가 유무에 따른 세포배양액을 사용하여 건강한 사람 또는 고콜레스테롤혈증 환자의 결합조직세포를 배양하였다. 건강한 사람의 세포는 LDL을 결합하기 위한 특이적 수용체가 표면에 있는 반면에, 환자의 세포에서는 수용체가 존재하지 않거나 감소되어 있었다. LDL은 수용체에 결합된 후에 수용체와 함께 세포

안으로 이동하였고, 세포 안으로 이동한 LDL 입자는 분해되어 여러 가지 대사기능을 하였다. LDL이동을 마친 수용체는 방출되어 세포 표면으로 돌아와 다른 LDL과 다시 결합하였다. 이와 같은 과정에서 세포는 필요로 하는 콜레스테롤을 얻을 수 있었다. 이때 내인성 콜레스테롤의 합성은 HMG CoA 환원 효소의 활성이 억제되어 감소되었고, 이로 인하여 LDL 수용체의 수를 감소시키고, 결국 음식물을 통한 LDL의 유입은 더욱 감소하게 되었다. 즉, 콜레스테롤의 정상적인 세포 내 대사인 'LDL 경로'를 통하여 수용체 구조의 결함으로 나타나는 콜레스테롤 대사 이상뿐 아니라, 음식에 존재하는 콜레스테롤 양이 질병에 어떤 영향을 주는지를 밝힌 것이다. 이 연구는 동맥경화증 치료 및 예방법의 개발에 디딤돌이 되었다.

대뇌 백색질 경색

최근 10여 년 동안의 주 연구주제이었다. 대뇌피질 하부의 백색질 경색은 수명의 증가로 인하여 70세 이상의 연령층, 당뇨와 고지혈증 환자에서 흔히 관찰되며 전체 뇌졸중의 15~20%를 차지하고 있다. 이러한 뇌졸중은 대뇌 회색질에 일어나는 뇌졸중과는 달리 동맥의 말단 부위의 폐색으로 인한 뇌경색이 대부분이고, 기존의 치료 방법으로는 잘 치유가 되지 않는 독특한 병태생리를 보이고 있다. 특히 속신경다발(internal capsule) 부위의 경색이 있는 경우, 운동기능의 장애가 심하게 초래된다. 광주과학기술원의 김형일 교수와 함께 병태생리를 밝히고, 치료법 개발의 연구 목표를 정하고, 정확한 실험 모델을 확립하여, 병인론에 대한 연구를 수행하였다. 특히 모델을 통하여 각종 실험 기법을 개발하여 적용하였고, 임상증상 및 뇌 활성화에 대한 기전 연구를 지속하였다. 특히 백색질 경색후 포도당대사 영상에서 경색과 관계없이 멀리 떨어진 대뇌부위에서 해리병소(解離病所)가 초래됨을 발견하였는데, 이 병소의 초미세병리학적 변화와 질병의 임상에 미치는 영향 및 치료법 연구에 이끌려 수많은 실험과 논문을 발표하였다.

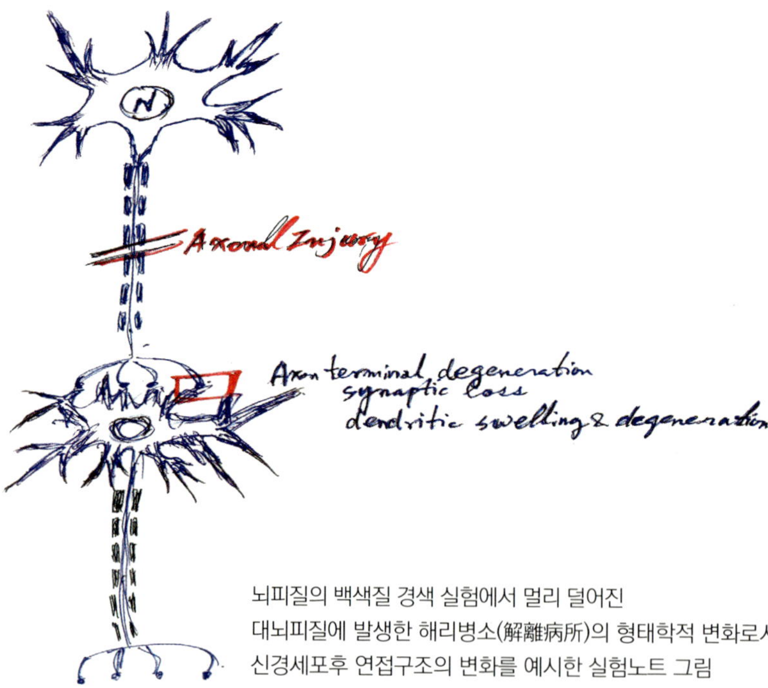

뇌피질의 백색질 경색 실험에서 멀리 떨어진
대뇌피질에 발생한 해리병소(解離病所)의 형태학적 변화로서
신경세포후 연접구조의 변화를 예시한 실험노트 그림

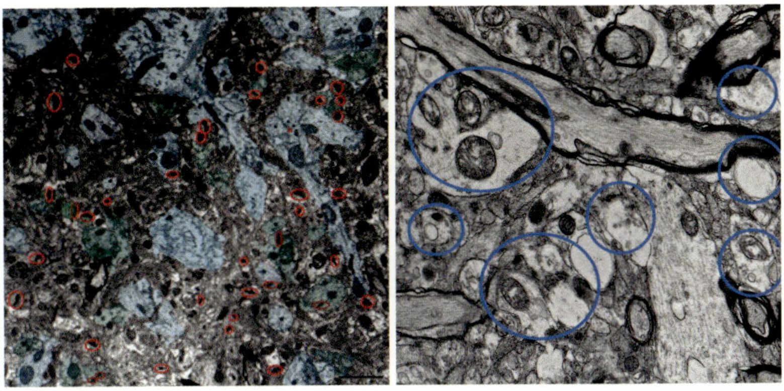

해리병소에서 축삭돌기는 정상인데 반하여 맞닿은 수지돌기와 연접이 종창되어 있으며, 신경연접의 가소성을 증진시키는 치료약제 개발이 시도되고 있다.

뇌출혈

뇌출혈은 뇌졸중의 20%를 차지하며 그 원인은 고혈압과 동맥류이다. 고혈압은 나이가 들면서 저절로 혈압이 오르는 본태고혈압과 신장병, 갈색세포종, 알도스테론증, 쿠싱증후군 등 기저 원인 때문에 혈압이 상승하는 이차고혈압이 있다. 혈압이 높으면 지속적으로 혈관 벽에 높은 압력을 가하게 되면서 혈관이 손상되고 염증이 발생하여 동맥경화증을 유발하는 요인이지만, 한편으로는 뇌동맥의 작은 분지 혈관을 터뜨려 뇌출혈을 일으키기도 한다. 특히 기저핵부위의 피각(putemen)출혈은 가까이 지나가는 운동신경다발의 압박으로 반대측 상하지의 마비 증상이 나타난다. 그 외에도 시상(thalamus), 피질하(subcortical), 뇌교(pons),

소뇌(cerebellum)는 고혈압성 출혈이 자주 발생하는 부위이다. 고혈압 환자에서 갑자기 심한 혈압 상승으로 인하여 뇌가 손상을 초래하는 것을 고혈압성 뇌병증이라 하는데, 이는 높은 혈압에 의해 뇌혈관의 틈이 벌어져 미세 출혈, 부종 등이 발생하는 현상이다. 또한 만성 고혈압은 뇌의 심부 백색질에 분포하는 세동맥 장애로 뇌실주변 백질변성을 일으키고, 더 진행되면 뇌조직 소실, 경화, 위축 및 치매가 나타나는 현상 Binswanger병을 일으키기도 한다.

대뇌 기저부에는 대뇌, 중뇌, 소뇌와 뇌교에 혈류를 원활하게 공급하기 위하여 잘 구축된 Willis환이라는 내경동맥의 분지동맥들이 서로 교통하고 있다. 이 혈관들의 분지부에서는 때로 동맥벽의 세층 구조가 부실하게 형성된 경우가 있는데, 이 때 혈압에 의해 약화된 동맥부위로 동맥벽이 돌출된 것을 동맥류라 하고, 이것이 손상되어 출혈이 발생하는 것을 지주막하출혈(subarachnoid hemorrhage, SAH)이라고 한다. 출혈로 인한 혈액은 뇌와 두개골 사이의 지주막하공간으로 흘러들어 뇌압이 급격하게 상승하여 심한두통과 함께 구토, 경부 강직, 의식장애 증상이 초래된다. 드물게는 비정상적인 혈관들이 얽혀서 만들어진 동정맥 기형에서 혈액이 누출되어 지주막하 출혈이 발생하기도 한다. SAH는 특히 동맥경화증에 의한 뇌경색이나 고혈압에 의한 뇌출혈 환자에 비하여 비교적 젊고, 원숙하게 일하는 중년층에서 대뇌의 시한폭탄으로 존재하기도 한다. 이 때 무리한 업무와 과중한 스트레스는 이를 터뜨리는 유인이 되기도 한다. 주위에서 경험하였던 몇 명의

예를 들면 다음과 같다. 42세 남성으로서 국제회의에 참석일정을 앞두고 미루어질 업무를 며칠간 밤새워 하다가 발생된 예, 50세의 여성으로서 해외 연수중 발생된 예 등이 대표적이다. 이들 중에는 동맥류의 존재를 미리 진단받고 약물치료 중인 예도 있었다. 그러나 예상치 못하게 갑자기 발병하여 생명을 위협하고 식물 인간을 만들거나 생명을 빼앗아 갔다. 개인의 삶에 대하여 정리할 시간을 허락하지 않는다는 점에서 아주 중독하며, 비극적인 질환이다. 이러한 상황를 지켜 본 시인 문정희 〈이별 이후〉를 소개한다.

너 떠나간 지
세상의 달력으론 열흘 되었고
내 피의 달력으론 십 년 되었다

나 슬픈 것은
네가 없는데도
밤 오면 잠들어야 하고
끼니 오면
입 안 가득 밥을 떠 넣는 일이다 ---후략

혈관성 인지장애

뇌경색과 뇌출혈은 혈관성 인지장애를 초래하는 주요 원인이다. 대뇌 인지기능을 담당하는 전두엽 피질이나 최근 기억을 관리하는 해마와 내측두엽은 혈류저하에 의한 저산소증에 특히 예민한 부위이다. 따라서 이 부위의 뇌경색과 뇌출혈은 뇌세포가 일시에 대량으로 파괴될 수 있고, 급성 인지장애 증상을 초래한다. 위에서 언급한 바와 같이 대뇌 기저부에는 내경동맥으로부터 양측 대뇌의 혈액공급을 원활하게 하는 Willis환이라는 동맥 군이 대뇌의 각 부위로 뻗어나갈 뿐만 아니라 유사시에 서로 원조해 줄 수 있는 연결망이 잘 갖춰져 있다. 혈관성 인지장애를 초래한 환자에서는 Willis환의 동맥에서 동맥경화증과 함께 혈전증이 초래되어 있고, 동맥의 내강이 90% 이상 막혀져 있다. 이로 인하여 전측두엽 피질과 해마의 신경세포 소실이 관찰된다.

동맥경화증에 의한 혈관성 인지장애는 대뇌 신경세포의 허혈성 손상 속도에 비례하여 때로 1-2년에 걸쳐 서서히 초래되기도 한다. 기억력 감소와 인지장애, 운동기능 상실 및 성격변화 증상이 나타나며, 특히 인지장애보다 운동장애 증상이 더 뚜렷하게 나타날 수 있다. 따라서 인지장애와 함께 자리에 앉거나 걸음걸이에 뒤뚱뒤뚱 거리며 어색할 경우에는 혈관성 인지장애를 의심해야 한다. 또한 밝은 성격을 갖고 있던 사람이 갑자기 말수가 줄어들고 게을러지며, 불같이 화를 내는 경우가 빈번해지면 마찬가지로 혈관성 인지장애를 의심해볼 수 있다. 혈관성 인지장애가 어느 정도 진행되면 인지장애 질환의 전형적인 증상인 기억력 장애와 운동 장애가 동시에 빠른 속도로 진행되기 때문에 신경퇴행질환에 의한 인지장애와 구별이 어렵게 된다.

Alzheimer 병을 위시한 신경퇴행질환에 의한 인지장애는 일반적으로 서서히 수년 동안에 걸쳐 점진적으로 진행됨으로써 가족과 친지들에게 질병에 대비할 수 있는 시간을 어느 정도 주는 데 반하여, 혈관성 인지장애는 뇌졸중과 마찬가지로 갑자기 인지장애 환자가 되어 기억을 잃고 가족을 못 알아보기도 한다. 신경퇴행 질환에 의한 인지장애와 함께 무엇과도 비교할 수없이 마음을 안타깝게 할 수 있는 것이다. 뇌경색과 뇌출혈의 주요 원인인 고콜레스테롤 혈증에 의한 동맥경화증, 고혈압, 당뇨, 고지혈증, 흡연, 비만을 평소에 관리하는 것이 혈관성 인지장애 예방에 중요하다.

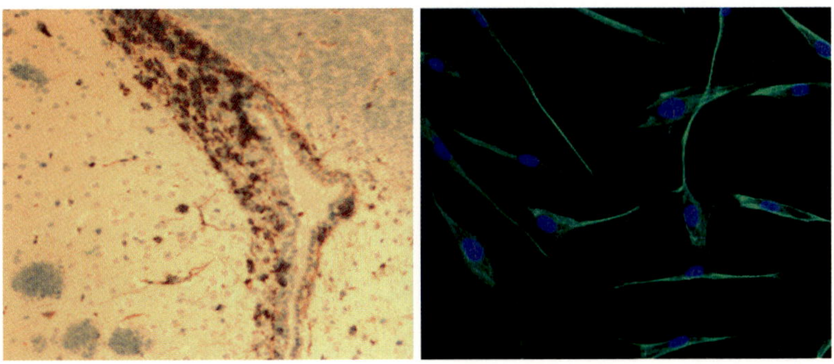

신경줄기세포 – 뇌실하부에 존재하는 성체 뇌줄기세포와 유도만능줄기세포를 신경세포 줄기세포로 변환하여 난치성 뇌졸중의 치료법 개발에 응용되고 있다.

15. 고산병

- 그곳에 산이 있어 -

높은 산이 있기에
발병원인
예방이 우선
에피소드

높은 산이 있기에

인간은 높이 올라가거나 물속 깊이 들어가면 지상과는 다른 환경, 특히 기압과 산소의 변화에 의하여 신체가 영향을 받게 된다. 고산병은 Acute mountain sickness (급성산병증) 또는 High altitude illness(고고도질병)이라고도 하는데, 3,500m 이상의 높은 산에 올랐을 때 신체의 정상 기능이 유지되지 못하고 비정상적인 증상이 초래되는 것을 말한다. 영국의 등산가 Mallory는 1920년대에 히말라야 에베레스트 등정을 세 차례에 걸쳐 시도하는 중에, "왜 산에 오르느냐?"라는 기자의 질문에 "산이 있기 때문이다."라고 대답하였다. 고산증은 높은 산이 있기 때문에, 그 높은 산을 오르는 사람에게 발병될 수 있다. 즉, 높은 산에 오른 사람에게 마주치는 고도에 의한 환경의 변화 때문에 발생되는 병증이다.

고산병의 시작을 알리는 가장 첫 번째 증상은 차멀미 -어지럼증, 메스꺼움- 증상이며, 점차 무력감, 머리가 지끈거리는 두통이 동반된다. 밤에는 심한 피로감, 불면증, 답답한 호흡 등의 증상이 나타난다. 두통으로 인하여 진통제를 사용하지만 잘 듣지 않는다. 이 시기에는 몸을 따뜻이 하고, 하루나 이틀 충분한 휴식을 취하면서 고도에 적응하고, 증상이 회복되기를 기다려야 한다. 회복되면 다시 더 높은 곳으로 오를 수 있다. 그러나 2-3일의 휴식에도 증상이 호전되지 않으면 더 이상 높은 고도로 오르지 않아야 한다. 이러한 상황에서 더 높은 고도에 오르면 증상은 더욱더 심해지고, 구토, 설사, 신체가 붕 뜨는 느낌과 함께, 좌우 또는 앞뒤로 비틀거리는 걸음걸이 이상을 포함한 운동장애 등 중등도의 증상이 초래된다. 더 심해지면 뇌부종과 폐부종이 초래되어 호흡이 거칠어지고, 힘들며, 걷지를 못하고, 정신이 혼미하고 흐려지며, 혼수상태에 이르고, 호흡이 얕고 때로 깊어지는 극도의 호흡곤란과 함께 사망에 이르기도 한다.

발병원인

인체의 세포가 주어진 기능을 영위하기 위해 필요한 것은 산소와 영양분이다. 고산병의 병태생리학 기전으로 중요한 것은 저산소와 저기압 상태이다. 우리가 일반적으로 살아가는 환경에서 대기압은 760 mmHg이고, 공기는 산소(21%)와 질소(79%)로 구성되어 있다. 따라서 산소분압은 158 mmHg(21 kPa) 이다. 공기 중의 산소는 호흡을 통해 우리 몸으로 들어와 폐로 들어온다. 폐 꽈리에서 산소는 확산에 의하여 꽈리 벽의 모세혈관으로 이동하며, 모세혈관을 흐르고 있는 혈액의 적혈구에 있는 헤모글로빈과 산소분자가 1:4의 비율로 결합하여 폐정맥을 통해 심장으로 들어가 전신을 순환하게 되고, 인체를 구성하는 조직과 세포에 산소를 공급한다. 정상인에서 산소분압은 폐(14 kPa) - 동맥(13 kPa) - 대뇌 조직(4 kPa) 정도이다. 고도가 높아짐에 따라 산소의 비율은 21%로 해수면과 같이 유지되지만 기압이 낮아지면서 공기의 밀도가 낮아진다. 대략 1,000m 상승 시 약 10% 정도 낮아진다. 고도 4,000m에서는 대기압이 약 460 mmHg, 고도 8,000m에서는 약 150 mmHg로 낮아지며, 산소분압은 30 mmHg(4 kPa)이다. 즉, 폐로 들어오는 산소의 농도는 4,000m 높이에서 40%, 8,000m 높이에서 80%가 감소되어 있다. 절대적인 산소분압이 저하되어 있는 것이다.

대뇌는 인체에서 산소를 가장 많이 사용하는 장기이다. 무게는 1,300-1,500g으로 몸무게의 2%에 불과하지만, 심장혈액 박출량의 15%, 전신 산소소모량의 20%, 혈당소모량의 25%를 차지하는 장기이다. 대뇌 신경세포의 대사에 산소와 포도당이 절대적으로 필요하다. 산소의 원활한 공급 없이 세포가 생명활동을 유지하면서 버틸 수 있는 시간을 골든타임(Golden time)이라고 하는데, 뇌신경세포의 골든타임은 3분 이내이다. 이 시간이 지나면 저산소성 대뇌손상으로 인하여 운동 및 감각신경세포, 해마의 신경세포, 소뇌의 Purkinje 세포 등을 시작으로 신경세포가 괴사에 빠지게 되며, 심장 박동이 있고, 호흡이 유지된다 하더라도 지각, 감각, 운동 기능을 상실한 식물인간이 된다. 저산소 환경이 되면 심장은 산소와 결합하는 적혈구를 많이 보내기 위하여 격렬한 수축운동을 하게 되고, 이차적으로 폐동맥 고혈압이 초래되며, 또한 대기압이 낮아 모세혈관의 수분이 허파꽈리로 빠져나와 폐부종이 야기된다. 또한 대뇌 신경세포는 저산소증에 의해 세포부종을 일으키는 세포독성 대뇌부종을 유발한다. 즉, 폐와 대뇌에 물이 차는 것이다. 이 시기가 되면 극심한 호흡곤란과 혼수상태에 빠지기 때문에 곧바로 산소와 압력을 유지해 주고 하산해야 생명을 건질 수 있다. 다음을 기약하고, 우선은 산을 내려와야 하는 것이다.

예방이 우선

등산고도 3,000m 이하에서는 산행 속도에 따라 숨이 차기는 하지만 일반 여느 산과 크게 다른 점 없이 오를수 있다. 그러나 문제는 이 높이에서부터 고산병의 위험이 도사리고 있다는 것이다. 저자는 몇 차례 고소(3,000-5,500m)에 오른 적이 있다. 히말라야 트레킹 3회, 곤돌라나 등산열차로 오르긴 하였지만 알프스의 그린델발트, 마터호른, 에귀디미디에서 일부 구간 트래킹, 일본 북알프스, 페루 의 쿠스코 공항 -마추픽추 잉카 유적을 탐방 길-

등이다. 렌포강 (강진곰파 3,800m, 체르코리 4,700m) 트래킹은 학창 시절 산악회에서 활동하던 동기, 후배님들과 함께 하였다. 대학에서 산악회원으로서 등산교육을 받은 연륜으로 누구나 고산증에 대한 개념도 있어서, 각자가 나름대로 2-3 개월에 걸쳐 운동도 하면서 체력을 비축하고 출발하였다. 렌포강 트래킹을 함께한 동료 중 조석필 박사는 젊은 시절 이곳 원정대 등반대장으로서 팀의 정상 등정(7,100m)에 공헌하였고, EBC에 가서는 심한 고산증을 앓고 하산 하여 "고산증"에 대한 전문 서적을 출판하기도 한 베테랑이었다. 또한 로체BC를 함께한 위계룡 박사님은 히말라야 8,000m 급 봉우리 여러 곳의 원정등산대 대장으로서 고산에 대한 경험도 많았지만, 이에 따른 고산병도 톡톡히 앓은 경험이 있었다. 이러한 경험자들과 함께하는 트레킹에서도 고산병은 예외 없이 찾아왔다. 이러한 직접경험을 바탕으로 터득한 고산병의 예방과 치료법은 다음과 같다.

첫째, 보온과 휴식이다. 하루의 산행이 끝날 즈음인 오후 시간이 되면 고도와 기압차이 때문에 배낭을 벗으면 금방 땀이 마른다. 이때 반드시 두꺼운 파카를 입고 보온을 한 후 주변 계곡 물소리를 듣거나 먼 봉우리를 보며 한 시간 정도 절대 휴식을 한다. 땀이 있다고 곧바로 계곡물로 씻거나 가벼운 옷으로 시원함을 만끽하는 것은 고산병을 부르는 요인이다. 일시적이나마 체온이 떨어지면 혈관이 수축되고, 결국 대뇌 혈류가 저하되어 곧바로 머리가 무겁고 지끈거리는 두통이 유발될 수 있다. 충분히 쉬고 몸이 따뜻해졌을 때에 짐을 정리하고, 마른수건으로 몸을 닦고, 식사를 하도록 한다. 찬 물수건 사용은 절대 금물이다.

둘째, 히말라야 스텝이다. 3,000-3,500m 이상의 고도에서 오르막 산행 스텝은 10걸음 걷고 심호흡 10회를 하는 것이다. 히말라야 원정등산을 수차례 이끈 선배님에게 배웠다. 체력에 자신이 있는 사람은 이 정도 고도에서 오버하기 쉽다. 고도가 높아질수록 눈앞에 펼쳐지는 산은 아름답고, 아득히 보이는 봉우리와 푸른 하늘의 유혹에 빠져 힘든 것도 잊고, 엔진이 좋은 자동차처럼 오르막길도 빠르게 가는 사람들이 있다. 이러한 사람들도 결국 하루 일정을 마칠 즈음이면 롯지에서 만나게 되는데, 대부분이 다음날 어려움을 겪는 것을 보았다. 히말라야 스텝—10보 걷고 10회 심호흡 —더 가파른 산길에서는 5보 걷고 10회 심호흡—은 큰 어려움 없이 히말라야 봉우리의 베이스캠프 장소까지 나를 안전하게 인도하였다.

셋째-여섯째, 등산을 좋아하는 사람의 상식이다. 물을 충분히 마시고, 일일 등산고도 500m 이하, 약제와 휴대용 산소탱크(Gamow Bag)를 준비하는 것이다. 과음과 수면제는 금물이다. 고산에서는 일교차가 커서 해가지면 서늘하지만, 낮에는 햇볕이 따갑고 덥다. 따라서 등산 중에는 많은 땀이 흐르고, 기압이 낮아지기 때문에 호흡을 통한 수분증발이 지상에 비해 훨씬 증가된다. 따라서 배출되는 수분을 잘 보충해 주어야 한다. 한나절 2L 이상의 생수 또는 차와 등산로 주변에서 파는 자연 햇빛에 노출되어 따뜻해진 전해질 음료 한 병은 수분공급을 원활히 해 주었다. 수분 부족 여부는 갈증도 있지만 소변 양과 색깔을 보면 알 수 있다. 지상에서 생활하던 때 이상으로 소변이 나와 하며, 색깔도 연노랑색 이하를 유지하여야 한다. 진노란색의 농축된 소변은 수분섭취가 부족함을 나타낸다. 산을 오르다 보면 하루의 등산고도가 500m 정도를 넘을 수 있지만, 잠을 자는 롯지는 다소 낮아야 한다. 또한 900-1,000m 오른 후에는 하루 쉬면서 고소 적응을 해야 한다. 고산병의 예방과 치료를 위한 약제는 다이아목스(이뇨제, 250mg), 비아그라(고혈압치료제, 50mg), 덱사메타손(부신피질호르몬제, 4mg)의 세 가지를 들 수 있다. 다이아목스는 이뇨제로서 지금은 거의 사용되지 않고 있지만, 안압을 낮추는 효과가 있어 녹내장 환자에게 사용되기도 하였다. 이 약제는 산소를 운반하는 적혈구에서 2,3-DPG(diphosphoglycerate) 농도를 낮추어 헤모글로빈과 결합된 산소를 쉽게 해리되게 하여 뇌조직에 산소공급을 원활하게 한다. 비아그라는 고산에서의 일시적인 폐동맥 고혈압의 관리, 덱사메타손은 신체의 항상성 유지에 도움이 된다.

에피소드

다음은 직접 경험한 고산병과 관련된 에피소드이다. 2014년 에베레스트BC(EBC)를 목표로 네팔 카투만두를 거쳐 루크라 공항에 내렸다. 그러나 약 한달 전 만년설에 덮여있는 빙하의 균열로 인한 얼음덩어리 사태로 크래바스 지역에서 부교를 설치하던 셀파 2-30명이 사망하여 트래킹이 제한되었다. 사정상 주변에 있는 로체BC로 목표를 바꾸어 트래킹 하였다. 히말라야의 에베레스트나 로체 BC트래킹은 고도 약 4,500m까지 같은 등산로를 사용한다. 고도3,500m에 남체 바자르라는 산악마을이 위치해 있는데, 이곳은 고소적응을 위해 느긋하게 쉬면서 히말라야 고산 주민들의 생활문화를 볼 수 있다. 이 높이는 에베레스트나 로체 BC를 오르기 위한 첫 번째 관문이다. 젊은 나이 때부터 근력운동을 열심히 하여 남성적인 육체미가 뛰어난 40대 후반의 동료가 있었다. 그는 남체에 도착한 이후 두통, 메스꺼움, 불면증이 고소적응을 위하여 하루 쉬는 날 이후에도 계속되어 결국 이곳에서 머무를 수밖에 없었다. 특히 잘 발달된 신체의 근육이 산소를 많이 사용하기 때문에 상대적으로 대뇌의 산소공급이 감소하여 고산병이 초래된 것이다. 그는 더 이상 트래킹이 어려워 제외되었고, 우리 일행이 로체BC에 다녀오기까지 일주일 동안 완전한 휴식과 약 복용으로 겨우 고소적응에 성공했다고 하였다. 사람마다 고소적응은 속도가 다르다. 따라서 더 높은 고도로 출발하기 전에 일행 전체가 다 적응되었는지 확인해야 한다.

3,700m 높이에 있는 디보체 롯지에서의 일이다. 저녁식사를 한 후에 롯지의 휴게실에서 타국에서 온 일행들과 함께 차를 마시는 중이었다. 일본 동경에 유학 중인 다국적 팀원 중 한 명이 심한 두통과 구토로 저녁식사를 하지 못하고 있었다. 고산병이 발발한 것이다. 환자 -32세 남성, 인도 국적- 에게 다가가 한국에서 온 의사라고 말한 후 치료에 도움을 주고 싶다고 하였으나 일행이 거절하였다. 다음날 서로의 다른 일정으로 아침식사 후 헤어졌다.

추쿵(4,700m)을 거쳐 로체BC(5,000m)를 다녀 온 후 하산 길에 다국적 팀을 만났던 동일 롯지에 묵었다. 산책 중 마당에 진회색 천으로 감싼 것이 눈에 들어왔다. 주인에게 물어보니 4일 전에 바로 그 고산증 환자가 트래킹을 계속하다가 고산병으로 사망하여 이곳에 옮겨놓고 고국의 가족이 오기를 기다리고 있다는 것이다. 그 일행 중 다른 한 명도 고산병을 겪었는데, 응급헬기로 하산하였다고 한다. 에베레스트 방면 트래킹을 하다 보면 고도 4-5,000m에서 A4용지 크기에 인물사진과 함께 찾거나 신고하면 보상금을 주겠다는 자그마한 알림판 또는 포스터가 곳곳에 붙어 있다. 트래킹 중 고산병으로 산길에서 실족하거나 실종된 자를 찾는 것이다. 이러한 최악의 상황을 피하기 위하여 호흡곤란과 심한 두통, 지속되는 수면장애, 운동장애 등 중증 고산병이 발병되면 트래킹을 중지하고, 휴대용 산소탱크인 Gamow Bag에 들어가 응급치료를 하거나 산을 내려가야 한다. 히말라야에서는 고산병 환자를 후송하기 위한 수많은 응급헬기가 대기하고 있다.

6-70대의 십년지기 분들과 함께 남미를 여행한 적이 있다. 페루 리마에서 고도 3,000m 이상인 쿠스코 공항에 내려서 마추픽추(2,700m)를 다녀왔다. 즐거운 여행이라 저녁 만찬에는 항상 와인과 함께 하였다. 그러나 3,000m 이상의 고도에서 2-3일 여정을 무사히 마쳐야 한다는 과제가 주어졌다. 우선 고도에 노출되기 이틀 전부터 와인량을 한 잔으로 줄이고, 하루 전부터 다이아막스 한정과 비아그라 한정을 투약하였다. 다이아막스는 이뇨작용이 있기 때문에 저녁식사 후 복용하면 잦은 소변으로 잠을 그르칠 수

있어서 낮 시간에 투여하였다. 그리고 쿠스코 공항에 내린 후에는 2-3시간 절대적으로 심신의 휴식을 취하고, 느긋하게 관광할 것을 권장하였다. 일행 중 한 분이 두통과 메스꺼움 증상을 호소하였지만, 약간 추가된 약제로 더 이상 고산증의 악화는 없었다. 일행 모두가 3,000m 내외의 고소에서 2박 3일 여정을 차질 없이 즐겁게 마쳤다.

몇 해 전인가 방송 뉴스에서 보았던 고산병 관련 기사 한 토막이 생각난다. 전문 산악인과 여행가이드로 구성된 일행이 히말라야를 갔다. 해발 4,800m 지점에서 여행가이드가 호흡곤란과 두통, 의식장애로 인하여 응급헬기로 병원에 후송되었으나 며칠 만에 혼수상태에서 회복되지 못한 채로 치료 도중 숨졌다는 안타까운 보도였다. 히말라야에서 여행가이드나 원정 등산대장을 할 정도면 체력은 물론 등산과 고산병에 대하여 해박한 지식과 경험을 갖춘 사람이다. 이러한 사람들도 4-6,000m 고도에서 잠깐 방심하는 사이에 고산병이 올 수 있다. 리더나 가이드는 동료의 건강 상태 체크부터 시작하여 일정 등 여러 가지 일에 대하여 신경 쓸 일이 많을 것이다. 그러다 보면 두뇌를 많이 사용하게 되고, 위에서 언급한 것처럼 대뇌 신경세포들의 산소 소모량이 늘어나게 된다. 높은 고도의 저산소 환경에서 대뇌의 과도한 산소 소모로 인하여 고산병이 발병할 수 있는 것이다. 그래서 높은 산을 오를 때는 대뇌에서 과도한 산소 소모를 줄이기 위하여 복잡한 세상사를 잠시 잊고 명상하면서 한발 한발 나아갈 것을 권한다. 산을 주제로 한 음악이 많다. 그중에서도 나는 양인자, 김희갑 부부가 작사

작곡하고, 가수 조용필이 부른 '킬리만자로의 표범'이라는 노래를 좋아한다. 아무리 좋아하는 노래이고, 삶을 생각하게 하는 노랫말이지만, 높은 산을 오를 때에는 이 노랫말 중에서 "너는 귀뚜라미를 사랑한다고 했다. 나도 귀뚜라미를 사랑한다. 너는 라일락을 사랑한다고 했다. 나도 라일락을 사랑한다." 이상을 넘지 않고 한발 한발 세상사 뒤로하고 대자연 속에 파묻혀 멍 때리기 명상하며.

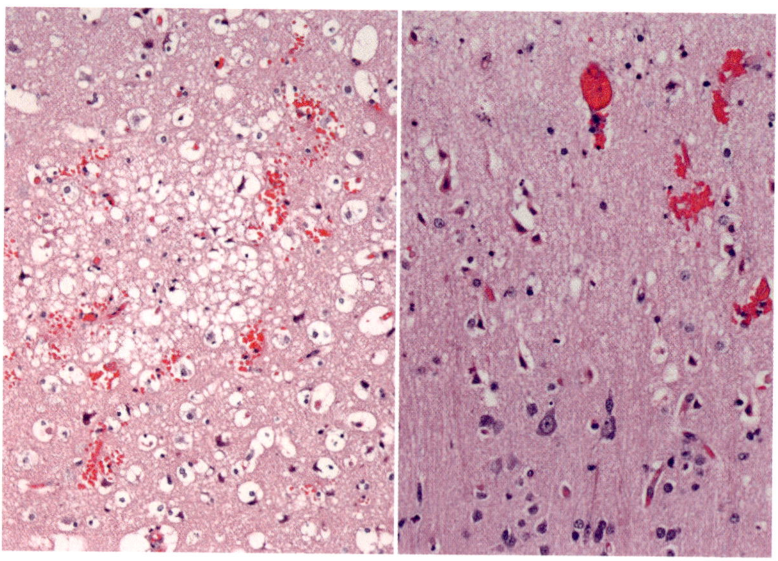

고산병으로 사망한 환자의 대뇌에서 신경세포의 세포독성부종과 호산성 신경세포 및 모세혈관 주변에서 점상출혈이 관찰된다.

16. 신경세포의 신호전달

- 신호전달기전의 연구와 노벨의학상 -

신경의 신호전달 연구

연구업적 13가지의 역사

오늘은 2019년 1월 1일, 떠오르는 새해를 맞이하고자 일찍 일어나 집을 나선다. 추운 날씨임에도 머릿속에는 대학생활 40년을 마무리 할 일을 생각하니 열기가 가득하다. 1월, 2월, 3월 --- 해야 할 일을 그려보고, 8월 31일 정년과 9월 1일 새 출발의 나를 생각해 본다. 이것은 신년을 맞이하여 살아오면서 학습된 경험을 구체화하고 새로운 계획을 다짐하기 위하여 해맞이 나가는 평범한 사람의 일상이다. 신경계의 역할은 평범한 일상을 판단하고 실행하는 것인데, 이것은 신호전달을 통하여 실행된다.

신호는 신경계의 해부학적 구조상 신경세포체에서 뻗어 나온 축삭돌기와 수지돌기 또는 세포체 자체에서 다른 신경세포의 돌기 및 세포체를 통한 일련의 연결망을 지나면서 전기생리적 충격으로 전달된다. 연결망의 경계점에서는 신호전달을 위한 화학물질인 신경전달물질(neurotransmitter)이 분비되는데, 이 전달은 전달물질은 신경세포의 시냅스 소포체 안에 들어있다. 고전적인 신경전달물질로는 acetylcholine이 잘 알려져 있으며 이는 시냅스를 통해 인접한 신경 세포의 전위를 높이거나 낮추는 역할을 한다. 이 밖에도 신경세포는 glutamate(흥분성), GABA (억제성), epinephrine, norepinephrine, dopamine, serotonin 등 수많은 신경전달물질을 매개체로 사용하여 보다 넓은 지역의 세포에 신호를 전달할 수 있다.

신호가 신경돌기 연결망 말단에 전달되면 시냅스에서 칼슘이 연결망 말단 내부로 유입되어 시냅스 소포체를 신경세포의 세포막으로 이동시킨다. 세포막으로 이동한 소포체가 축삭돌기 말단에서 신경전달물질을 시냅스로 방출시킨다. 방출된 신경전달물질은 시냅스 후 세포막 수용체와 결합하여 시냅스 후 세포의 투과성을 변화시킨다. 만약 양이온 채널이 열려서 양이온이 신경세포 안으로 들어가면 신경세포가 흥분성신경을 전달하고 음이온 채널이 열리면 신경세포가 신경전달이 억제된다. 모든 판단과 행동은 흥분과 억제 신호전달의 균형에 의하여 이루어진다. 결국 흥분과 억제인데, 전체를 관통하는 원리는 간단하다. 자동차 주행을 예로 들면, 엔진을 틀면 자동차의 여러 부속기를 경유한 신호가 바퀴와 운전대까지 전달되어 주행준비가 되고, 변속기 작동을 통하여 움직인다. 흥분성 신호전달이다. 좌측 커브길을 주행할 때면 우측바퀴는 정상 또는 빠르게 회전하고, 좌측바퀴는 속도를 줄이며 우측바퀴의 회전에 동조하여 부드러운 코너링을 할 것이다. 즉, 우측바퀴는 흥분성 전달을, 좌측바퀴는 억제성 전달을 함으로서 조화롭게 임무를 수행하는 것이다.

20세기에는 신경의 신호전달 기전의 전기 생물학적 및 시냅스의 신경전달물질에 관한 연구가 이루어져 있지만, 신경세포의 집합체인 두뇌의 기능에 대해서는 21세기에 들어 이제 시작단계이다. 비록 두뇌의 경쟁이라고 하는 바둑에서 인공지능의 알파고가 인간 최고수 이세돌 9단을 이겼지만, 아무리 컴퓨터 용량이 커지고 속도가 빠르다 해도 인간 두뇌의 인지, 판단, 기억의 속도와 용량을 넘어서기는 어렵다. 그것은 아직도 베일에 가려있는 뇌의 기능 때문이다. 즉, 뇌기능 연구분야는 아직도 풀어야할 과제가 많은 생명과학의 미개척지 상태이다. 뇌기능 연구를 통하여 인지기능이 있는 컴퓨터의 개발에 대한 지식을 배울 수 있으리라 생각한다.

앞으로 다루게 될 신경퇴행질환은 신경세포의 성장과 신경세포의 고유한 기능인 신호전달 기전을 이해하면 더 쉽게 접근할 수 있다. 신호전달을 밝힌 단계 단계의 중요한 연구내용은 연구자로 하여금 노벨의학상 수상이라는 영예를 안겨주었다. 즉, 신경과학 분야에서 신경이 어떻게 구성되는지, 그리고 신체의 모든 활동을 모니터링하고 조정하는 신경계의 신호전달 기전을 밝히는데 공헌한 학자들에게 수여된 것이다. 따라서 당대 세계 최고의 연구업적 내용이기 때문에 다소 딱딱하고, 이해가 어려울 수 있다. 또한 현재에서 보면 이 정도의 연구업적이 노벨의학상을 수상하였나? 라고 다소 이상하게 생각할 수도 있다. 그렇다. 과거에 최고의 연구자에 의해 발표된 아무리 높고 깊이 있는 연구업적이라 하더라도 앞으로 밝혀져야 할 과제에 비하면 미약하게 느껴지길 바라는 마음이다. 그 업적을 연도 순서로 소개한다(표 1).

표 1. 노벨의학상 수상자의 신경계 신호전달에 대한 연구업적

Golgi & Ramón y Cajal (1906)	Structure of the nervous system (신경계의 구조)
Sherrington & Adrian (1932)	Functions of neurones (신경세포의 기능)
Dale &Loewi (1936)	Chemical transmission of the nerve impulses (화학적 신호전달 물질)
Erlanger &Gasser (1944)	Highly differentiated functions of single nerve fibres (단일 신경섬유의 신호전달 역할 분담)
Hess (1949)	Functional organization of the interbrain as a coordinator of the sleep (수면에 대한 간뇌의 역할)
Eccles, Hodgkin & Huxley (1963)	Mechanisms involved in excitation and inhibition in the peripheral and central portions of the nerve cell membrane (신경세포막에서 흥분과 억제 기능)
Katz, von Euler & Axelrod (1970)	Neurotransmitters and the mechanism for their storage, release and inactivation (신경전달물질과 작용기전)
Sperry, Hubel & Wiesel (1981)	Functional specialization of the cerebral hemispheres & visual perception (우뇌와 좌뇌의 기능과 시각의 신호전달)
Montalcini & Cohen (1986)	Nerve growth factor (신경세포성장인자)
Neher & Sakmann (1991)	Function of single ion channels (단일 이온통로의 기능)
Carlsson, Greengard & Kandel (2000)	Signal transduction in the nervous system (신경계의 신호변환, 학습과 기억)
O'Keefe, Moser & Moser (2014)	Positioning system in the brain (대뇌의 위치 파악신호, GPS)
Hall, Rosbash & Young (2017)	Molecular mechanisms controlling the circadian rhythm (생체시계의 리듬)

신경계의 구조

신경과학의 첫 번째 노벨의학상 수상자는 1906년에 신경세포의 구조적, 형태학적 개념을 밝힌 Santiago Ramón y Cajal과 Camillo Golgi로서, 그들의 신경세포에 대한 현미경관찰은 현대 신경과학 발전의 기틀이 되었다. 그들은 신경계의 내면의 아름다움을 형태학적으로 밝혔다. 즉, 주요 구성요소인 신경세포를 염색하고 강조할 수 있는 방법을 개발함으로써 현미경을 통한 신경계의 해부 및 병태생리현상을 정밀하게 관찰할 수 있게 하였다.

Golgi가 뇌의 회색질을 연구하기 시작했을 때, 기존의 염색법은 세포가 치밀한 뇌조직의 미세한 세부구조 정보를 보여줄 수 없었다. 더욱 더 향상된 염색 방법을 찾기 위해 노력한 Golgi는 은용액(silver chromate)으로 신경 조직을 함침 시키는 방법을 발견하였다. 이 용액은 적은 수의 세포만을 검은색으로 염색하였다. 이 방법으로 세포를 전체적으로 보면서, 수많은 돌기의 복잡한 윤곽과 세부 사항을 뚜렷하게 관찰할 수 있었다.

Cajal은 이 방법을 사용하여 해상도를 높이고 동물의 뇌를 관찰함으로서 Golgi의 뇌 조직에 대한 은염색법은 새롭게 평가되었다. 예술적 재능을 가진 Cajal은 세포의 현미경소견을 펜으로 노트에 그렸다. 그 결과 뇌조직의 복잡한 세부사항을 묘사 한 수천 개의 -나뭇가지가 서로 엉키며 숲을 이루는 것 같은- 아름다운 그림을 그려나갔다. 이러한 관찰에 근거하여 Cajal은 뇌와 척수가 셀

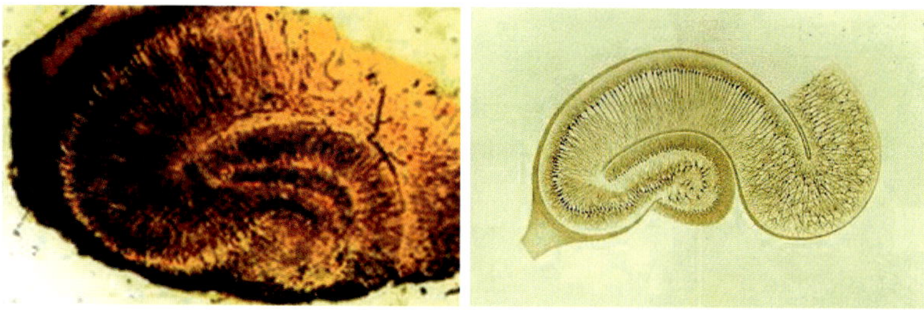

Golgi 염색법으로 관찰한 해마의 구조로서 이태리 Pavia 대학 병리학교실에 보관되어 있다.

수없이 많은 개별 세포의 기능단위로 구성되었다는 이론을 세웠다. 이 개별단위의 세포는 Cajal의 동료 Wilhelm von Waldeyer-Hartz에 의해 신경원(neuron)이라고 명명되었다. 이 이론(Neuron doctrine)에 따르면, 개별 신경세포는 그들만의 고유한 신경돌기 세트를 가지며, 하나의 신경원에서 나온 돌기들은 다른 신경세포의 돌기와 직접 접촉되어 있지 않고 살짝 분리되어 있다고 하였다. 하나의 신경세포는 신경돌기 사이의 공간과 그것들을 분리하는 장벽을 통하여 주위의 다른 신경원으로 정보를 전달한다. 즉, 현재 눈부시게 발전하고 있는 신경과학의 틀을 만든 것이다.

그러나 노벨상 수상 당시 Golgi는 자신의 관찰에 의하면 신경계는 봉합선이 없이 연결된 신경돌기들의 연속적인 그물망 구조이며, 이것이 신경계의 해부학적 실체라고 하였다. 즉, Cajal이 많은 증거를 제시하며 세운 Neuron doctrine을 지지하지 않은 것이다. 두 사람 사이의 의견의 차이에도 불구하고 Golgi와 Cajal은 노벨상을 처음으로 공유 한 과학자가 되었다.

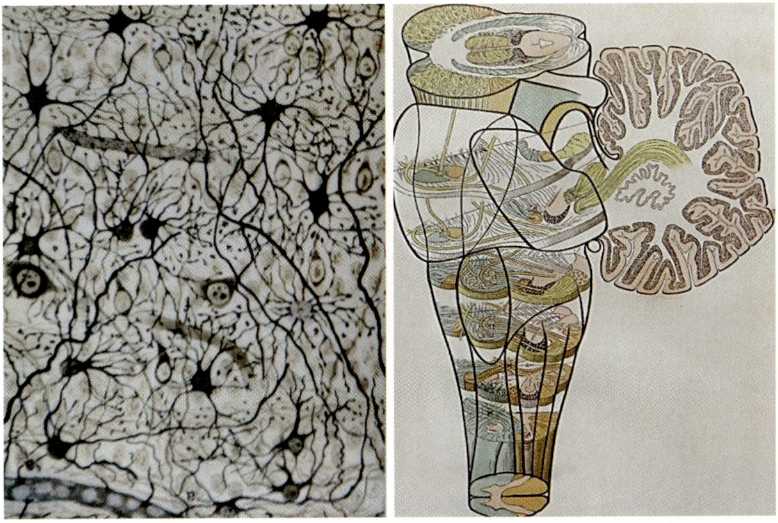

Cajal이 그린 신경세포와 중뇌, 소뇌, 뇌교, 연수로 이어지는 신경회로도

불세출의 영화배우가 한명 있었다. 그는 "나는 신과 평화롭게 지낸다. 다만 인간과 갈등이 있을 뿐이다."라고 하였다. 스페인의 Cajal과 이태리의 Golgi는 신경돌기 접합부의 작은 간격을 두고 갈등이 있었다. 그 갈등이 후학들을 성장시킨 원동력이 되었다.

신경세포의 기능

신경세포에 의한 신경네트워크 형성과, 이 그물망을 통한 신호전달 원칙을 규명한 Charles Sherrington과 Edgar Adrian은 1932년에 노벨의학상을 수상하였다. 신경계는 언제나 엄청난

양의 신호조절 작업에 직면해 있다. 신체의 명령센터 역할을 수행하기 때문에 신경세포를 통해 전송되는 여러 가지 메시지를 생성하고 처리해야 하는데, 이를 통해 주어진 자극에 대해 생각하고 반응할 수 있다. 이 일정하고 복잡한 신호 네트워크는 두 가지 기본 원칙에 의해 작동하고 있었다.

Sherrington은 간단한 반사운동을 관찰하면서 신경이 어떻게 운동을 조정하는지를 밝혔다. 예를 들어 무릎을 살짝 두드리면 다리가 자동으로 폈다 굽어지고, 이것은 인위적으로 조절할 수 없는 반사운동을 한다. 그는 동물에서 수많은 반사경로를 시험해 보면서 신경이 팔다리 근육에 수축이나 이완을 알리는 방법을 규명하였다. 근육은 신경세포에서 전달한 신호에 의해 활발하게 흥분될 때 수축하지만, 근육을 제어하는 신경세포가 억제되면 이완된다. 즉, 이렇게 상반된 흥분 및 억제신호의 상호작용이 우리 몸의 자세와 움직임을 세밀하게 조정한다고 하였다. 이러한 움직임은 각각의 서로 다른 신경세포의 연결망을 통하여 일어나며, 이때 신경세포들은 아주 짧은 순간에 수천 개의 서로 다른 메시지를 받고, 해석하여 하나의 명확한 순서로 통합할 수 있다고 하였다.

Sherrington의 관찰로부터 20년이 지난 후에, Adrian은 보다 발전된 새로운 기법을 사용하여 이 명령이 각 신경 세포에서 반응하는 순서를 해독하였다. 그는 단일 신경섬유 자극에 반응하는 하나의 수용체만 존재하는 개구리의 근육을 준비하여, 근육을 만지거나 늘릴 때 이 섬유를 통해 흐르는 전류를 기록하고 증폭하는 실험을 하였다. 실험상 신경을 따라 방출되는 전류는 자극의 강도에 관계없이 항상 동일한 크기라는 것을 발견하였다. 강한 자극은 매 초마다 생성되는 신호의 수가 증가하며, 신경섬유는 이에 따라 반응하던지 또는 전혀 반응하지 않는 것을 관찰하였다. 즉, 수신하는 전기신호가 정해진 시간에 특정 임계치에 도달하면 신경섬유가 반응하고, 임계치에 도달하지 않으면 신호전달이 소실됨을 발견한 것이다. 결론적으로 신경계의 신호전달은 흥분과 억제 신호의 상호작용에 의해 일어나며, 이 반응은 신경섬유가 반응하는 임계치에 도달할 때 일어난다는 것이다.

물의 임계온도는 400℃에 가깝다. 즉, 100℃에서 끓기 시작하면 증기가 솟아올라 기체처럼 보이지만 물의 임계온도에 도달하지 못하였을 때 조그만 변화나 압력을 주면 곧바로 물, 액체로 되돌아온다. 나는 함께한 동료들과 임계치를 넘은 신호전달을 주고받았다. 따라서 함께 하는 일에 사소한 오해가 없었고, 이해의 폭이 넓었으며, 오랫동안 지속할 수 있었다.

화학물질에 의한 신경의 신호전달

Henry Dale과 Otto Loewi는 신경계가 신체로부터 정보를 받고 지시를 전달할 때, 즉 전기 자극을 한 신경세포에서 다른 신경세포로 신호전달이 화학적 매개체에 의하여 이루어진다는 것을 밝힘으로써 1936년에 노벨의학상을 수상하였다. 그들은 신경세포가 서로의 끝과 시작부위에서 분리되는 미세 공간인 시냅스를 통해 신호가 전달되는 방식을 밝혔다. 신경세포가 시냅스를 통해 신호를 전달하는 방법은 당시의 연구자들 사이에 두 가지 이론 -신경 자극 자체와 같이 전기적 전달과 동식물에서 추출된 물질이 신경자극을 일으키는 것처럼 화학적 물질의 매개체를 통한 전달- 이 대립되어 있었다.

Loewi는 화학물질이 신경계의 신호전달 역할을 한다는 것을 단순한 실험을 통하여 명료하게 증명하였다. 그는 개구리의 미주신경만 연결된 심장을 비커에 정치시킨 후 연결된 미주신경이 전기에 의해 자극되면 심장 박동의 강도와 속도를 약화시키고, 동시에 비커 안에 어떤 체액이 방출되었음을 보여 주었다. 그가 액체(화학물질)를 수집하여 그것을 두 번째 비커의 개구리 심장에 추가했을 때, 전기 자극을 하였던 첫 번째 심장과 동일한 결과가 나타남을 보여주었다. Loewi는 신경자극 물질을 발견하였고, 이를 미주 신경에서 방출되는 신경전달물질이라 하여 vagus stuff이라고 명명하였다.

Dale은 이미 7년 전 vagus stuff과 비슷한 방법으로 장기를 자극하는 것으로 보이는 곰팡이에서 추출한 화학물질인 acetylcholine (아세틸콜린)을 보고한 바 있었다. 그는 Loewi가 명명한 vagus stuff이 동일한 물질일 것이라 생각하고, 다른 화학물질을 찾기 위하여 연구하는 중에 신체에서 자연적으로 아세틸콜린이 생성되는 것을 발견하였다. 이어서 동물조직에서 아세틸콜린을 추출하는 방법을 개발함으로써 Dale과 그의 동료들은 화학 물질이 어떻게 작용하는지 밝혀내는 일련의 실험을 수행할 수 있었다. 많은 연구 결과에서 그들은 아세틸콜린이 심장 이외의 많은 조직과 기관에 작용하고, 신경 종말에서 방출되며, 신호전달 후 다른 화학물질에 의해 곧바로 파괴되어 작용이 소멸되는 것을 증명하였다.

미주신경을 통한 아세틸콜린 신호전달은 억제성 신경전달물질로 작용하여 심장 박동수를 낮추라고 하는데, 골격근에서 척수신경을 통한 아세틸콜린 신호전달은 흥분성 신경전달물질로 작용하여 근육을 수축시킨다. 이와 같이 동일한 사람도 위치에 따라 능력이 다르다.

단일 신경섬유의 분화된 신호전달 기능

신경으로 전기적 신호를 보낼 때 어떤 메시지는 다른 메시지보다 더 빠르게 전달해야 할 경우가 있다. 예를 들면, 우리의 근육이 외부로부터 공격을 받을 때는 곧바로 대응하여야 하지만, 만성통증까지 그렇게 빨리 전달받고 싶지는 않다. 이렇게 다양한 신호전달 요구사항을 충족시키기 위해 신경섬유는 신호를 전송하고 발사하는 방식이 다르다. Joseph Erlanger와 Herbert Gasser는 이러한 변화의 차이를 기록하는 방법을 고안하고, 이들이 신경의 해부생리학적 구조와 어떤 연관성이 있는지를 규명함으로서 1944년에 노벨 의학상을 수상하였다.

Erlanger와 그의 학생인 Gasser는 신경세포를 통해 발생하는 자극의 크기를 측정할 수 있는 도구를 개발하는 데 관심이 있었고,

음극선 oscilloscope -전류를 스크린에서 움직이는 2차원 그래프로 보여주는 도구- 를 사용하여 실험하였다. Braun이 발명한 oscilloscope는 당시에 전압의 급격한 변화를 감지하는 데 가장 효과적인 도구이었지만, 신경세포를 따라 발생하는 약하고 빠른 전기 자극을 측정할 만큼 민감하지는 않았다. Erlanger와 Gasser는 단일 신경섬유에서 미세한 충동을 수백만 배 확대하여 화면에서 독특한 파동으로 보이도록 하는 증폭장치를 체계화하여 문제를 해결하였다. Erlanger와 Gasser는 이 증폭장치를 사용하여 하나의 신경에 동일한 단일 자극을 하면 다양한 크기의 파도가 생성되는 것을 발견하였다. 이 복잡한 패턴을 해체하여 분석한 결과 신경섬유의 두께에 따라 다른 속도로 신호를 전달한다는 것을 밝혔다. 실험 결과를 바탕으로 신경섬유는 세 가지 유형으로 분류될 수 있으며, 각 유형이 임펄스를 생성하기 위해 서로 다른 강도의 자극이 필요하다는 것을 증명하였다. Erlanger와 Glasser는 실험 내용을 종합하여 피부 접촉은 더 두껍고 빠르게 진행되는 신경섬유를 통과하는 반면에, 통증은 대부분 매우 얇고 느리게 진행하는 신경섬유에 의해 인식된다고 제안하였다. 즉, 우리의 신경계가 어떻게 업무에 따라 정확한 타이밍에 의하여 기능하는지를 증명한 것이다.

세상을 내편과 네편으로 구분하는 것은 무리가 있다. 관계에도 세 가지가 있다. 내편, 네편, 둘 다 아니거나 모두 편 - 신경돌기의 크기에 따라 신경전도의 역할이 분담되는 것처럼, 세상의 역할도 분담하여야 공존한다.

시상하부의 수면관련 영역

안과 개업의로서 보람을 느끼지 못한 Walter Rudolf Hess는 1930년부터 모교인 취리히대학 생리학연구소에서 자신이 하고 싶었던 수면에 대한 연구를 시작하였다. 수면의 생물학적 기능은 오랫동안 과학자들에게 이해하기 어려운 퍼즐이었다. Hess는 사람의 매일매일 수면이 신체가 일상 활동에서 회복될 수 있도록 하는 필수 수단으로 생각하였다. 인간과 동물의 뇌간(diencephalon)에는 많은 행동을 지배하는 세포가 있다. 수면은 뇌간인 시상하부(hypothalamus)에서 조절되기 때문에 Hess는 뇌의 이 영역을 본격적으로 연구하기 시작하였다.

그는 고양이를 사용하여 전류로 뇌간을 자극하는 실험을 하였다. 가는 금속 실을 마취된 고양이 뇌간의 아래에 위치한 시상하부(hypothalamus)에 삽입한 후 전기 자극을 가하면, 고양이는 뇌에 삽입된 전극의 위치에 따라 몸통의 뒤틀림, 졸음, 방어적 또는 공격적인 행동을 나타냈다. 실험 후 대뇌 병리조직검사를 통하여 뇌간부에서 전극의 흔적과 임상증상을 비교함으로써 각각의 증상에 따라 자극된 뇌간과 시상하부의 위치 변화를 확인할 수 있었다. 이 실험 결과를 토대로 Hess는 수면기능과 관련된 뇌간의 미세한 국소영역을 발견하였고, 이를 수면기능과 관련된 국소지도로 제작하였다. 그는 1949년에 수면기능과 관련된 뇌간과 뇌하수체의 미세영역을 발견한 업적으로 노벨의학상을 수상하였다.

이러한 기초연구는 질병에 대한 치료법으로 응용되었다. 수면

연구자들은 대뇌의 심부자극을 통하여 수면장애를 치료할 수 있는지 연구하고 있다. 또한 뇌의 전기 자극에 대한 그의 방법론은 파킨슨병 및 기타 운동 장애의 증상을 치료하는 기법을 제시하였다.

흥분과 억제의 충전신호

신경계는 일련의 미세 발전기처럼 작동하여 전기 펄스가 반복적으로 생성되고, 신경세포를 따라 전달된다. 이러한 자극이 어떻게 생성되고 전달되는지, 즉 신경계의 내장 전기 시스템에 생명을 불어 넣는 기전을 밝힘으로써 John Eccles, Alan Hodgkin, Andrew Huxley는 1963년에 노벨 의학상을 수상하였다.

신경 내부의 전류를 측정하는 방법을 찾기 위하여 Hodgkin과 그의 학생 Huxley는 인간의 신경보다 훨씬 두꺼운 오징어의 거대한 신경섬유를 실험모델로 사용하였다. 신경의 내부와 외부 사이의 전기적 차이는 작은 전극을 사용하여 기록하였다. 그들은 예측한 바와 같이 임펄스의 전달 동안 극성이 제로나 음으로 떨어지지 않고, 실제로는 전기적으로 양으로 보존됨을 발견하였다. 그들은 일련의 측정을 하고 결과를 해석하기 위해 복잡한 수학적 모델을 사용함으로써 신경자극전도가 어떻게 이루어지는지 제안하는 이론을 공식화하였다. 세포막의 투과성 변화는 하전 된 원자가 신경섬유 안과 밖으로 흐르면서 신경자극을 구성하는 충전을 하게 된다. 원자의 이동은 임펄스의 상승 단계 동안 양성 나트륨 이온이 밖에서 안으로 이동하고, 하강 단계에서 칼륨 이온이 안에서 밖으로 이동한다.

Eccles는 Hodgkin과 Huxley의 연구 결과는 하나의 신경세포에서 다른 신경세포로 자극이 전달될 때 어떤 연관된 작용이 일어나는지를 보여주었다. Eccles는 임펄스가 도착한 직후 신경세포 사이의 접합부 또는 시냅스에서 미세하지만 눈에 띄는 하전량의 변화를 기록하였다. 이 전류는 하전 된 시냅스의 반대 방향으로 이동하였는데, 이것은 이웃 세포를 자극하거나 억제하는 시냅스로부터 신경전달물질의 방출에 해당하였다. 이러한 화학 매개체를 방출하면 미세한 채널이 세포막을 가로질러 열리고, 특정 이온이 특정 방향으로 막을 통과할 수 있는 경로가 생성된다. 각 신경세포는 서로 다른 시냅스에서 나오는 많은 수의 자극과 억제 신호에 직면하며, 이 경로를 통하여 신호의 중요도에 따라 임펄스를 전달할 것인지 또는 억제할 것인지를 결정한다. 중요한 것부터 먼저하고, 시작하면 정성과 몰입이 필요하다.

신호전달물질의 작용기전

신경세포 사이의 정보 교신은 매우 빠른 속도로 이루어진다. 전기 임펄스가 한 세포에서 다른 세포로 전달되기 위하여, 화학적 신경전달물질이 신경 말단에서 방출되고, 신경세포 간 경계를 이루는 좁은 간극, 즉 시냅스를 통과하여 다음 신경세포나 근육, 선 상피세포 등으로 전달되는 일련의 과정은 일초도 소요되지 않는다. 이러한 짧은 시간 내에 신경 전달물질이 저장, 방출 및 비활성화되는 과정을 규명함으로써 Bernard Katz, Ulf von Euler, Julius Axelrod는 1970년에 노벨 의학상을 수상하였다.

Katz는 미세전극을 사용하여 화학물질 매개체인 아세틸콜린이 신경세포 말단에서 방출될 때 발생하는 전기적 변화를 측정하였다. 일련의 측정 연구 결과, Katz는 아세틸콜린이 일정한 양으로 방출되고, 아세틸콜린 분자가 신경말단의 시냅스 소포에 저장되어 있다고 추론했다. 자극신호가 전달되면 수백만 개의 아세틸콜린 분자가 곧바로 시냅스로 방출되며, 칼슘이 소위 아세틸콜린의 "양자방출"을 유발하는 데 중요한 역할을 한다는 것을 보여 주었다.

Euler는 다른 신경전달물질인 noradrenaline을 발견하고 그것이 작동하는 방식을 연구하였다. 그는 noradrenaline이 풍부한 신경세포가 많은 포유류 조직 및 기관과 연결되어 있음을 발견하였고, noradrenaline 방출이 근육운동과 직접적으로 관련되어 있으며, 또한 이 신경전달물질이 신경섬유 자체 내에 저장되고 합성됨을 보여 주었다. Axelrod는 신경신호전달을 마친 후 noradrenaline이 어떻게 처리되는지를 밝혔다. 방사성동위원소 추적법을 사용하여 고양이 신경에서 noradrenaline의 움직임을 추적함으로써, 효소에 의해 불활성화되는 아세틸콜린과 달리, noradrenaline은 신경종말의 저장장소로 다시 흡수되고, 신호가 오면 다시 분비되는 재활용 시스템을 발견한 것이다. 그는 재흡수

과정을 억제하는 약물을 발견했으며, 항우울제가 이러한 방식으로 작용한다는 개념을 세워 우울증에 대한 새로운 치료법 개발에 공헌하였다. 온고이지신(溫故而知新)이라고 하였던가? 옛것을 익히고 재활용함으로써 새로운 지식을 찾아 나서는 것이다.

우뇌와 좌뇌의 기능 및 시각의 신호전달

Roger W. Sperry는 대뇌 두 반구의 기능이 고도로 전문화되어 있으며 많은 상위 기능이 오른쪽 반구에 집중되어 있음을, Hubel과 Wiesel은 망막에 맺힌 이미지 신호가 신경 세포에서 단계적으로 분석되어 대뇌피질의 세포층에 보관됨을 입증함으로써 1981년에 노벨의학상을 수상하였다.

대뇌는 좌우측의 반구로 구성되어 있으며 반구는 구조적으로 동일하다. 이 반구는 뇌량(corpus callosum)이라는 수백만 개의 신경섬유 다발에 의하여 서로 연결되어 있다. 따라서 각 반구에는 맞은편 반구에서 일어나는 일에 대해 지속적으로 정보가 제공된다. 대뇌반구가 서로 비슷한 구조로 되어있고, 상호간에 신경섬유로 밀접하게 연결되어 있음에도 불구하고 두 반구가 일반적으로 다른 기능을 수행한다는 것은 이미 오래전부터 알려져 있었다. 좌측 반구는 언어의 중추라는 것이 밝혀졌으며, 따라서 우측반구보다 더 우수한 기능을 하는 것으로 여겨졌다. 1960년대 초까지의 대뇌 반구에 대한 차이는 이 범주를 벗어나지 못하고 있었고, 두 반구

사이의 연결기능에 대한 중요성도 알려지지 않았다.

Sperry는 원숭이에 대한 실험에서 뇌량의 연결이 끊어지면 각 대뇌반구는 각각 학습 능력을 유지하지만 한 반구에서 학습한 것은 다른 반구에서 인지할 수 없다는 것을 발견하였다. 원숭이에 대해 실험한 것과 동일한 commissurotomy라고 하는 신경외과 수술기법은 당시에 심각하고 치료가 힘든 뇌전증 환자들에서 시도되었다. 이들 환자의 대다수는 발작 빈도의 감소를 보여 주었으나, 일반적인 행동 및 반응과 관련하여 큰 변화는 없었다. 심리테스트 방법으로는 환자가 인지하고 배우는 능력의 장애를 전혀 입증할 수 없었다. 초기 연구에서 얻은 결과는 다음과 같다. 좌측반구는 추상적 사고, 상징적 관계 및 세부 사항, 특히 시간적 관계의 논리적 분석을 수행하였다. 수학적 계산, 말하기, 쓰기가 가능하였다. 일반적으로 분석기능이 뛰어났으며, 또한 신경계를 통제하는 데 있어서 더욱 적극적이고 집행력이 뛰어났다. 이에 비하여 우측반구는 조용하며, 일반적으로 외부와의 정보 전달 기능이 미약하였다. 즉, 주로 좌반구에 모든 기능을 양보하고 자신은 수동적이고 조용한 손님 역할을 하였다. 이러한 기능의 부재 때문에 우측반구는 좌측반구에 완전히 종속된 것으로 간주되었는데, 이것은 지금까지 정교한 실험적 연구의 부재 때문이었다.

1960년대 초, Sperry는 이러한 환자들을 대상으로 독서, 그림 그리기, 음악 감상 및 일상생활의 요소를 동원하여 체계적인 연구를 시행하였다. 결과적으로 각 대뇌 반구는 고유한 의식세계를 가지고 있었고, 학습 및 유지, 지각 경험, 감정, 생각 및 기억 기능을 하고 있음을 밝히게 되었다. Sperry는 용의주도한 연구를 통해 과거에 생각했던 것과는 달리 우측반구는 구체적 사고 능력, 공간 의식 및 복잡한 관계의 이해 능력 면에서 좌측반구보다 우월하다는 것을 밝혀냈다. 또한 청각을 해석하고, 멜로디를 더 잘 인식하고, 음성과 억양을 더 잘 구별할 수 있기 때문에 음악을 이해하는 데 있어서 탁월함을 증명하였다. 거의 50년 전 러시아 생리학자인 이반 파블로프는 인류를 사상가와 예술가로 나눌 수 있다고 하였는데, 아마도 좌측반구는 사상가들에서, 우측반구는 예술가들에서 우세 할 것이다.

한편, 백번을 들어도 직접 눈으로 한번 보는 것만 못하다(百聞不如一見)는 말처럼 뇌로 진행되는 모든 감각은 시각적 경험이 지배적이다. 주변 세계에 대한 사람의 인식은 본질적으로 눈에서 뇌에 도달하는 신호에 기초한다. 과거에는 망막의 영상이미지가 뇌의 시각중추로 전송된다고 생각하였다. 즉, 대뇌 피질은 영화 스크린처럼 눈의 이미지가 투사되는 곳으로 여겼다. Hubel과 Wiesel이 시각 시스템에 대한 연구를 시작했을 때 대뇌 피질의 기능적 구조화에 대한 지식은 위와 같이 단편적이었다. 그들은 시각 피질의 다양한 층에서 신경세포를 자극하였을 때 눈에서 뇌에 도달하는 메시지가 망막 이미지의 다양한 구성요소인 대비, 선형 패턴 및 망막을 통한 이미지의 움직임 등이 분석되어 인식되는 것을 증명하였다.

이러한 분석은 하나의 신경 세포에서 다른 신경세포로 일정 순서로 발생하며, 각 신경 세포는 이미지 패턴의 특정 세부 사항을 담당한다. 즉, 망막에서 코딩된 메시지에 대한 대뇌 시각피질의 분석은 특정 세포가 메시지의 간단한 문자를 읽고, 다른 세포에 의해 읽히는 음절로 편집되고, 다른 세포에 의해 편집된 음절이 단어로, 단어에서 문장으로, 마지막에는 보다 더 고위 중추에서 문단으로 해석되어 보관되는 것이다.

그들은 시각피질에 대한 연구에서 세포가 열을 지어 규칙적으로 배열되어 있으며 각 열 내의 세포가 눈으로부터의 신호전달을 해석하는 데 동일한 기능을 가지고 있음을 발견하였다. 정렬된 세포 기둥들은 차례로 소위 하이퍼 칼럼을 구성하며, 이러한 하이퍼 칼럼은 각각의 영역에 대응하는 망막의 작은 영역으로부터 도착하는 정보가 분석되는 것이다. 시각피질의 신경세포는 망막으로부터의 영상신호를 해석하는 능력이 출생 직후에 발달한다는 것도 실험적으로 증명하였는데, 이에 대한 전제조건은 눈이 시각적 자극에 노출되어야 한다는 것이다. 이 발달 시기에 며칠 동안이라도 한쪽 눈을 감으면 시각 피질에 영구적인 기능 변화가 발생한다. 중요한 것은 빛 자체만으로는 시각피질의 정상적인 발달에 충분하지 않으며, 망막에 맺히는 영상의 패턴과 윤곽이 신경세포의 발달을 견인한다는 것이다. 이러한 발견은 출생 직후 뇌의 높은 가소성과 이 기간 동안 뇌가 다양한 시각적 자극을 받는 것이 얼마나 중요한지를 보여준다. 즉, 눈의 렌즈 시스템의 오류로 인해 시각적 영상이 왜곡된 경우, 두뇌가 시각적 인상을 분석하는 능력이 영구적으로 손상될 수 있는 것이다.

신경세포의 성장

배아발생과 성장과정에서 세포와 장기를 생성하고 성장하여 기능을 하려면 적절한 장소와 시간에 알맞은 발생신호를 전달해야 한다. 발생신호는 오래전부터 원거리 및 특수부위에서 생성되어 보내지는 분자신호에서 나오는 것으로 알려져 있었지만, 이 과정은 국소적으로 작용함이 밝혀진 것이다. 즉, 많은 종류의 세포가 이웃에 있는 다른 세포의 성장과 발달에 영향을 미치는 신호를 내보낸다. 이렇게 이웃한 다른 세포의 성장과 발달에 중요한 국소 신호시스템을 처음으로 밝혀낸 두 과학자 Rita Levi-Montalcini와 Stanley Cohen에게 1986년 노벨의학상이 수여되었다.

Montalcini는 신경계가 어떻게 성장하고 발달하는지 연구하는 동안 생쥐에서 발생된 종양세포를 병아리 배아에 이식하면 종양이 배아를 포함하는 주머니의 내부 또는 외부에 이식 되었는지 여부에 관계없이 신경돌기가 길게 자라나는 것을 관찰하였다. 종양이 신경성장을 위한 성장촉진물질을 방출하고 있다는 Montalcini의 제안은 그동안의 일반적인 지식을 반증하는 것이었다. 그녀는 배양법을 이용한 배아발생 실험에서 배아와 함께 종양세포를 넣고 배양하면 배아의 신경세포에서 태양 광선처럼 신경돌기의 싹이 길어 나오는 것을 제시함으로써 자신의 아이디어를 성공적으로 증명하였다. 이를 신경성장인자(NGF, nerve growth factor)라고 명명하였고, 계속되는 연구에서 NGF는 새로운 신경 연결을

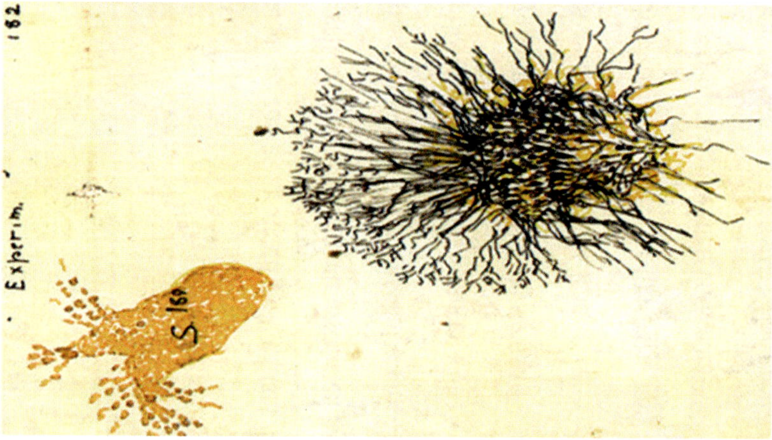

Montalcini의 실험노트 – 종양세포(좌측)와 함께 배양된 배아의 신경세포(우측)에서 신경돌기의 싹이 활발하게 뻗어 나오고 있다. 이 실험을 통하여 신경세포성장인자(NGF)를 발견하였다.

찾는 많은 종류의 세포에 의해 방출됨을 발견하였다. 신경세포는 NGF의 공급원을 향해 자라서 신경섬유가 원하는 목적지를 찾고, 주어진 고유 기능을 수행할 수 있었다.

Montalcini는 연구 동료인 Cohen과 함께 뱀독과 포유류 침샘이 NGF의 풍부한 원천임을 발견한데 이어, NGF 단백질을 성공적으로 정제하고 구조를 결정하였다. Cohen은 또한 생쥐의 배아 발달과정 연구에서 침샘 추출물에 의하여 눈꺼풀이 열리고 치아가 조기에 발육되는 성장효과를 나타냄을 발견하였고, 이 물질을 표피성장인자(EGF, epidermal growth factor)라고 명명하였다. 그들은 NGF와 EGF 발견을 통하여 배아의 성장 및 발달 과정에 영향을 미칠 수 있는 새로운 개념을 제시하였다. 이 개념이 완전히 수용되기까지 수십 년이 걸렸지만 Montalcini와 Cohen의 발견은 세포가 서로 이야기하고 듣는 방법을 밝혀냄으로써 수많은 성장인자가 발견될 수 있는 길을 열었다. 세포끼리의 성장인자는 멀리 떨어진 세포에서 오는 것이 아니라, 가까운 이웃에 있는 세포에서 온다. 그래서 네 이웃을 내 몸과 같이 사랑하라고 하였다.

단일 이온통로의 기록

근육수축 및 신경임펄스 전달과 같이 살아있는 세포에서 많은 작업은 양과 음으로 하전 된 원자 또는 이온에 의해 생성되고 세포 내외로 흐르는 전류에 의해 구동된다. 이온이동은 세포의 이중막 구조에 중첩된 터널형 채널에 의해 조절되는 것으로 생각되었지만 수십 년 동안 이러한 채널을 개별적으로 연구한다는 것은 불가능하였다. Erwin Neher와 Bert Sakmann은 이온 채널의 존재와 기능을 결정적으로 증명하는 실험 측정 장치를 개발함으로써 1991년에 노벨 의학상을 수상하였다.

Neher와 Sakmann이 개발한 패치클램프기술(patch-clamp technique)은 매우 간단한 아이디어를 기반으로 한다. 아주 작은 구멍이 있는 미세 유리피펫은 단일이온 채널 만을 포함하는 세포막의 작은 영역 또는 패치와 접촉할 수 있다. 피펫을 통해 소량의 음압을 적용하면 이온이 채널에서 피펫으로 흐를 수 있도록 밀폐된다. 그들은 피펫에 고감도 전극을 장착함으로써 클램핑된 채널을 통해 피펫으로 이온이 흐를 때마다 발생하는 모든 전류의 미세한 변화를 기록할 수 있었다. 기록 장치를 사용하여 신경 세포막을 열고 닫아 특정 이온을 한 번에 하나씩 통과시켜 채널이 어떻게 작동하는지도 보여주었다.

이 기술을 통해 단일채널의 주요 기능을 정확하게 파악할 수 있었다. 특히 이온채널을 인코딩하는 유전자를 변형한 세포에서 연구함으로써 그들은 채널의 일부를 열거나 닫고 통과할 수 있는 이온을 선택할 수 있었다. 후자의 경우, 일부 채널은 특정 이온의 직경에 맞게 형성되는 반면, 다른 채널은 필터 역할을 하는 분자의 고리를 포함하여 반대 전하를 가진 이온만 통과할 수 있었다. 패치 클램프 기술은 곧 많은 유형의 세포에서 다수 이온채널의 활동과 작동을 연구하는 과학자들뿐만 아니라 이온채널의 조절에 결함이 있는 당뇨병 및 낭포섬유증을 포함한 여러 질병의 병인을 연구하는 필수적인 도구가 되었다. 이온 채널처럼 좁은 문으로 들어가도록 힘써야 겠다. 두드리면 열리리라고 하였다.

시냅스를 통한 신호전달과 기억

인간의 뇌에는 1,000억 개 이상의 신경세포가 있다. 그들은 복잡하기 그지없는 신경돌기의 네트워크를 통해 서로 연결되어 있다. 한 신경 세포에서 다른 신경 세포로 전달되는 메시지는 다른 화학적 매개체를 통해 전달된다. 신호 전달은 시냅스라고 불리는 특별한 접촉지점에서 일어난다. 하나의 신경세포는 다른 신경세포와 수천 개의 접촉점을 가질 수 있다. Arvid Carlsson, Paul Greengard, Eric Kandel은 신경세포들 사이의 신호전달의 한 종류인 느린 시냅스 전달 (slow synaptic transmission)에 대한 선구적인 업적으로 2000년에 노벨의학상을 수상하였다. 이러한 발견은 뇌의 정상적인 기능과 신호전달 장애가 어떻게 신경학적, 정신적 질병을 유발할 수 있는지에 대한 이해에 매우 중요하며, 치료를 위한 신약의 개발로 이어졌다.

Carlsson은 1950년대 후반에 일련의 선구적인 연구를 수행했는데, 도파민이 뇌에서 중요한 신호전달물질 임을 제시하였다. 과거에는 도파민이 다른 신호전달물질인 noradrenaline의 전구물질에 불과하다고 생각하고 있었다. 그는 조직과 세포 수준에서 도파민을 측정할 수 있는 민감도 높은 검사법을 개발하였다. 그는 도파민이 뇌의 특정 부위에 noradrenaline에 비하여 고농도로 존재한다는 것을 발견하였고, 그로 인해 도파민은 그 자체로도 신호전달 매개체라고 생각하였다. 도파민은 특히 기저핵(basal ganglia) 부위에 높은 농도로 존재하였는데, 이곳은 운동의 조절에 특히 중요한 부위이다. 그는 일련의 실험에서 자연산물인 reserpine을 사용하였는데, 이것은 여러 시냅스에 저장된 신호전달물질을 억제시켰다. 이 물질을 실험동물에 투여하면, 자발적인 움직임을 수행하는 능력을 잃었다. 운동기능을 상실한 실험동물은 도파민의 전구체인 L-dopa를 투여하면 운동상실 증상은 사라지고 정상적인 운동을 재개하였다. L-dopa 치료로 뇌의 도파민치가 정상화되었다. 이와는 대조적으로, 세로토닌의 전구물질을 투여한 동물들은 운동개선에 효과가 없었다.

도파민은 전구체인 tyrosine과 L-dopa에서 형성되어 신경말단의 소포에 저장된다. 신경신호가 말단에 전달되어 소포에 저장된 도파민이 방출되고, 전달받는 수신세포의 막에 있는 도파민 수용체가 영향을 받아 메시지가 세포로 더 멀리 전달된다. Carlsson은 reserpine투여로 야기된 증상이 파킨슨병(Parkinson disease, PD)과 유사함을 발견하였다. 이는 PD 환자들의 기저핵에서 도파민 농도가 비정상적으로 낮다는 것을 알게 된 계기였다. 그 결과 L-dopa는 PD 환자에 대한 치료 약물로 개발되었고 오늘날에도 여전히 그 질병에 대한 가장 중요한 치료법이다. 병리조직학적으로 PD 환자의 기저핵 신경세포는 변성 사멸되어 있고, 따라서 도파민에 의한 운동조절 신호전달에 이상이 초래되어 떨림, 경직, 운동실조를 유발한다. 뇌에서 도파민으로 전환되는 L-dopa는 도파민의 부족을 보상하고 운동기능을 정상화시키는 것이다. 그는 정신분열증 치료에 사용되는 많은 약제들이 dopamine 수용체를 억제하는 신호를 전달함을 밝혔고, 우울증의 치료에 선택적인 serotonin 흡수 억제가 필요함을 발견하여, 새로운 우울증 치료 약제 개발을 제시하였다.

1960년대 후반, dopamine, noradrenaline, serotonin은 중추신경계의 신호전달물질로서 알려져 있지만, 그들의 작용 기전은 아직 밝혀지지 않았었다. Greengard는 도파민과 noradrenaline 신호전달 매개체가 시냅스로 도착한 후 화학적 연쇄반응을 일으킨다는 것을 밝히고, 도파민이 그 표적 수용체와 결합하여 발생하는 복잡한 분자 캐스케이드 반응인 인산화와 탈인산화 반응을 연구하였다. 활성화 기전인 인산화는 신경세포의 행동방식을 바꾸는 많은 단백질의 형태와 기능에 중대한 변화를 일으키고, 인산 분자를 제거하는 탈인산화로서 이들 단백질을 비활성화시킬 수 있음을 보여주었다. 이 기전을 통하여 매개체는 하나의 신경 세포에서 다른 신경세포로 신호를 전달할 수 있다.

Greengard는 또한 시냅스에서 위의 신경전달물질과 일부 신경펩티드 매개체가 그들의 신호를 느린 시냅스 전송법(slow synaptic transmission)을 통하여 전달함을 밝혔다. 이로 인하여 신경세포의 기능변화는 몇 초에서 몇 시간까지 지속될 수 있다. 이러한 유형의 신호전달은 신경계에서 여러 기본적인 기능, 예를 들어 의식의 명료함이나 기분 유지 같은 중요한 역할을 한다. 느린 시냅스 전송은 또한 빠른 시냅스 전송을 제어할 수 있으며, 이는 다시 언어, 운동 및 감각지각과 같은 것을 가능하게 한다.

단백질의 인산화작용은 신경세포의 기능을 변화시키는데, 느린 시냅스전달은 단백질 인산화라는 화학적 반응이 수반된다는 것을 증명하였다. 그것은 인산염이 단백질과 결합되어 단백질의 구조와 기능이 변형된다는 것을 의미한다. 즉, 도파민이 세포막에 있는 수용체를 자극할 때 세포에서 두번째 전달자인 cAMP의 상승을 유도하고, 이어서 Protein Kinase A를 활성화시켜 신경세포의 다른 단백질에 인산염 분자가 첨가되는 반응을 일으킨다. 단백질 인산화는 신경세포에서 다른 기능을 가진 일련의 단백질에 영향을 미치는데, 그 단백질들 중 하나의 그룹은 세포막에서 이온채널을 형성한다. 그들은 신경세포의 흥분성을 조절하고 신경 세포돌기와 시냅스말단을 따라 전기적 신호전달을 가능하게 한다.

각 신경 세포는 서로 다른 이온채널을 가지고 있는데, 이것은 세포의 반응을 결정한다. 특정 유형의 이온채널이 인산화되면 신경세포의 흥분성과 돌기를 따라 신호를 전달하는 능력이 변화될 수 있다. 그는 DARPP-32라는 중요한 조절단백질을 발견하였다. 신호 매개체는 위에 기술한 바와 같이 단백질의 인산화 또는 탈인산화를 통하여 작용하며, 이는 여러 가지 약물의 작용 메커니즘을 설명하는 데 도움이 되었다. 도파민과 다른 매개체들은 조절 단백질인 DARPP-32에 영향을 미칠 수 있는데, 이는 많은 단백질의 기능을 간접적으로 변화시킨다. DARPP-32 단백질은 일련의 다른 분자들을 지시하는 지휘자 역할을 한다. DARPP-32가 활성화되면 특정 고속 시냅스의 기능을 변경하는 여러 이온채널에 영향을 미친다. “새는 알에서 깨어나려고 한다. 알은 하나의 세계이다. 태어나려는 자는 하나의 세계를 깨뜨려야 한다.” 느린 신호전달을 가능하게 하는 단백질의 인산화 반응처럼.

Kandel은 Greengard에 의해 제시된 화학 연쇄반응을 통하여 기억이 어떻게 형성되는지를 밝혔다. 그는 포유류에서 학습과 기억을 연구하기 시작했지만 기본 기억 과정을 이해하기에는 조건이 너무 복잡하다는 것을 깨닫고, 보다 간단한 실험 모델인 바다민달팽이 Aplysia의 신경계를 사용하였다. 민달팽이는 비교적 적은 약 20,000개의 신경세포를 가지고 있으며, 세포가 크기 때문에 실험하기에 용이하였다. 그는 민달팽이의 단순한 신경계를 실험 모델로 삼아 시냅스 기능의 변화가 어떻게 학습과 기억의 중심인가를 증명하였다. 그는 특정 유형의 자극이 민달팽이의 보호 반사를 증폭 시킨다는 것을 발견했다. 이러한 반사의 강화는 수일에서 수주 동안 유지되었으며, 따라서 학습의 한 형태라고 생각 하였다. 그는 감각 신경세포가 보호 반사를 일으키는 근육들을 활성화시키는 신경세포에 연결하는 시냅스의 증폭으로 인해 학습이 이루어졌음을 실험적으로 제시하였다.

Kandel의 연구는 기억에 대한 메커니즘 규명으로 이어졌다. 처음에 약한 자극을 하면 몇 분에서 몇 시간까지 지속되는 단기 기억의 형태를 보여주었다. 단기기억은 특정 이온채널에 많은 양의 칼슘이온이 신경말단으로 들어가면서 Greengard가 기술하였던 단백질의 인산화를 통하여 시냅스에서 증가된 양의 신호전달 물질이 방출될 때 형성되었다. 약한 자극이 이온채널의 단백질 인산화를 유발하여 몇 주 동안 유지될 수 있는 장기기억을 만들려면 더 강력하고 오래 지속되는 자극이 필요하였다. 강한 자극은 메신저 분자 cAMP의 레벨을 증가시켜 protein kinase A를 증가시키고, 인산화하며, 이 신호는 세포핵에 도달하여 새로운 단백질의 합성을 지시한다. 지시에 따라 시냅스의 단백질 생성에 변화가 일어나며, 최종적으로 시냅스의 형태가 강화됨으로써 더 많은 신호전달 매개체를 방출할 수 있고, 기억이 오래 지속될 수 있는 것이다. 즉, 장기기억은 더 강력하고 오래 지속되는 자극을 필요로 하며, 이 자극은 더 많은 신경전달물질 분자를 분비하여 다른 단백질 세트를 인산화하고 시냅스의 모양과 기능을 변화시키는 새로운 단백질의 생성을 유도함으로써 이루어졌다. 장기 기억은 단기 기억과 달리 새로운 단백질이 형성되어야 한다. 이러한 새로운 단백질의 합성이 방지되면, 장기기억은 차단되지만 단기 기억은 차단되지 않는다.

그는 민달팽이의 장기기억뿐만 아니라 단기기억도 시냅스에 위치하고 있음을 증명하였다. 1990년대에 그는 생쥐를 이용한 연구도 수행하였는데, 민달팽이에서 학습하는 동안 볼 수 있는 시냅스 기능의 시간에 따른 변화가 포유류에도 동일하게 적용됨을 증명하였다. 이러한 기본 메커니즘은 인간에게도 적용된다. 우리의 기억은 "시냅스에 위치한다."라고 말할 수 있으며, 시냅스 기능의 변화는 다른 유형의 기억이 형성될 때 중심 역할을 한다. Kandel은 복잡한 학습과 기억력 연구에 결정적인 디딤돌을 놓았고, 이제 우리의 신경계에 수많은 복잡한 기억이 저장되는 방법과 이미 경험하였던 일에 대한 기억을 재현하는 방법을 계속 연구할 수 있게 하였다. 연구를 통하여 기억하고 있는 세포 및 분자 메커니즘의 중요한 측면을 이해하게 되었고, 따라서 인지장애 또는 기억장애 유형이 다른 환자의 기억력을 개선하기 위해 새로운 약제 개발 가능성도 제시하였다. 요약하면, 사람이 오랫동안 기억하는 것은 첫눈에 반한 사람을 만나는 순간처럼 강력한 자극이 있거나, 반복적인 학습에 의하여 지속되는 자극이 들어올 때이며, 이때 기억이 저장되는 곳은 신경말단의 시냅스이다. 사람의 윤리나 도덕은 오랜 학습에 의해 형성되는 장기기억이기 때문에 시냅스에 단백질의 인산화에 의해서 강하게 결합되어 있다. 따라서 개인의 비상식적인 윤리 도덕적 관념을 바꾼다는 것은 쉽지 않으며, 반복적인 학습과 노력을 통하여 시냅스가 새로 변환되어야 하는 것이다. 이것이 앞에서 언급한 신경의 가소성(plasticity)이다.

장소감각과 위치탐색(Neuronavigator)

우리가 지구상 어디에 있는지 어떻게 알 수 있을까? 집에서 일터로 가는 길을 어떻게 찾을 수 있을까? 그리고 다음에 동일한 길을 갈 때 헤매지 않고 바로 갈 수 있도록 경로를 어떻게 저장할 수 있을까? John O' Keefe, May-Britt Moser, Edvard I. Moser는 뇌에서 "내부 GPS"인 위치 확인 시스템을 발견하여 공간에서 자신의 위치를 알아차리는 인지기능의 세포학적 근거를 증명함으로써 2014년에 노벨의학상을 수상하였다.

1971년 O' Keefe는 위치 시스템의 첫 번째 구성요소를 발견하였다. 그는 실험쥐가 방의 특정 장소에 있을 때 뇌의 한 영역인 해마(hippocampus)의 신경세포들이 항상 활성화되는 것을 발견하였다. 실험동물의 위치를 옮기면 다른 신경세포들이 활성화되었다. 그는 이러한 장소세포(place cells)가 방의 지도를 형성한다고 추론하였다. 그로부터 30여 년이 지난 2005년 노르웨이의 Moser 부부 학자는 뇌의 위치 확인 시스템의 또 다른 주요 구성요소, 즉 좌표를 생성하고 정확한 위치와 경로를 찾을 수 있는 다른 유형의 신경 세포가 있음을 확인하고 격자세포(grid cells)이라고 명명하였다. 그들의 후속 연구는 장소와 격자세포가 어떻게 위치를 결정하고 탐색하는 방법을 보여주었다. 그들의 발견으로 수 세기 동안 철학자와 과학자들을 억누르고 있었던 문제 -뇌는 어떻게 우리를 둘러싼 공간의 지도를 만들고 어떻게 복잡한 길을 헤쳐 나갈 수 있을까?- 에 해답을 제시한 것이다.

인간은 어떻게 인간에게 주어진 환경을 인지할까? 장소 감각과 탐색 능력은 인간 존재의 기본이다. 장소 감각은 환경에서의 위치에 대한 인식을 제공한다. 탐색 중에는 이전 위치에 대한 동작과 지식을 기반으로 한 거리감과 연결된다. 장소와 위치 탐색에 대한 질문은 오랫동안 철학자와 과학자들의 몫이었다. 200년 전 독일의 철학자 Immanuel Kant는 경험과 무관하게 일부 정신적 능력이 선험적 지식으로 존재한다고 주장했다. 그는 공간의 개념을 마음의 세계가 인식해야 할 기본 원칙으로 생각하였다. 20세기 중반에 행동심리학이 발달하면서 이러한 질문들은 실험적으로 풀어갈 수 있는지 생각하게 되었다. Edward Tolman은 미로를 통해 이동하는 쥐를 관찰하면서, 쥐들이 어떻게 길을 탐색하는 법을 배울 수 있음을 알았고, 그것은 뇌에 형성된 인지지도(cognitive map)에 의해 그들이 길을 찾을 수 있다고 생각하였다. 그러나 어떻게 그러한 지도가 두뇌에 형성되어 남아있을까라는 질문이 여전히 해결되지 않고 있었다.

O' Keefe는 1960년대 후반에 두뇌가 행동을 제어하는 방식에 매료되어 신경생리학적 방법으로 이 질문을 풀어가기로 결심

하였다. 그는 실험공간에서 자유롭게 움직이는 쥐에서 뇌의 한 부분인 해마의 개별 신경세포의 신호를 기록하였는데, 동물이 환경의 특정 장소를 가정했을 때 어떤 신경세포가 활성화됨을 발견하였다. 그는 이러한 "장소세포"가 시각적 입력을 등록하는 것이 아니라 환경의 내부지도를 구축하고 있음을 증명하였다. 그는 해마가 다양한 환경에서 활성화된 장소세포의 집단 활동으로 표현되는 수많은 지도를 생성한다고 생각하였고, 따라서 환경의 기억은 해마에서 특정 장소세포 활동의 조합으로 저장 될 수 있음을 제시하였다.

Moser는 실험공간에서 움직이는 쥐의 해마 신경세포를 연구하면서 뇌의 해마 근처에 있는 내후각피질(entorhinal cortex)의 활성 패턴을 발견하였다. 실험쥐가 육각형 격자로 배열된 여러 위치를 통과했을 때 이곳의 특정세포가 활성화되었다. 이들 각각의 신경세포들은 고유한 공간패턴으로 활성화되었고, 격자세포 군집은 공간탐색을 가능하게 하는 좌표시스템을 구성하였다. 해마의 장소세포는 쥐의 머리와 실험장의 경계 방향을 인식하는 내후각피질의 신경세포와 함께 신경회로를 형성하였으며, 이 회로는 뇌의 내부 GPS인 포괄적인 위치시스템을 구축하였다.

뇌 영상기술에 대한 발전과 대뇌수술 환자에 대한 연구를 통하여 장소와 격자세포가 사람에게도 존재한다는 것이 밝혀지게 되었다. 알츠하이머병(Alzheimer disease) 환자에서 해마와 내후각피질은 초기 단계부터 변성이 진행되기 때문에, 이러한 환자는 종종 길을 잃고 환경을 인식할 수 없게 된다. 그러므로 뇌의 위치

결정 시스템에 대한 지식은 인지장애 환자들의 공간 기억 상실을 설명하는 데 도움을 주었다. 또한 기억, 사고 및 계획과 같은 다른 높은 인지기능을 수행하는 신경세포들의 역할을 연구하기 위한 새로운 길을 열었다고 할 수 있다. "기억은 평소에는 한없이 유용하고, 마음대로 움직이는 것 같다. 그러나 때로는 한없이 나약하고, 혼란스럽고, 기만하고, 또 어떤 때는 우리가 조절할 수 없을 정도로 제멋대로이다. 모든 면에서 우리의 존재 자체는 기적이라 할 수 있지만, 특히 기억하고 망각하는 것은 인간이 이해할 수 있는 경지를 벗어난 것 같다." 제인 오스틴의 소설에 나온 글로서, 이 분야에 대한 신경과학자의 연구를 성원하는 것 같다.

생체시계의 조절

지상에 살고 있는 모든 생명체에서 삶의 리듬은 태양을 중심으로 한 행성의 회전에 맞춰져 있다. 인간을 포함한 모든 생명체는 매일 반복되는 낮과 밤의 주기적 변화를 맞이하고 적응하며 살아가고 있다. 18세기 프랑스 천문학자인 Jean Jacques de Mairan은 미모사 식물을 관찰하면서 낮에는 태양을 향해 열리고 석양에는 닫히는 것을 발견하였다. 그는 식물이 어둠 속에 계속 방치될 경우 어떻게 될지 궁금하여, 밤낮을 가리지 않고 관찰하였다. 그 결과 매일 햇빛과 상관없이 식물의 잎사귀는 평소 하던 데로 낮 시간에 열리고, 밤에 닫히는 하루하루 주기를 계속한다는 것을 알게 되었다. 식물은 그들 자신의 생물학적 시계를 가지고 있는 것처럼 보였다.

다른 연구자들은 식물뿐만 아니라 동물과 인간도 매일매일의 변동주기에 대한 생리적 반응을 준비하는 생체시계를 가지고 있음을 발견하였다. 끼니때가 되었음을 알려주는 배꼽시계가 대표적인 예이다. 생명체의 생리, 대사, 행동 변화는 이러한 환경에 적응한 결과로서 하루 24시간의 주기성을 나타내는데, 이를 일주기 리듬(circadian rhythm) 또는 생체리듬이라고 한다. 용어는 라틴어인 circa 주위 또는 둘레와 dies 하루라는 합성어에서 유래된 것이다. 이와 같이 인간을 포함한 지구의 모든 생명체는 하루의 규칙적인 리듬을 예측하고 적응하는 데 도움이 되는 내부 생물학적 시계를 가지고 있음을 오래전부터 알고 있었지만, 이 시계가 실제로 어떻게 작동하는지는 모르고 있었다. Jeffrey C. Hall, Michael Rosbash, Michael W. Young은 생체시계의 내부 작동기전을 밝힌 공로로 2017년에 노벨의학상을 수상하였다. 그들은 식물, 동물 및 인간이 어떻게 지구의 회전과 순응하여 생물학적 리듬을 적응시키는지, 즉 일주기 생체시계를 작동하게 하는 분자 네트워크의 실체를 발견함으로써, 분자생체시계의 존재를 증명하였다.

그들은 초파리를 실험 모델로 사용하여 일상적인 하루하루의 생물학적 리듬을 조절하는 유전자를 분리하였다. 이 유전자가 생성하는 단백질은 밤 동안 세포에 축적되고, 낮에 분해된다는 것을 증명하였다. 이어서 세포 내에서 자가조절식 시계를 제어하는 메커니즘에 관여하는 단백질 성분을 추가로 발견하였다.

이를 통하여 생물학적 시계가 인간을 포함한 다른 다세포 생물의 세포에서 동일한 원리로 기능한다는 것을 인식하게 되었다.

우리의 내부시계는 아주 정밀하게 하루의 시간 경과에 따른 생활을 생리적 기능에 적응시킨다. 즉, 생체시계는 행동, 호르몬치, 수면, 체온 및 대사작용 같은 중요한 기능을 조절하는 것이다. 외부환경과 이 내부 생체시계 사이에 일시적인 불일치가 있을 때, 예를 들면 비행기를 타고 장거리 여행을 하여 시차(jet lag)가 발생하였을 때, 신체의 생리적 항상성은 영향을 받는다. 또한 우리의 생활패턴과 생체 시간에 따른 생활리듬 사이의 만성적인 불일치는 신체에 다양한 질병의 위험성을 증가시킨다.

1970년대 Seymour Benzer와 Ronald Konopka는 초파리에서 일주기 리듬을 조절하는 유전자를 찾고 싶어 하였다. 그들은 알려지지 않은 어떤 유전자의 돌연변이가 초파리의 24시간 주기를 방해한다는 것을 발견하고, 이 유전자를 period라고 명명하였다. 그러나 이 유전자가 어떻게 일주기리듬에 영향을 미치는 기전은 밝히지 못하였다. 1984년, 공동 연구를 하던 Hall, Rosbash, Young은 초파리에서 period 유전자를 분리하는데 성공하였고, 이 유전자가 만들어내는 PER 단백질을 발견하였다. 이 단백질은 밤에 축적되었고, 낮에 분해되었다. PER 단백질 양은 일주기에 맞추어 상승과 하강 곡선좌표를 그렸다. 이어진 연구는 일주기에 일치한 상승과 하강이 어떻게 생성되고 지속될 수 있는지를 밝히는 것이었다.

Hall과 Rosbash는 일반 호르몬의 작용기전인 피드백 루프를 가정하였다. 외부에서 PER 단백질을 투여하면 period 유전자의 활성이 억제됨으로써 자체의 PER 단백질 합성을 막을 수 있고 연속적인 주기적 리듬에서 자체의 생산량을 조절할 수 있다고 추론하였다. 실험결과 세포핵에서 period 유전자가 활성화되면 period mRNA가 생성되고, 이것은 세포질로 운반되어 PER단백질 생산을 위한 주형으로 사용된다. 세포질의 리보소체에서 생산된 PER단백질은 세포핵에 축적되며, 이 시간 동안 period유전자의 활성이 억제된다. 즉, 일주기리듬이 억제 피드백 루프 기전에 의해 작동됨을 밝히게 되었다.

다음 단계는 period 유전자가 생산하는 PER 단백질이 핵으로 이동할 때 어떻게 이동하는가 하는 것이다. 1994년 Young은 두 번째 시계 유전자 timeless를 발견하였다. 이 유전자는 정상적인 일주기 리듬에 필요한 TIM 단백질을 생성하였다. 계속된 실험에서 TIM 단백질이 PER 단백질에 결합할 때 두 단백질이 세포핵에 들어가서 period 유전자 활성을 차단하는 억제 피드백 루프 기전을 완성하였다. 이러한 피드백 조절기전은 일주기 단백질의 증가와 감소를 설명하였지만, 연구과제는 더 남아있었다. 무엇이 상승과 하강 주파수를 조절하는가이다. Young은 또 다른 DBT 단백질을 생성하는 유전자인 doubletime을 발견하였다. DBT 단백질은 PER 단백질의 축적을 지연시킴으로서 일주기와 더욱더 일치하도록 상승과 하강 주파수를 조절하였다. 패러다임 전환을 통한 발견에 의해 생체시계의 핵심 원리가 규명된 것이다. 결론적으로 인간을 포함한 모든 다세포 유기체는 일주기리듬과 비슷한 메커니즘이 작용한다는 것이 밝혀졌다. 신체의 많은 유전자들이 생체시계에 의하여 조절되며, 결과적으로 잘 맞춰진 일주기 리듬은 생리 기능을 매일매일 흐르는 시간 속에 적응시킨다고 할 수 있다. 생체시계는 인체의 다양한 생리 기능 -수면과 기상, 위장 운동, 체온, 혈압, 맥박, 체온조절, 호르몬 방출, 수유 등- 에 관여한다.

대뇌의 시상하부에 한 쌍의 구조로 이루어진 시신경교차상핵 (suprachiasmatic nuceleus, SCN)은 포유류를 포함한 지구상에 존재하는 고등생명체들의 일주기리듬을 조절하는 중추이다. SCN을 형성하는 단일 신경세포들은 효율적인 신호전달을 위해 다른 뇌 영역인 시상의 후방 내측과 전방 외측 신경핵과 말초기관에 연결되어 신경신호를 수신하고 전송함으로써 리듬을 조절하고 있다. 생체시계는 시상하부 SCN의 중추 생체시계에서뿐만 아니라 다양한 뇌 영역과 말초기관인 간, 내분비기관, 폐, 심장, 위장 등에서도 발견되고 있으며, 이들 역시 SCN과 유사한 양상으로 독자적인 일주기 리듬을 생성할 수 있기 때문에 말초 생체시계 (Local or peripheral clock)라고 한다.

SCN의 중추 생체시계는 국소부위로 부터의 일주기정보를 종합하여 개체 수준의 기준을 확립하고, 다양한 말초생체시계들의 일주기를 자신에게 동조시킴으로써 중추 생체시계로서의 역할을 수행한다. 대표적인 예로서 신체의 항상성을 저해하는 다양한 요인에 의한 스트레스반응을 들 수 있다. 고등동물은 뇌 시상하부 (corticotropin-releasing hormone, CRH 분비), 뇌하수체

(adrenocorticotropic hormone, ACTH 분비), 부신(Glucocorticoid hormone, GCH 분비)을 연결하는 신경내분비축(hypothalamus-pituitary-adrenal neuroendocrine axis, HPA)과 더불어 자율신경계의 교감신경을 통해 다양한 스트레스에 대하여 반응한다.

부신피질호르몬은 위험이라는 스트레스에 대하여 신속하게 반응함과 더불어 일주기리듬을 갖는 대표적인 호르몬이다. 또한 빛에 의해 생성이 억제되고, 밤에 수면을 유도하는 멜라토닌도 대표적인 예이다. 인간과 설치류에서는 멜라토닌 수용체가 SCN에 위치하며 멜라토닌은 수면을 취하는 동안 멜라토닌이 분비된다. 멜라토닌은 화학적으로 신경전달물질인 serotonin으로부터 두 단계의 효소 전환 과정을 거쳐 솔방울샘에서 생성되며, 지용성이고 대부분의 세포막을 자유롭게 통과할 수 있다. 정상인에서는 수면의 일주기 변화는 혈중 멜라토닌의 일주기리듬과 밀접한 관련이 있다.

이러한 특성은 수면장애의 연구와 치료에도 많이 이용되고 있다. 또한 햇빛은 망막의 시신경 세포로부터 geniculate체, SCN, 시상에 전달되며, glutamate, neuropeptide Y, monoamines, GABA, acetylcholine, serotonin에 영향을 받아 수면, 각성, 기분 등의 생체시계의 조절에 관여한다. 현재는 유전성이 높은 조울증, 재발성 우울증 및 중독 질환 환자에서 질환의 발병 빈도 및 증상과 생체시계 유전자들의 유전적 변이와의 연관성에 대한 연구가 활발하게 진행되고 있다.

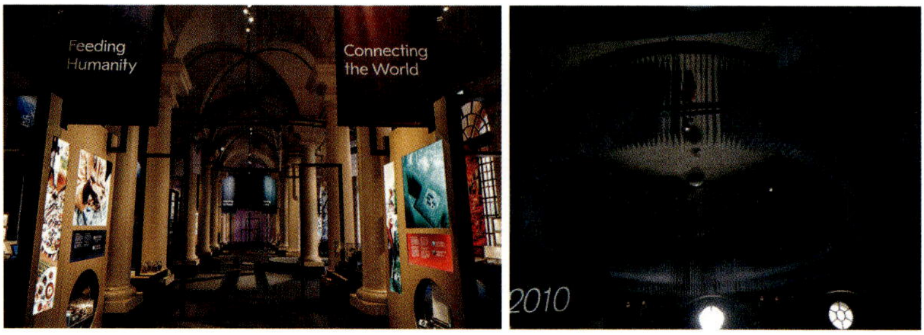

스웨덴의 스톡홀름에 있는 노벨박물관에는 인류애를 위한 신호전달이라는 철학에 바탕을 둔 노벨상 수상자와 연구업적이 회전형 직사각형 패널에 소개 되어있고, 그들의 실험노트 등 각종자료를 볼 수 있다 (2010년).

"최고의 연구자에 의해 발표된 아무리 높고 깊이 있는 연구업적이라 하더라도 앞으로 밝혀져야 할 과제에 비하면 미약하기 그지없다." -Cajal의 권면을 되새기며 노벨의학상을 수상한 신경계의 신호전달 연구를 리뷰 하였다.

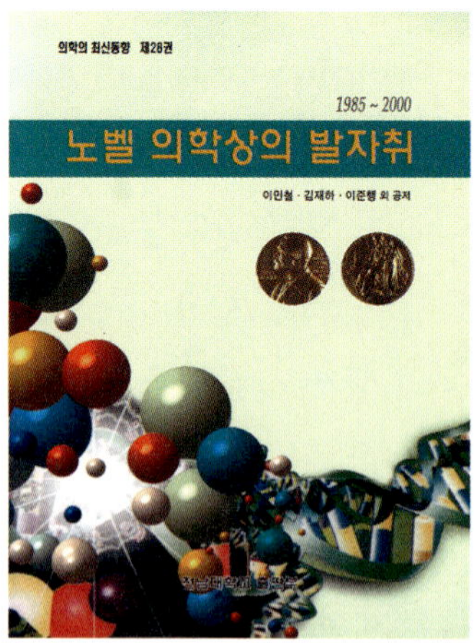

책임저자 겸 편집위원장으로
참여한 저서(2001년)로 대학원교재가 되었다.

참고문헌

1. www.nobelprize.org/prizes/medicine/year/press-release/
2. 이민철, 이준행, 정명호, 조기현: 노벨 의학상의 발자취, 2001, 전남대학교 출판부, ISBN 89-7598-253-93510
3. Sperry RW: Lateral Specialization in the Surgically Separated Hemispheres. The Neurosciences. 3rd Study Program. 1974. pp. 5. Rockefeller University Press, N.Y.
4. Hubel DH, Wiesel TN: Brain Mechanisms of Vision. Scientific American 1979, vol. 241, pp. 130.
5. Hafting T, Fyhn M, Molden S, Moser MB, Moser EI. (2005). Microstructure of spatial map in the entorhinal cortex. Nature 436, 801-806.
6. Bargiello TA, Jackson FR, Young MW. (1984). Restoration of circadian behavioural rhythms by gene transfer in Drosophila. Nature 312, 752-754.
7. Hardin PE, Hall JC, Rosbash M. (1990). Feedback of the Drosophila period gene product on circadian cycling of its messenger RNA levels. Nature 343, 536-540.
8. Price JL, Blau J, Rothenfluh A, Abodeely M, Kloss B, Young MW. (1998). double-time is a novel Drosophila clock gene that regulates PERIOD protein accumulation. Cell 94, 83-95.
9. O'Keefe J. (1976). Place units in the hippocampus of the freely moving rat. Experimental Neurology 51, 78-109.
10. Fyhn M, Molden S, Witter MP, Moser EI, Moser MB. (2004). Spatial representation in the entorhinal cortex. Science 305, 1258-1264.

17. 인지장애 질환

- 기억상실의 비애와 조롱 -

인지장애 질환의 종류

인지장애를 일으키는 질환은 OECD 국가의 경우 Alzheimer병(70%), 뇌졸중에 의한 혈관성 인지장애(15%), Parkinson병(8%), 기타 원인(7%)으로 초래된다. "엄마를 잃어버린지 일주일째다."로 시작하는 소설 -신경숙, 엄마를 부탁해- 을 읽은 적이 있다. 노부부가 함께 생일 초청으로 자식 집을 찾아가는 중 서울역에 내린 후 인지장애가 있는 아내를 잃어버린 후 벌어지는 평범하고도 애틋한 가정 이야기이다. 남편은 열일곱의 아내와 결혼한 이후로 오십 년 동안 젊어서는 젊은 아내보다 늙어서는 늙은 아내보다 앞에 걸었던 그놈의 빠른 걸음 때문에 아내를 잃어버리고 남은 일생을 후회하며 살게 되었다. "단 하루 만이라도 엄마와 같이 있을 수 있는 날이 우리들에게 올까?"라는 남매간의 대화는 이 작품의 절정이며, 주위에 환자를 둔 모든 가족의 염원이다. 한편으로 젊은 나이의 아가씨가 인지장애 질환에 걸려 사랑하는 사람을 옆에 두고 점점 기억이 사라지며 좌절을 겪는 과정을 그린 인기 드라마가 있었다고 하는데, 보지는 못하였지만 쉽게 공감할 수 있다.

두 가지 예에서 보듯이 인지장애 질환은 함께 살아가면서 공유한 기억을 상실하고, 그 추억을 함께 나누지 못하는 슬픈 질병이다. 이 병은 나이나 사회적 지위의 높고 낮음을 떠나 누구도 자유로울 수 없다. 미국의 레이건 대통령, 영국의 해럴드 총리 등은 퇴임 후 또는 임기 중 이 병을 앓고 있다는 소식에 많은 사람의 연민을 자아내게 하였다. 그러나 이 질병을 오용하여 자신의 과오를 벗어나려는 저명인사의 행실은 나를 실소하게 한다. 하늘을 조롱하였다.

인간의 평균수명이 길어지면서 사회문제가 되고 있는 Alzheimer 병은 65세 이상 노인에서 주로 생기는 신경퇴행질환이지만, 질병 통계상 우리나라에서 30-50대의 젊은 연령층 환자가 10,000명을 넘어섰고, 전체 환자는 100만 명에 이른다고 보고되었다. 사람이 한평생을 살아가면서 얻은 경험과 지혜를 잃어버리는 이 질병은 삶의 한계를 보여주고 있다. 인지장애 질환이라는 용어는 흔히 치매라고 하였고, 현재도 많이 잘못 사용되고 있다.

1980년대 후반 근대정신의학의 선구자로 불리는 독일의 Emil Kraepelin(1856-1926)이 20-30대의 젊은 연령층에서 갑작스런 인지기능과 판단기능 저하를 특징으로 하는 만성 정신질환을 “Dementia praecox (premature dementia 또는 precocious madness)”라고 기술하였다. 이 질병은 현재 사용되는 치매가 아니고 정신분열증 (schizophrenia)을 지칭하고 있다. 또한 그는 후배이자 동료인 Alzheimer에게 자신이 관찰한 새로운 질환을 보고하라고 격려하였고, 새로운 질병 명을 “Alzheimer Disease (AD)”라고 그의 저서에 맨 처음 기술한 정신과 의사이었다(뒤에 자세히 기술). 따라서 Dementia praecox라는 정신분열증이 한자 용어 치매로 변해버린 것이다. 치매의 용어인 Dementia는 라틴어 Demens -de는 상실, 잃어버림, mens는 정신- 에서 유래하였다. 따라서 용어대로 해석하면 정신이 없어진 상태인데, 기억과 인지기능 상실이 본질인 이 질환을 한자어 번역인 치매(癡呆, 미련하고 어리석음)라고 사용하는 것은 오류다.

인지장애를 일으키는 질환으로는 인지기능을 담당하는 대뇌 전두엽과 측두엽의 해마에 있는 신경세포의 손상이 특징적이며, 알츠하이머병(Alzheimer disease, AD), 혈관성인지장애(Vascular dementia), 전측두엽변성(Frontotemporal lobar degeneration, FTLD), 미만성 루이체병(Diffuse Lewy body disease, DLBD)이 알려져 있고, 해마경화증(Hippocampal sclerosis)이 최근에 고령층에서 인지장애를 일으키는 질환으로 새롭게 재조명되고 있다.

인지장애 질환은 기본적으로 배아발생을 통하여 형성된 신경세포가 인체의 다른 세포들과는 달리 분열을 통한 세대교체가 없이 개체와 함께 일생을 함께하기 때문이다. 배턴터치를 통한 주자 교체가 없는 달리기는 일찍부터 인지 나중인지 시간 차이가 있을 뿐 언젠가는 지치게 마련이다. 그러므로 개인의 수명과 함께하기 때문에 조심스럽게 잘 사용하여야 하지만, 어떤 원인에 의해 퇴행변성이 초래될 수 있고, 신경세포의 퇴행변성이 시작되면

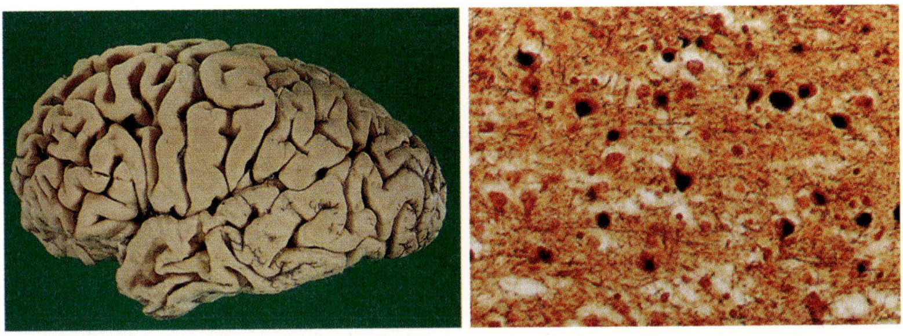

FTLD에 의한 인지장애와 운동장애 환자의 전측두엽 피질의 심한 위축과 TDP-43 양성인 신경세포가 관찰된다.

앞에서 기술한 바와 같이 뇌 신경세포의 신호전달 기능이 소실된다. 따라서 인지장애 질환은 신경계의 퇴행성 질환에 포함되며, 이 질환의 분류는 대뇌의 해부학적 위치, 병을 일으킨 원인물질, 임상증상에 따라 분류할 수 있다. 해부학적 위치별로는 대뇌피질 신경세포를 침범하는 질환으로 AD, FTLD, DLBD가 있으며, 기저핵을 침범하는 헌팅톤병(Huntington disease, HD), 뇌간부를 침범하는 파킨슨병(Parkinson disease, PD), 대뇌와 척수의 운동신경세포를 침범하는 근위축가쪽경화증 또는 루게릭병(Amyotrophic lateral sclerosis, ALS, Lou Gehrig disease)이 있다. 변성을 일으킨 단백질은 침착되어 신경세포를 손상시키는데, 이 중에서 Aβ는 AD, tau는 AD와 FTLD 일부, α-synuclein은 DLBD, PD, TDP-43은 FTLD, ALS를 유발한다.

임상적으로 인지장애를 주로 초래하는 질환은 위에 기술한 바와 같고, 운동 장애를 초래하는 질환은 PD, ALS, HD 등이다. 이들 질환은 환자에 따라 일부 증상이 서로 중복되어 나타날 수 있기 때문에 뇌조직의 병리학적 검사를 통해서 만이 정확하게 진단할 수 있다.

AD의 병소 관찰

저자는 1991년 7월 1일부터 Allan J Yates, Leopold Liss, Jerry Mendell, Carl Boesel 교수의 지도로 신경병리학에 입문하였다. 대학에는 신경과, 신경외과, 신경영상학과, 신경분자생물학과, 뇌종양센터, Duchenne근병증센터, Alzheimer센터, 척수손상센터, 기초신경과학(Neuroscience) 등의 신경계질환 관련 임상 및 기초학문이 잘 어우러져 운영되고 있었다. 매월 한 차례씩 300여 명의 스텝이 모여 2시간 동안 공동세미나(Grand round)를 하는데, 여기에서 한 시간은 신경계질환으로 사망한 환자의 신경 병리 소견에 대한 발표로 고정되어 있었다. 2년 동안에 걸쳐 24 증례를 발표하였는데, 이에 대한 준비와 발표가 나를 신경병리학의 깊은 곳으로 인도하였다. 첫 번째 발표 증례가 74세 남성으로서 8년 동안 인지장애로 치료받다가 사망한 증례이었다. 우선 병리과 에서 부검을 하면 대뇌를 적출하자마자 신경병리과로 보내온다. 대뇌를 받으면 곧바로 대뇌의 무게를 측정하고, 지주막의 상태, 표재 혈관, 국소적 출혈 및 색깔변성, 위축정도, 손상 및 병소, 압박흔적, 내측두엽의 헤르니아 여부 등 외표소견을 철저히 검색 한 후 대뇌 전체를 포르말린에 약 2주 고정한다.

곧바로 증례의 임상진료 기록을 리뷰하고, 외표소견을 종합하여 24시간 이내에 치료담당 교수와 보호자에게 일차 소견서를 보내야 한다. 병리과의 규정이었으며, 펠로우 기간 중 가장 힘들고 어려웠던 임무였다.

신경계질환을 앓다가 사망한 환자는 임상진료 기록이 보통 10권인데, 한 권의 두께가 8cm 이상이었다. 진료기록부에는 환자의 외래, 입원 중 질병의 경과, 치료, 검사, 환자의 상태, 자문 내용 등 모든 것이 자세히 기록되어 있었다. 분량이 많은 데다가, 당시에는 의무 기록이 전산화되어 있지 않다 보니, 모든 기록이 직접 손으로 쓴 글씨이었다. 알파벳 정자만 읽어온 상태에서 손으로 갈겨쓴 의무 기록지를 읽고 해독하는 것이 너무나 힘들었다. 환자의 질병 경과에 따라 CT, MRI 소견과 임상병리 검사, 조직검사 내용이 유일하게 타이핑 내지 인쇄된 의무 기록이었다. 주말에 2건의 대뇌가 의뢰되면, 밤에 한숨도 잠을 잘 수 없었다. 2-3개월 시간이 지나면서 차츰 익숙하게 된 것은 우선 확실하게 내용을 알 수 있는 영상 및 임상병리, 조직검사 소견으로 환자의 경과를 요약 하고, 필요에 따라 손 글씨로 작성된 병력지 내용을 보완하면서 임상진료 내용의 리뷰서를 작성한 것이다. 여기에 2주 고정한 대뇌는 정해진 육안 검사법에 따라 절개한 후 절개된 대뇌의 단면을 따라 정상 해부학적 구조를 생각하며, 육안적 병소를 기록하고, 사진을 촬영하고, 조직절편을 제작하여 현미경 관찰을 통해 병리조직학적 변화를 보고 기록하는 것이다. 퇴행성질환의 경우 필요하면 은염색, Aβ 면역염색 등 각종 특수염색과 필요시 전자현미경검색을 통하여 꼼꼼하게 기록하고, 그 변화에 대한 임상-병리학적 인과관계를 관련 저서나 저널을 찾아 비교하고, 새로운 소견은 나름의 해석과 함께 질문과 토의로 넘기기로 하고 발표 준비에 들어갔다.

첫 번째 증례는 인지 기능이 서서히 저하되면서, 기억, 방향감각, 판단력, 언어의 장애가 나타난 환자로서 사망 2년 전부터 운동장애 증상이 초래되었고, 점점 활동하기가 어려워졌다. 병리 조직소견상 대뇌피질과 해마에서 신경판(neuritic plaque)과 신경원섬유매듭(neurofibrillary tangle), 중뇌의 흑질에서 루이소체(Lewy body) 등을 처음 관찰하면서 신경병리의 길에 들어선 나를 느끼며 가슴이 벅차올랐었다. AD 환자에서 PD를 겸한 경우이었다. 대뇌 각 부위의 조직소견과 함께 PD 환자의 약 8-10%에서 AD와 비슷한 인지장애를 동반한다는 참고문헌을 첨부하여 결과보고서를 마무리 하였다. 한 시간 발표에 환자의 병력, 영상 및 중요 검사소견 및 병리소견, 본 질환에 대한 병인과 최근 연구내용, 해결되어야 할 과제 등의 순서로 랜턴 슬라이드 약 40매를 준비하였다. 영어가 신통치 않아 소형 워크맨을 사용하여 발표 내용을 녹음하고, 시간이 되는 데로 리시버를 꽂고 듣곤 하면서 D-day를 맞이하였다. 처음 한두 달은 긴장하여 어떻게 발표하였는지 기억이 없다.

첫 번째, 두 번째 발표를 마친 후, 주임교수님을 비롯한 교수님들로부터 발표내용이 잘 구성되었다는 말을 들었다. 그들의 조그만 칭찬은 보통 또는 뒤처지지는 않는 평균에 가깝다는 뜻이다. 그래서 어떤 업무에 대하여 아무리 못할망정 그들의 대화

언어에서는 부정적인 내용이 없다. 영어가 신통치 않았다고 받아들였고, 마음이 쓰렸다. 그러나 이것은 단기간에 스스로 해결하기 어려운 일---이왕 내친 것 발표 내용과 질로 보완하자고 마음먹고, 준비를 더욱더 철저히 하였다. 특히 임상경과와 병리소견의 인과 관계 해석에 중점을 두었고, 수많은 논문과 단행본을 찾아보며 발표의 질을 높이도록 열성을 다하였다. 횟수가 진행되면서 다행히도 발표 내용이 그런대로 인정을 받았던 것 같았다.

세 번째 발표가 끝난 후부터 Grand round에 참석하였던 다양한 분과에서 나의 발표 슬라이드에 대한 복사요청이 들어왔다. 슬라이드 복사는 신경병리과 사무실에서 쉽게 할 수 있어서 개인적으로도 줄 수 있지만, 각과의 담당 교수님이 Yates 주임교수에게 요청하는 것이 우리들 서로 마음 편한 길이 아니겠느냐라고 나의 뜻을 전하였다. 며칠 후 주임교수로부터 첫 번째부터 발표한 증례부터 3회 발표까지의 모든 증례 슬라이드에 대하여 10부씩 복사할 수 있는지 물어왔다. 이미 알고 있는 내용이라 곧바로 복사하여 갔다 드렸다. 며칠 후 주임교수로부터 부름을 받았다. 발표 내용이 좋아서 각 분과로부터 발표 자료 복사 요청이 왔고, 복사본을 보내주었더니 감사의 전화가 많이 왔다고 하였다. 조금이나마 위로를 받는 순간이었고, 휴---안도의 한숨이 절로 나왔다. 동시에 한 묶음의 인쇄된 문서철을 나에게 주셨는데, 문서철 제목은 "Internal Order Form" 이었고, 아래는 표로 구성되어 있었다. 자세한 내용을 물으니 새로운 교재, 참고문헌, 필요한 시약, 촬영용 필름, 소모품 등 나에게 필요한 것이 있으면

이를 통하여 제출하라는 것이었다. Unlimited(어떤 것이든지 구애받지 말고 요청)라는 점을 강조하였다. 도깨비방망이를 얻은 기분이었고, 과의 스텝과 연구원들로부터 축하를 받았다. 다음 발표 준비부터는 증례의 조직 소견 판독과 동시에 필요한 조직 사진을 처음부터 필요한 만큼 촬영하여 원본을 제공하였다. 2년에 걸쳐 약 350건의 신경계질환 대뇌를 관찰하였고, 이를 정리한 슬라이드와 기록은 귀국 후 병리과는 물론 신경과학분야 동료들의 학습 자료가 되었다.

AD 발견의 역사

대뇌의 퇴행질환의 병인은 원인을 알 수 없는 인지기능 소실이나 운동장애 증상으로 사망한 환자에서 부검에 의한 대뇌의 병리학적 관찰을 통하여 밝혀지기 시작하였다. 따라서 AD를 비롯한 퇴행성 질환의 연구는 이제까지 병리학자들이 이끌어 왔고, 또한 해결되어야 할 과제를 제시하였다. 여기에서 병명으로 사용되고 있는 Alzheimer의 의학사에서 차지하는 비중이 크기 때문에 AD 환자에 대한 그의 진료과정을 간략히 기술한다.

Alois Alzheimer(1864~1915)는 독일의 정신과 의사이자 신경병리학자였다. 1887년 뷔르츠부르크 의과대학을 졸업했다. 곧바로 프랑크푸르트 정신병원에서 수련을 시작하면서 현미경을 통한 병리 조직 관찰에 흥미가 있어서, 정신과와 신경병리학 연구를 병행하였다. 즉, 환자의 임상증상을 대뇌의 병리학적 변화와의 인과관계를 탐구하였는데, 당시에는 이러한 관점으로 환자의 질병을 분석한다는 것이 드물었다. 1889년 정신과의사 크레펠린 Emil Kraepelin(1856~1926)과 신경세포의 Nissl체로 잘 알려진 신경병리학자 Franz Nissl(1860~1919)이 동 병원에 합류하였다. Nissl은 신경세포 염색에 탁월하여, 그가 개발한 Nissl 염색법은 사람과 실험동물의 신경세포를 쉽게 인지할 수 있어서 현재까지도 활용되고 있다.

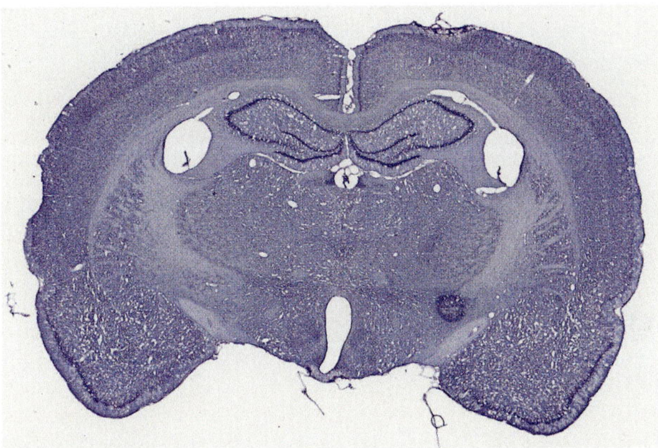

실험동물 대뇌의 Nissel 염색으로 신경세포의 조직학적 배열을 쉽게 파악할 수 있다.

두 사람은 함께 연구하였으며, Nissl의 염색법은 알츠하이머의 뇌세포 연구에 절대적으로 많은 도움을 주었다. 1895년 Kraepelin과 Nissl은 하이델베르크대학으로 떠났다. 알츠하이머는 결혼 후 7년 만에 상처하였는데, 사별의 슬픔을 잊기 위하여 진료와 연구에 더욱 몰입하였다고 한다. 진료를 왕성히 하면서 환자 한 명 한 명에 대하여 상세한 진료기록을 남겼다.

그러던 중 1901년 Auguste Deter(1850-1906)라는 51세의 여성 환자를 진료하게 되었고, 이후 그녀의 임상 경과를 자세히 관찰하였다. 그녀는 3-4년 전부터 인지 기능 장애, 망상, 수면장애, 야간 배회 등 증상으로 정신병 치료를 받기 시작하였고, 시간이 지남에 따라 점점 더 심해지는 단기 기억, 공간, 언어 등 진행성 인지 장애 및 행동장애, 환각, 무력감을 보였다. 1902년 Alzheimer는 자세히 관찰하고 진료하였던 환자 Deter를 동료의사에게 부탁하고, 자신도 하이델베르크로 자리를 옮겨 Nissl을 다시 만났지만, 이어서 뮌헨 의과대학 정신병원으로 다시 옮겼다. 여기에서 근대 정신의학을 개척함으로써 뮌헨대학교의 정신과학 교수가 된 Kraepelin을 다시 만나게 되었고, 함께 근무하였다. Alzheimer가 하이델베르크를 떠난 지 4년 만에 환자는 모든 인지기능의 소실과 함께 폐렴으로 사망했고, Deter의 진료기록과 부검된 대뇌는 병리조직 관찰에 일가견이 있는 Alzheimer에게 보내졌다. 그는 진료기록에 있는 임상증상과 대뇌병소의 인과관계를 확인하기 위해서 대뇌 병리조직검사를 세밀하게 시행하였다. 환자의 뇌는 위축되어 무게가 줄어들었고, 특히 대뇌피질이 전반적으로 위축되어 이랑은 얇아져 있었고, 고랑은 깊게 패었다. 기억, 언어, 판단, 사고를 담당하는 전두엽 피질과 해마 부분이 심하게 위축되어 있었다. 신경세포의 돌기가 파괴된 노인판(老人板, senile plaque, 현재의 neuritic plaque), 신경세포질에서 형성된 신경섬유매듭(neurofibrillary tangle), 뇌혈관의 동맥경화증이 관찰되었다. 노인판은 대개 70대 환자들에서 관찰할 수 있었던 병리소견이었고, 신경섬유 농축체는 처음으로 발견된 것이었다. 당시에 환자의 나이를 고려하면 두 가지 모두 새롭게 관찰된 소견이었다. 조기 발병 인지장애 질환의 병소를 관찰하였던 것이다.

1906년에 Kraepelin의 제안에 따라 Alzheimer는 의학 역사에 길이 남을 증례 -Auguste Deter라는 51세 여성 환자의 증상과 뇌조직 검사 결과- 를 독일 정신의학회에서 발표하였다. 이 내용은 1907년에 학술지에 게재되었고, 그 후 1910년 발간된 Kraepelin의 저서에서 Alzheimer가 환자 Deter의 임상증상과 병리소견을 발표하였던 질병을 알츠하이머병(Alzheimer disease)으로 명명되기에 이른다. AD의 임상증상에 따른 가장 중요한 병리 소견을 기술함으로써 의학사의 한 페이지를 완성한 것이다. 이후 신경병리학과 신경과학의 발달로 노인판과 신경섬유매듭을 구성하는 것은 베타아밀로이드 단백질과 타우 단백질이라는 것이 밝혀졌다. 즉, 이 병의 원인은 신경세포막에 있는 정상 단백질이 대사되는 과정에서 베타아밀로이드라는 이상 단백질이 생성되어 분해되지 않고 덩어리를 만들어 신경세포돌기를 파괴함으로써 신경세포간의 신호전달을 억제하고, 신경세포체에 타우단백 침착을 일으켜 결국 신경세포를 사멸시킴으로서 인지장애가 초래됨이 밝혀졌다. 앞의 신호전달 과정에 대한 연구업적을 참고하면 쉽게 이해할 수 있다.

AD 유전인자와 병인

대뇌 퇴행질환의 기본적인 병인은 신경세포 주변에 존재하는 정상 단백질의 구조가 변하여 응집체가 축적되는 과정이다. 단백질 응집체는 유전자 돌연변이에 의해 입체구조의 변화, 단백질 제거 또는 가공경로의 장애, 단백질 생성과 제거 사이의 불균형으로 생성될 수 있다. 일단 단백질응집체가 만들어지면 효소에 의해 분해되지 않기 때문에 신경세포에 축적되어 세포독성을 나타낸다. 신경세포의 신호전달 기능이 소실되고, 하나의 세포에 만들어진 응집체는 다른 세포에 포획, 축적되어 점점 더 많은 단백질 응집체가 형성된다. 인지장애를 유발하는 돌연변이 유전자가 밝혀진 것은 AD 환자가 보고된 후 약 100년이 흐른 1990년대 초였고, 이는 AD에 대한 분자유전학적 연구에서 중요한 전기가 되었다.

AD에서 신경세포에 침착되는 단백질은 위에서 기술한 바와 같이 Aβ와 tau이었다. Aβ의 축적을 일으키며, 가족성 AD(Familial Alzheimer Disease, FAD)와 관련된 아밀로이드전구단백(amyloid precursor protein, APP) 유전자, presenilin 1과 presenilin 2 유전자의 돌연변이가 발견되었다. FAD는 AD의 약 10%를 차지하며, APP유전자는 염색체 21번 위치에 존재함이 알려졌다. Down 증후군은 21번 염색체가 3개(trisomy 21)인 경우인데, 이 환자에서는 APP 유전자 변이 가능성도 정상인에 비하여 훨씬 높고, 30대의 젊은 나이에 AD가 발생하기도 한다. 또한, AD 관련 유전자인 ApoE는 19번 염색체에 위치하며, 아미노산 형태에 따라 세 개의 대립유전자(ε2, ε3, ε4)가 확인되었다. ApoE ε4는 AD를 유발하는 중요한 위험인자로서 1개인 경우 3배, 2개인 경우 12배로 발병 위험성이 높다. 반면, ApoE ε2는 ApoE ε4d의 유전적 위험요인을 감소시키는 보호 유전자임이 밝혀졌다.

이어서 과도한 Tau 단백인산화를 통하여 축적을 일으키는 tau 유전자 변이도 밝혀졌다. 즉, AD의 발병 원인으로 여겨지는 Aβ와 Tau를 과도하게 축적시키는 유전자가 발견되고, 이를 복제 할 수 있게 되었다. 실험실 내에서 배양된 신경세포나 실험동물을 이용하여 AD 질병 모델을 만들 수 있었고, 이를 통하여 AD의 보다 정밀한 질병 과정과 치료법 개발의 길을 열었다. 그 외의 병인으로서 뇌의 진행성 염증, 장내 미생물의 변화와 대뇌 감염, Prion 단백질이 논란이 되고 있는데, 아직까지 확실한 근거는 부족해 보인다.

신경병리에 입문하면서 1993년 이래 미국 신경병리학회(American Association of Neuropathologists, AANP) 정회원으로 활동하면서 매년 개최되는 학회에 연구결과를 발표하기 위하여 참석하였다. 본 학회를 통하여 AD를 비롯한 퇴행 질환, 뇌종양세포의 유전자 변이, 감염증, 면역장애, 발생장애, 근병증 등 신경계 각 분야의 학문적 연구의 진전과 연구실의 에피소드를 접할 수 있었다. AD 분야는 뉴욕의 Albert Einstein 의대와 UCSD대학에서 신경병리과 Robert Terry 교수와 Albert Einstein 의대병원과 Mayo clinic에서 아직도 현역인 Dennis Dickson 교수가 생각난다.

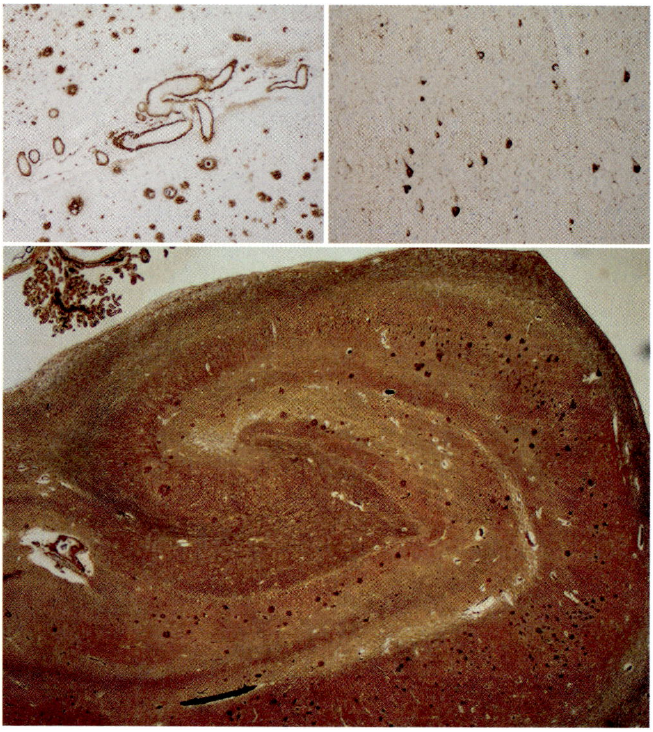

인지장애 환자의 대뇌와 해마에서 Aβ 면역염색과 은염색상 수많은 신경섬유매듭(neurofibrillary tangle), 신경판(neuritic plaque), Amyloid 혈관병증이 관찰되어 Alzheimer 병으로 진단된 증례.

Terry 교수는 인지장애가 신경과 신경 간의 신호전달 부위인 시냅스의 손상에 의한다는 것, Aβ응집체는 APP의 베타절단과 감마절단효소에 의해 만들어진다는 것, APP유전자 돌연변이에 의해 아밀로이드 뇌혈관증을 일으킨다는 것을 보고하였다. Dickson 교수는 신경계퇴행질환의 미묘한 변화들을 환자의 임상과 분자유전학적 조사를 통하여 병리조직학적 진단에 대한 가이드라인 확립을 주도하였다. Heiko Braak은 대뇌에서 AD의 신경병리학적 진행단계에 따라 6단계로 분류하여 신경과학자들과의 병소 진행 정도에 기준을 제시하였다.

AD 치료법 개발현황

뇌졸중에 대한 해리병소의 연구에 집중하던 시기에 새로운 아이디어를 얻고 싶은 생각에 AD에 대한 치료법을 개발하는 세계 최고의 연구소 중 하나인 뉴욕대학(NYU Langone Medical Center)의 신경과 Thomas Wisniewsky 교수 연구팀에 2013년 7월부터 2개월 동안 연구교수 자격으로 참여한 바 있었다. Wisniewsky 교수의 부친도 신경과 의사로서 저자가 1991년 신경병리 펠로우를 시작하던 당시에 뉴욕의 노인병 연구소장으로 재직하면서 미국 내 Prion병 진단 및 연구책임자이었고, Ohio주립대학병원에서 Prion병 의진된 환자가 사망 시 부검대뇌의 반을 보내 최종 진단에 대한 자문을 하였던 인연이 있었다. 연구소 이름이 생소한 Conformational Disorders Laboratory인데, AD의 원인이 되는 Aβ나 Tau 단백질, CJD와 광우병의 원인인 Prion 단백질은 정상 단백질이 잘못 접혀진 형태로 구조상 변형을 일으켜 응집, 침착됨을 생각하면 “단백질의 구조변형질환 연구소”라는 명칭 자체가 연구소의 연구방향과 목적을 구체적으로 제시하고 있다고 생각되었다.

연구실에서는 APP, PS1, PS2 삼중 유전자에 더하여 ApoE4 유전자와 뇌의 소교세포에서 Aβ 대사 기능을 하는 TREM2 유전자까지 포함한 5종류의 유전자 변이에 의한 AD 생쥐모델을 이용하여 정상 단백질의 구조변형을 일으키는 과정을 차단하는 백신 개발을 연구하고 있었다. 저자는 실험 동물의 대뇌에서 AD 병소와 백신에 대한 효과를 관찰하였다. 5개 유전자 변이를 이용한 실험 쥐의 대뇌병소는 태어난지 3-4개월이 될 무렵부터 AD 환자에서 관찰된 병리소견을 거의 관찰할 수 있었다. 신경판, 신경원섬유매듭은 물론이고 아밀로이드 혈관병증까지 관찰할 수 있었다. 실험실에서 백신을 만들고 임상시험을 되풀이하였다. 임상 3단계까지 하면서 13명의 환자를 대상으로 실시하였는데, 11명의 환자에서 호전되었으나, 2명의 환자에서 과민반응에 의한 뇌염이 초래되었다. 따라서 개발된 백신은 실제 환자들에게 적용할 수 없었다. 최종 임상시험 단계에서 실패한 것이다. 그러나 Aβ, Tau 또는 TREM 등 단일유전자 변이를 표적으로 하는 백신 개발 연구가 지속되고 있다. 이와 함께 대뇌에서 Aβ와 Tau 단백질에 대한 PET 영상기술이 발전됨에 따라 임상 연구가 활발하게 진행되고 있다. 그들의 열정적인 연구를 응원한다.

치료 약제 개발은 AD의 병인 과정에 따라 아세틸콜린 신경전달물질을 분비하는 신경세포의 선택적인 사멸에 근거한 분해 효소 억제제, Aβ의 축적에 의한 흥분 독성을 줄이기 위한 NMDA (N-methyl-D-aspartate) 수용체 길항제, Aβ 또는 Tau 단백질을 항원으로 백신 또는 치료 항체 개발, BDNF나 NGF같은 신경영양인자(neurotrophic factor)의 발현 강화, Aβ 또는 Tau 축적에 의한 신경세포의 산화적 손상을 억제할 수 있는 항산화제 및 소염제 등이 경쟁적으로 이루어지고 있다. 맨 처음 미국 FDA의 승인을 받아 시판 중인 tetrahydroaminoacridine(Tacrine)은 아세틸콜린 분해효소 억제제이다. Aβ형성을 저해하는 β-secretase 억제제, Aβ 백신, APP, ApoE4, presenilin 1, 2 등의 유전자 변이와 관련된 치료제가 일부 개발되어 임상 연구가 진행되고 있지만, 아직도 많이 기다려야 될 것 같다. 또한 인체유도 배아 줄기세포(induced pluripotent stem cell, iPS) 또는 성체 줄기세포(adult stem cell)의 연구가 활성화되면서 AD뿐만 아니라 PD, MND 같은 난치성 대뇌퇴행질환에 대한 치료법이 제시되고 있다.

이왕 치료법 개발에 대한 현황을 기술하였으니, 김형일교수와 함께 뇌졸중 치료법 개발에 이용하였던 광유전학(optogenetics) 기법을 이용한 퇴행질환 치료법 연구에 대하여 소개하고자 한다.

광유전학은 살아있는 뇌조직의 신경세포 유전자를 선택하여 이 유전자에 빛을 발하는 효과적인 반응 물질을 삽입하여 전달함으로써, 빛을 이용하여 선택 세포의 위치를 확인하고, 세포의 활동을 조절하며, 뇌파를 기록할 수 있는 기술이다. 2010년경 미국 신경과학회에서 처음 연구발표를 접하였는데, 이제는 신경과학을 넘어서 종양 유전자공학, 광학기기, 미세자극 등 다양한 융합 학문에 적용되고 있으며, 수많은 연구가 발표되고 있다. 앞서 기술하였던 신경계의 신호전달 역사에서와 같이 뇌전도의 발달과 함께 신경의 일부분을 자극하는 것은 진단 및 치료법으로 과거에도 많이 사용되어 왔다. 예를 들면 운동장애가 있는 PD 환자의 대뇌 심부자극술(deep brain stimulation, DBS) 등이 이에 해당된다. 그러나 전극을 통한 자극은 표적 세포만을 정밀하게 포착할 수 없었기 때문에, 무엇인가 새로운 방법을 찾기에 이르렀다.

1971년, 미생물학자들에 의해 세균에서 가시광선에 의해 열고 닫히는 이온 펌프 단백질(bacteriorhodopsin)이 발견되었다. 빛에 의한 서광이 비치기 시작한 것이다. 1970년대 후반에 빛에 반응하는 색소합성단백질(opsin)인 halorhodopsin이 발견되었고, 2002년에 channel rhodopsin이 발견되었다. 여기에 광감각 단백질을 신경세포에 주입하였을 때의 세포독성이 없고 미미한 광전류에도 선택된 유전자가 있는 표적세포를 인지할 수 있는 물질인 녹색 형광단백질(green fluorescent protein, GFP) 등이 개발되면서, 드디어 2010년경에 이르러 이를 응용한 신경과학 분야의 연구가 가능하게 된 것이다.

광유전학은 광섬유를 통한 빛의 도입으로 뇌의 특정 부위만을 정확하게 표적할 수 있었다. 저자가 사용하였던 뇌졸중의 실험 모델에서는 앞다리와 뒷다리의 운동신경섬유의 주행을 대뇌에서 입체적으로 정확히 파악할 수 있었고, 연수에서도 주위에 있는 복잡한 신경핵과는 별도로 운동신경섬유의 정확한 주행을 파악할 수 있었다. 이를 통하여 실험 모델을 정확하게 생성하였고, 각종 전기 자극 실험을 할 수 있었다. 즉, 복잡한 생체조직 기능을 파악하고, 조절하는 연구 기법으로서 아주 우수하였다.

현재 광유전학은 뇌의 국소부위뿐만 아니라 신경세포 수준에서 신경회로의 상호작용 연결 지도를 만드는데 사용되고 있으며, 광섬유전극을 이용하여 신경세포의 반응을 측정함과 동시에 조절하거나, 표적 수용체의 활성을 조절하는 단계로 나아가고 있다. 이러한 연구결과는 중뇌에서 Dopamine을 분비하는 신경세포의 사멸에 의해 초래되는 PD의 치료에 적용되고 있다. 이에 반하여 AD는 질병의 진행 단계에 따라 뇌의 부위별로 Aβ와 Tau 단백질의 축적 정도와 세포사멸 및 신경회로 손상과 임상 증상의 표현 정도가 다르기 때문에 현재 상태에서 치료에 적용하기는 어렵다. 그러나 신호전달의 연구과정에서 기술한 바와 같은 기억 저장세포, 위치세포를 표적으로 한 치료법 개발을 기대한다.

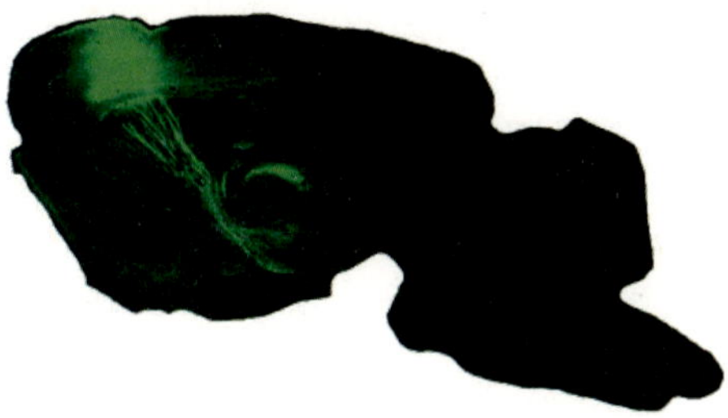

광유전자 기법의 예비실험에서 흰쥐 앞다리의 운동을 조절하는 운동신경세포와 신경섬유의 주행을 녹색 형광단백질(GFP)로 보여주고 있다.

인지장애와 건망증

마지막으로 에피소드. 연구실에서 연구원에게 "A선생, 거시기 했어?" "거시기요? ---무얼 말인가요?" (분명하게 어떤 일을 하라고 부탁하였는데, 부탁한 일을 순간 기억하지 못하고 있다.) 교수 회의실에서 "AB 내용에 대하여 가장 잘 알고 계시는 C--- 교수님(10년 이상을 함께 근무한 교수님인데 성만 생각나고, 갑자기 이름이 생각나지 않아서 순간 당황한다.) 이른 아침 출근하면서, 현관문을 몇 번 오간다. 핸드폰 가지러, USB 가지러, 지인이 부탁한 환자 메모 가지러, 몇 번씩 들어왔다 나가며, 아파트를 나선다. 뭔가 빠진 게 있다. 그렇다 -안경이다. 다시 뛰어 들어가 이리저리 두리번두리번 소리에 안사람이 나온다. "뭘 찾으세요?" "안경" "당신 눈에 있는데!!!" "아차차---".

나이가 들면서 젊었을 때에 비해 기억력, 특히 어느 순간에 기억이 살아나지 않는 "깜박하는" 순간이 있다. 그래서 스스로 실소하는 경우가 많다. 나이가 들면서 생기는 기억력 저하는 자연적인 노화현상으로서 신경세포의 그물망 회로를 통한 신호전달의 어느 한 부분이 매끄럽게 진행되지 못한 상태이다. 따라서 기억의 일부를 순간적으로 잃지만, 주변 신경세포로부터 뻗어 나온 돌기가 보완해 줌으로써 신호전달 회로가 회복되면 깜박 잃었던 기억은 잠시 후 다시 돌아오는 경우가 대부분이다. 항상 마주치는 업무에서, 그중에서도 명칭을 자주 망각하는 경우가 많지만, 이로 인하여 개인의 일상생활에 큰 지장을 주지는 않는다. 또한 당사자가 잊어버린 사실을 스스로 안다. 이런 점에서 AD와 건망증은 완전히 다르다. AD는 질병이며 나이가 들어서 생기는 자연스러운 건망증과는 다르다.

AD는 앞에 기술한 바와 같이 대뇌의 단기기억과 장기기억을 저장하는 신경세포의 질병으로서 기억의 일부 또는 대부분을 잊어버린다. 질병의 특성은 개개인마다 다르게 나타날 수 있다. 초기 증상은 노화에 의한 단순한 건망증이나 스트레스에 의한 증상으로 오해하기 쉽다. 또한 AD의 시작이라고 인정하기 싫은 것이 인지상정이다. 발병 초기에는 이름, 날짜, 집의 위치, 바로 전 또는 하루 이틀 전에 하였던 중요한 일과 같은 것들이 기억에서 사라지는 최근의 단기기억 -특히 동사나 형용사, 부사에 비하여 명사- 이 먼저 상실된다. 점점 진행되면서 행동, 조울증, 언어장애, 인간관계 및 오래된 기억까지 상실된다. 특히, 더욱 비극적인 것은 잊어버린 사실 자체를 모른다는 것이다. 가족이었는데 모르는 타인으로 변하여 가는 것이다.

알츠하이머병의 원인이 되는 Aβ와 Tau의 축적은 인지장애 증상이 초래되어 AD로 진단되는 시점보다 훨씬 빠른 50세부터 시작된다. 따라서 발병하기까지는 10-15년 이상이 소요되어 주어진 기간 안에 치료나 예방의 기회가 있다. 현재까지 완치를 위한 치료법은 아직 개발되지 않았지만, 조기진단과 치료를 통하여 질병의 빠른 진행을 완화할 것을 권하고 있다. 언젠가는 치료방법이 나올 것이며, 어려운 시기는 지나갈 것이라고 생각한다.

AD 환자가 아닌 살아있는 사람의 망각을 주제로 한 시의 일부분 -오세영 "죽은 자와 함께 산다" -을 소개한다. 업무와 주변 사람에 대한 관심과 사랑, 소통이 삶을 삶답게 한다고 하기에.

\- 전략 -

인간은 누구나 죽은 자와 함께 산다.
살아도 죽어 있음은 망각 때문이었다.
망각은 이별에서 왔다.
이별은 무의미에서 왔다.
무의미는 무관심에서 왔다.
무관심은 사랑의 부재에서 왔다.
사랑의 부재는 언어의 부재에서 왔다.
말, 말을 잊지 않기 위하여
나는 오늘도 라일락 그늘에 앉아
보낼 곳도 없는 편질 쓰는데
불쑥 날아온 부고 한 통.
인간은 누구나 죽은 자와 함께 산다.

참고문헌

1. Berrios GE. "Alzheimer's disease: A conceptual history". Inter J Geriat Psychiatr. 1990;5:355-65.
2. Weber MM. Aloys Alzheimer, a coworker of Emil Kraepelin. J Psychiatr Res. 1997;31:635-643.
3. Maurer K, Volk S, Gerbaldo H. Auguste D and Alzheimer's disease. Lancet. 1997;349:1546-1549.
4. Möller HJ, Graeber MB. The case described by Alois Alzheimer in 1911. Historical and conceptual perspectives based on the clinical record and neurohistological sections. Eur Arch Psychiatry Clin Neurosci. 1998;248:111-122.
5. Zilka N, Novak M. The tangled story of Alois Alzheimer. Bratisl Lek Listy. 2006;107:343-345.
6. Yang HD, Kim DH, Lee SB, Young LD. History of Alzheimer's Disease. Dement Neurocogn Disord. 2016;15:115-121.
7. Sacuiu SF: Dementias. Handb Clin Neurol. 2016;138:123-51.

18. 파킨슨병

- 살아가는 방법 -

PD를 상기시킨 사람들
PD의 역사와 병리
치료법 개발
신경교세포에 대한 희망

PD를 상기시킨 사람들

시간은 사람을 기다리지 않고 흘러가며, 질병은 사람을 가리지 않고 찾아온다. John Paul II(요한 바오로 2세)는 1973년에 취임하여 행동하는 교황으로서 군부독재 시절에 우리나라를 방문한 바 있다. 비행기에서 내리자마자 땅바닥에 입 맞추던 장면, 벗이 있어 멀리서 찾아오니 이 또한 즐겁지 아니한가(有朋 自遠方來 不亦樂乎)라는 공자의 말씀을 인용한 첫 인사, 광주를 방문하여 5·18 민주화 운동의 중심인 도청과 금남로를 걸으면서 화해와 평화의 메시지를 전하던 가톨릭교의 정신적 지주이었다. 그는 1993년 군중들 앞에서 설교 후 넘어진 이후 지팡이에 의지하며 불편한 걸음걸이로 세계인을 안타깝게 하였다. Parkinson병(PD)을 앓기 시작한 것이다.

또 한 사람을 이야기하지 않을 수 없다. 1996년 미국 애틀랜타

올림픽 개막식에 등장하여 다소 굳은 표정, 휘청거리는 걸음걸이, 떨리는 손으로 성화를 점화하며, 그의 멈추지 않는 도전정신을 보여주었던 Muhamad Ali이다. 그는 1942년에 켄터키주 Louiseville에서 태어나 1960-70년대를 풍미한 헤비급 복서이었고, 나에게는 건강 문제로 힘들었던 시절에 한줄기 희망을 보여준 우상이었다. 하려 하고 하고픈 일에 넘어져도 다시 일어나는 알리처럼 되고 싶었다. 학창시절 개인 사진을 모아둔 앨범 표지는 링 위에 오른 알리의 모습을 담은 사진이었으며, 힘들 때 그 표지 사진을 보며 위로를 받곤 하였다. 그는 1960년 18세의 나이로 로마올림픽에서 금메달리스트가 되어 고향으로 금의환향하였다. 금메달을 목에 걸고 식당에 들어갔다가 "검둥이에게는 음식을 팔지 않는다."라는 말에 충격을 받고 자신의 금메달을 루이빌 시내를 흐르는 강물에 던져 버린다. 국가를 위하여 땀을 흘렸지만, 인종차별이 극심한 당시 미국 사회에 저항하고자 프로복서의 길을 선택하였다.

22세 때 당대 최고의 헤비급 세계챔피언 소니 리스턴을 이기고 새로운 챔피언에 등극하면서, 그의 도전 신화가 시작되었다. 몸무게가 100 kg에 이르는 헤비급 선수로서 상상하기 어려운 테크닉 -나비처럼 날아 벌처럼 쏜다.(Float like a butterfly, and sting like a bee.)- 으로 우리가 말하는 혁신이 무엇인가를 보여준 권투 선수였다. 전성기 시절에 월남전으로 인하여 징집되었을 때 흑인들의 자유와 평등한 인권을 보장한다면 스스로 입대하겠다고 하면서, 당시의 인권상황에서 베트콩과 싸우느니 흑인을 억압하는 세상과 싸우겠다며 징집을 거부하였다. 이로 인하여 선수

자격정지, 유죄판결, 종단제명, 민권운동과 반전운동, 무죄판결로 이어지는 5년 동안의 어려운 시기를 감수하였다. 이제 그의 나이 30세가 넘어 세상 사람들이 운동선수로서의 전성기를 훌쩍 넘긴 한물간 선수라고 생각하였을 때, 어느 도전자도 피하지 않고 39세에 은퇴할 때까지 최선을 다하였던 불멸의 챔피언이었다. 그는 42세인 1984년부터 PD를 앓기 시작하여, 약 20년 동안 투병 끝에 생을 마감하였는데, 불굴의 파이팅에서 받은 만성외상(chronic traumatic encephalopathy)이 발병 유인으로 작용하였으리라 생각된다.

2018년 6월에 올림픽 금메달을 버렸던 강가에 세워진 알리 박물관을 찾아갔다. 사각의 링과 함께 경기 및 영상자료가 인권운동 자료와 함께 잘 구비되어 있었다. 지고의 선을 향한 인간의 모습을 마음과 행동으로 보여준 알리이었기에 루이스빌 최고의 명소가 되어있었다. 그는 나의 삶의 여정에 남아있는 회한 세 가지 -할 수 있었는데, 해야 하였는데, 해야만 했는데- 를 극복하는 법을 일깨워 주었다.

PD의 역사와 병리

PD는 떨림, 강직, 느린 운동 증상을 특징으로 하는 운동장애 신경퇴행질환이며, AD 다음으로 많이 발생한다. 영국의사인 James Parkinson(1755-1824)이 1817년에 발표한 'An essay on the shaking palsy'를 통하여 첫번째 환자가 보고되었고, 이후 프랑스의사 Jean Martin Charcot(1825-1893)에 의하여 PD라는 질병 이름이 사용되었다. 당시에는 인간의 평균수명이 짧아 환자가 드물었겠지만, 현재는 본 질병에 대한 발병 원인, 진단, 치료 방법 등에 대한 많은 연구가 이루어졌으며, 전 세계적으로 600만 명 이상의 환자가 있다고 알려져 있다. 과거에 연탄 가스(일산화탄소) 중독에서 회복된 후 PD와 비슷한 증상이 초래된 환자들이 있었는데, 이들은 Parkinson 증후군이라 하며, 이는 신경퇴행질환인 PD와 원인 및 치료법, 예후가 다른 질환이다.

부검증례의 임상기록을 보면 대개 10년 이상, 길게는20-30년 치료받으며 투병한 환자들이다. 이것은 본 질환이 중뇌의 흑색질에서 Dopamine이라는 신경전달물질을 생성 분비하는 신경세포의 소실에 의해 발생하는 신경퇴행질환이라고 밝혀진 이후, 앞에서 기술한 것처럼 L-dopa를 비롯한 약제 개발 및 다양한 치료법에 힘입은 바 크다고 생각된다. 어느 환자에서나 나타나는 공통 증상은 떨림, 강직, 느린 운동이다. 처음엔 손가락의 미묘한 떨림(수전증)으로 시작하는데, 어떤 일을 하지 않는 휴식기에 발생하고, 일하는 동안에는 소실된다. 얼굴은 무표정하고 우울해 보이고, 목소리가 작고 말이 어눌하다. 구부정한 자세로 양팔을 굽혀 몸통에 붙이고, 걸음걸이는 느려지고, 뻣뻣하며, 작은 보폭으로 발을 끌면서 걷는다. 환자들의 팔과 다리가 강직되어 붙잡고 움직여 보면 저항이 느껴지고, 일어날 때 중심을 잘 잡지 못해 넘어지기 쉽다. 몸동작이 점차적으로 느려지게 되어 일상생활

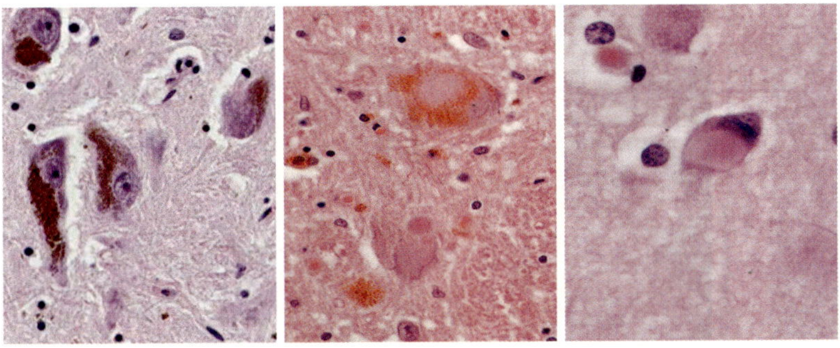

정상 성인의 중뇌 흑색질에서는 dopamine을 분비하는 신경세포가 뚜렷이 관찰되지만, 파킨슨병 환자의 중뇌에서는 신경세포의 변성과 Lewy소체가 관찰된다.

을 하는데 어려움을 겪게 된다. 어떤 동작을 하려고 해도 시작이 잘되지 않고, 일단 시작한다고 하더라도 동작이 매우 느리며, 한번 시작한 동작을 멈추는 것도 쉽지 않다. 따라서 실내나 거리에서 넘어질 수 있고, 신체의 골절이나 외상성 뇌출혈 등 이차손상이 초래되기도 한다.

질병이 진행되면 음식을 삼키기가 어려워지며, 폐렴이 합병되기도 한다. 인지와 감각기능은 영위되지만, 환자의 10%에서는 인지 기능의 저하가 동반되어 AD를 겸하기도 한다. 대뇌의 병리조직 소견은 중뇌의 흑색질에서 색소신경세포의 소실이다. 이는 정상 대뇌에서 검은 띠처럼 보이는 흑색질이 PD 환자의 뇌에서는 거의 탈색되어 창백하게 보이기 때문에 육안으로도 확인할 수 있다. 남아 있는 일부 신경세포의 세포질에서 원형의 붉으스럼한 루이소체(Lewy body, LB)가 흔히 관찰된다. LB는 독일에서 태어나 1910년에 베를린대학을 졸업한 후 신경과 의사가 된

Frederic Henry Lewey에 의하여 처음 기술되었다. 이름이 Lewey인데 Lewy body로 사용되고 있는 것은 논문 작성 시에 타이핑 오류였다는 설이 있는데, 확실치 않다. Alzheimer, Creutzfeldt, Jakob 등과 함께 근무한 적이 있으며, 나치를 피하여 미국으로 이주하였다. 루이소체는 α-synuclein으로 구성된 섬세한 미세섬유로 이루어져 있으며, 중심부에서 고밀도로 테두리에서 저밀도로 채워져 있어 달무리처럼 보인다, 신경세포 소실 부위는 교세포가 증식되어 있다. 우리나라에서도 환자가 많기 때문에 뇌부검이 활성화되면 다양한 신경퇴행질환의 병소를 관찰할 수 있으리라 생각한다.

병인은 중뇌의 흑색질에서 일어나는 구조 변이를 일으킨 단백질 응집과 축적, 미토콘드리아 이상 및 신경세포 소실과 관련되어 있다. 신경퇴행질환은 앞에서 기술한 바와 같이 유전자 변이와 관련되어 발병하는데, PD에서도 질병을 유발하는 유전자 변이들이 밝혀졌다. 맨 처음 발견된 유전자는 α-synuclein을 생성하는 유전자로서, 4번 염색체(4q21-23)에 위치하고 있다(PARK1형). α-synuclein은 신경돌기 연접부의 지질 결합단백질로서, 단백질 구조 변화로 인한 비정상적인 세포질 내 응집체가 PD의 병리조직학적 특징인 LB의 주요 성분임이 밝혀졌다. 이러한 응집체가 한 신경세포에서 방출되어 다른 신경세포에 의해 흡수, 이동하여 호흡 중추신경이 있는 인접 영역으로, 뇌줄기에서 변연계 구조물을 거쳐 신피질로 퍼지기도 한다.

그 외에 상염색체 우성 PD를 초래하는 LRRK2(leucine-rich

repeat kinase 2)를 코딩하는 유전자변이, 상염색체 열성 PD를 유발하는 DJ-1와 PINK1 유전자변이, 신경세포 내 사립체기능 장애를 통해 PD를 유발하는 parkin 유전자변이 등이 알려져 있고, 이외에도 새로운 유전자변이가 계속 보고되고 있다. 흑색질 신경세포의 변성과 소실 과정은 유전적, 환경적 소인이 복합적으로 작용하여 질병이 발생된다고 추측하고 있다. 유전자변이에 의한 가족형 PD가 보고되었지만, 대부분의 PD는 유전자변이에 환경인자가 더하여 발병하는 것으로 생각되고 있다. 유전자 변이가 있는 상태에서 살충제, 제초제, 중금속 등 외부 환경 독소에 노출되면 흑색질의 신경 세포가 파괴가 진행되는 것이다.

치료법 개발

PD를 연구하기 위한 동물실험 모델은 생쥐나 원숭이에 흑색질 신경세포를 선택적으로 파괴하는 신경독성 약제를 사용하여 왔다. 첫 번째로 reserpine을 사용한 동물모델인데, 운동 저하 등의 임상 증상을 보였으나, 흑색질 신경세포의 사멸이 관찰되지 않기 때문에 사용되지 않고 있다. 두 번째로 사용된 6-hydroxydopamine (6-OHDA)는 dopamine과 화학적 구조가 유사하지만, 흑질-선조체(nigrostriatal) 시스템의 도파민 신경세포를 손상시켜, PD와 같은 임상증상을 초래하였다. 뇌-혈관벽(BBB)을 통과하지 못하므로, 뇌정위 수술을 통해 흑색질, 기저핵 등에 직접 주입해야 하는데, 한 측에 주입하여 실험할 경우 반대 측의 신경세포와 비교할 수 있고, 경제적이며, 일관성 있는 소견을 관찰할 수 있기 때문에 현재까지도 이용되고 있다.

현재 가장 많이 사용되고 있는 모델은 1980년대 초반에 보고된 MPTP(1-methyl-4-phenyl-1,2,3,6- tetrahydropyridine)라는 독성물질이다. 이것은 BBB를 통과할 수 있기 때문에 정맥 주사로 투여한 경우에도 별세포(astrocyte)에서 MAO-B(monoamine oxidase-B)에 의해 MPP+(1-methyl-4-phenylpyridinium)으로 대사 된다. 이 대사물은 도파민 전달체(dopamine transporter)에 의해 흑색질 신경세포로 운반되어 세포질의 사립체 기능부전 및 세포사멸을 유도한다. 이외에도 제초제인 paraquat은 MPP+와 화학적 구조가 유사하여, 쥐에 투여시 흑색질에 도파민 신경세포가 소실되고, 파킨슨병 증상을 유발할 수 있다.

이러한 동물실험 모델은 1980년대 대한병리학회에서 자주 발표된 연구주제로서, PD의 발병기전에서 환경적인 요인이 중요하게 작용함을 알 수 있게 하였다. PD에서 유전자변이가 밝혀짐에 따라, 이를 적용한 유전자변이 실험 모델도 등장하였다. α-synuclein 유전자 변형에 의한 가족형 PD가 보고된 이후 tyrosine hydroxylase(TH)나 PDGF-β(platelet-derived growth factor-β)를 촉진자로 사용하여 α-synuclein 생성을 유도하는 동물모델이 보고되었다. 또한 parkin, PINK1, DJ-1 등의 유전자에 대한 선택적 변이 모델도 보고되었다.

결국 실험 모델은 인간의 PD처럼 흑색질의 dopamine 신경

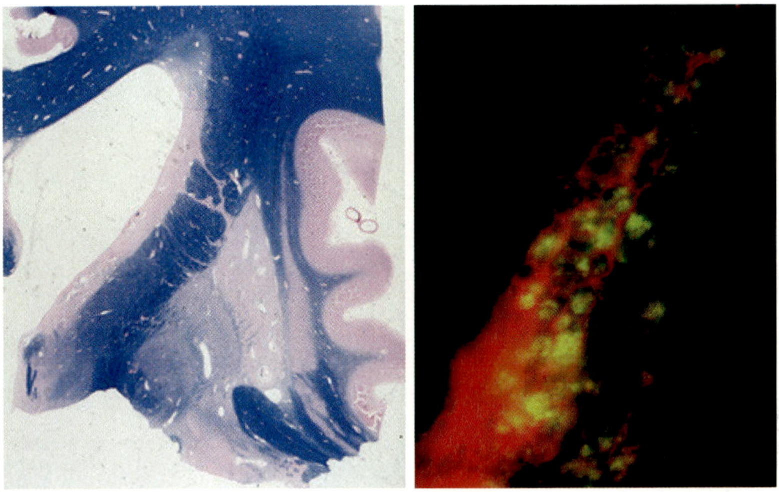

기저핵의 신경세포소실로 인하여 초래되는 운동장애 질환인 헌팅톤(Huntington)병 환자의 조직소견과 신경줄기세포를 이용한 치료법의 실험적 연구로서, 동일한 개념의 연구가 PD 환자에서도 시도되고 있다.

세포가 기저핵의 선조체로 연결되고, 이들 신경세포의 변성은 선조체 dopamine 감소를 유발하여 임상증상을 초래하는 방향으로 발전되어 왔으며, 이를 통한 병인 연구와 약제 개발에 응용되고 있다. L-dopa(도파민의 전구물질) 약물요법에 더하여 신경줄기세포 치료법, 광유전학적 기술을 이용한 대뇌심부자극술(Deep Brain Stimulation, DBS), 유전자치료 등의 새로운 치료법에 대한 연구가 임상에 적용될 날이 오기를 기대한다.

신경교세포에 대한 희망

대뇌질환, 특히 신경퇴행질환의 문제는 손상된 세포를 다시 복구할 수 없다는 것이다. 일부 학자들은 신경줄기세포에 대한 연구를 통하여 이 문제를 해결하기 위해 노력하여 왔다. 신경세포 이식을 통해 AD, PD 등의 퇴행질병 치료를 시도하고 있다. 그러나 아직까지 손상된 부위를 회복시킬 수 있는 만족할 만한 치료법은 미완성이다. 그래서 신경세포에만 매달리지 않고 신경 주위에 있는 신경교세포의 신경세포 보호 기능으로 연구방향을 변화하는 움직임이 있다. 그 대상이 별세포(astrocyte) 이다. 그동안 별세포의 기능은 신경세포 소실부위에서 접착제 역할을 하며, 일부 질환에서는 별세포가 물질대사에 관여하면서 저하된 신경세포 기능을 활성화하는 기능을 하고 있다고 하였다. 저자가 시행하였던 뇌졸중 실험의 일부 결과 -허혈손상이 시작되면 별세포에서 신경세포 보호인자(BDNF)의 발현이 증대- 와도 일치한다. 또한 신경세포가 손상된 후 일부 별세포의 증식으로 인하여 신경세포의 재생길을 막는 소위 약 주고 병 주는 역할을 한다고 알려져 왔었다.

그러나, 최근 연구에 의하면 별세포에 신경세포 성장인자를 재프로그래밍 함으로서 손상된 신경세포 기능을 회복시키는 것은 물론 새로운 세포를 만들어낼 수 있다는 것이다. 별세포가 신경세포에 영양분을 공급하면서 끊임없이 세포와 신호를 주고 받으며, 혈류에 영향을 미치고 있는 것이다. 독일의 연구팀은 쥐의 뇌 연구를 통해 별세포가 손상된 신경세포를 회복시키고, 또 다른 신경세포를 만들어내고 있다는 근거를 발견하였고, 재 프로그래밍 된 별세포가 쥐의 손상된 신경세포 회복을 도와 그 움직임을 활성화하였다는 연구보고를 한 바 있다. 이 같은 연구 결과는 그동안 불치병으로 알려진 AD, ALS, 뇌졸중, 척수손상 등의 치료에 대한 희망을 주기 때문에 의료계뿐만 아니라 모든 사람이 기대를 하게 된다. 정말 그런 날이 오기를 바란다. 한편으로는 이러한 연구 결과는 양성우의 시 구절 -그대 기우는 그믐달 새벽별 사이로/ 바람처럼 오는가 물결처럼 오는가/ --중략-- 그대 지금/ 어디쯤 가까이 와서/ 소리 없이 모닥불로 타고 있는가- 처럼 더 오래 참고 기다려야 한다. 실험 쥐에서 얻은 결과가 사람에게 적용되기까지 말의 성찬보다는 보다 더 면밀한 실험과 성찰과 기다림을 필요로 한다.

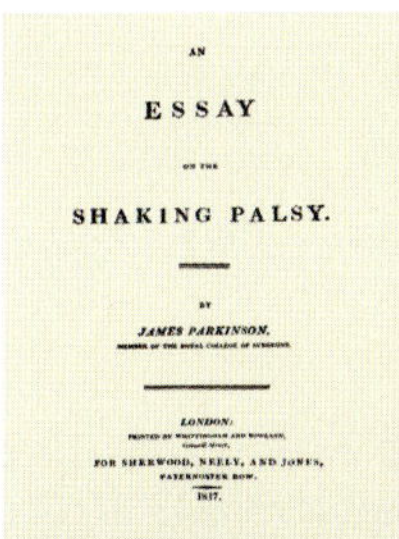
AN
ESSAY
ON THE
SHAKING PALSY.
BY
JAMES PARKINSON,
LONDON:
FOR SHERWOOD, NEELY, AND JONES,
PATERNOSTER ROW.
1817.

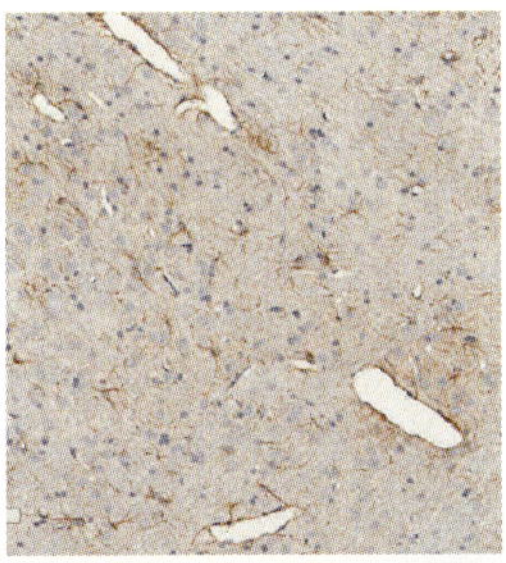

파킨슨병을 맨 처음 기술한 책으로 1817년에 발간되었다. 신경세포의 성장인자를 분비하는 별세포로서 BDNF 신경세포성장인자의 분자유전학적 프로그래밍을 통하여 파킨슨병의 치료법 연구에 사용되고 있다.

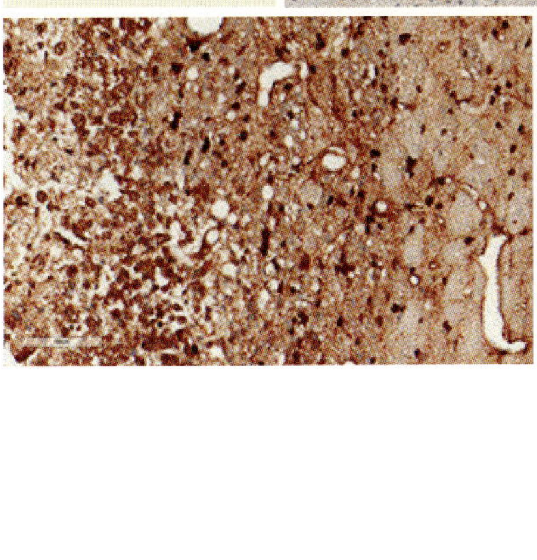

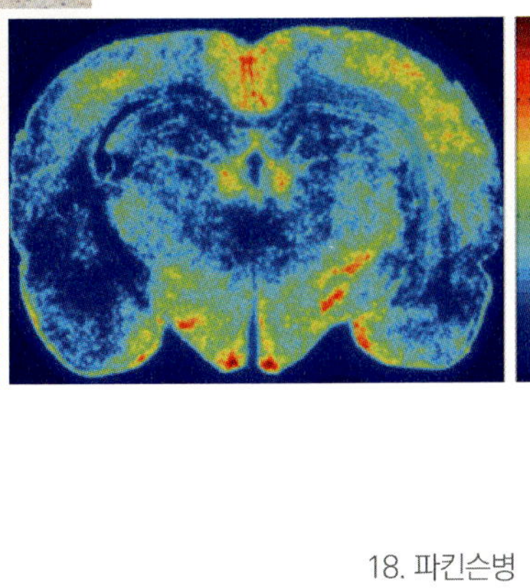

참고문헌

1. Parkinson J. An essay on the shaking palsy 1817. J Neuropsychiatry Clin Neurosci 2002;14:223-236.
2. Dickson DW, Feany MB, Yen SH, Mattiace LA, Davies P. Cytoskeletal pathology in non-Alzheimer degenerative dementia: new lesions in diffuse Lewy body disease, Pick's disease, and corticobasal degeneration. J Neural Trans 1996;47S:31-46.
3. Holdorff B. Friedrich Heinrich Lewy and his work. J Hist Neurosci. 2002
4. Kune G. World leaders surviving serious illness: Franklin D. Roosevelt and Pope John Paul II. ANZ J Surg 2007;77:1110-1113.
5. Rodrigues e Silva AM, Geldsetzer F, Holdorff B. Who was the man who discovered the "Lewy bodies"? Mov Disord 2010;25:1765-73.
6. Blonder LX. Historical and cross-cultural perspectives on Parkinson's disease. J Complement Integr Med 2018;8:15-20.

19. 루게릭(Lou Gehrig) 병

- 삶과 질병의 의미 -

질병명의 이해

4-5년 전 어느 여름날, 무더위 속의 프로야구 경기장에서 한화 조인성 선수를 시작으로 국민타자 이승엽, 박병호 선수 등이 물통에 얼음 덩어리를 가득채운 냉수로 머리에서부터 온몸에 뒤집어쓰는 소위 '아이스 버킷 챌린지'를 하였다. 이 이벤트는 근위축측삭경화증 또는 근육위축가쪽경화증(amyotrophic lateral sclerosis, ALS)이라는 대뇌피질과 척수의 운동신경세포를 침범하는 신경퇴행 질환의 환자에 대한 관심을 환기하고 연구를 활성화하기 위한 사회적 기금모금운동이다. 참가자가 얼음물을 뒤집어쓰면 다음에 할 사람을 지명하는 방식으로 계속 이어지고, 지명받은 사람은 얼음물을 뒤집어쓰든지 100달러를 ALS 재단에 기부하든지 선택하도록 한다. 이에 무더위 속에서 시원하게 얼음물을 뒤집어쓰고 동시에 기부도 하는 행위가 한때 유행으로 퍼지기도 하였다.

운동신경세포는 대뇌피질(상부)과 척수(하부)에 위치하며, 길게 뻗어나온 신경돌기로 서로 연결되어 있다. 여느 신경세포처럼 세포체에는 핵과 잘 발달된 핵소체, 에너지대사를 하는 사립체, 신경전달물질이나 신경돌기의 원료인 섬유단백을 생성하는 Nissl체, 생성된 단백질을 운반하기 위해 포장하는 Golgi체 등이 잘 발달되어 있다. 운동신호 전달통로인 축삭은 세포체로부터 필요한 물질을 공급받으며, 상부축삭은 희돌기교 세포(oligodendrocyte), 하부축삭은 Shwann세포에서 생성한 말이집에 둘러싸여 있다. 신체의 운동은 상부 운동신경세포의 전기신호 발진으로 시작되며, 운동신경세포의 축삭다발인 추체로를 따라 뇌간 및 척수의 하부 운동신경세포에 전달되고, 운동신경 섬유를 통하여 근섬유에 전달되어, 근섬유의 수축을 일으킴으로써 원하는 운동기능이 이루어진다.

ALS는 대뇌피질에 위치한 상부 운동신경세포와 뇌간 및 척수의 하부 운동신경세포의 소실에 의한 진행성근위축과 근력저하를 특징으로 하는 신경퇴행질환이다. 성인에 발병하며, 손가락과 발가락 마비로 시작하여, 팔다리의 자발적인 근육운동, 말하기, 삼키기, 숨쉬기 등을 제어하는 운동신경세포의 선택적 손상으로 인해 진단 후 3-5년에 사망에 이르는 병이다. '근위축측삭경화증'이라는 질병명은 다소 감각적인 용어라고 생각되는데, 근위축(amyotrophic)은 척수의 하부 신경세포가 변성을 일으키고 소실됨에 따라 초래되는 사지와 몸통의 골격근 섬유의 위축을 뜻하고, 측삭경화증(側索硬化症, lateral sclerosis)은 상부 신경세포에서 연수와 척수로 내려오는 운동신경섬유 다발과 척수의 신경세포가 소실된 자리에 별세포증식에 의한 신경교증으로 인하여 척수의 전측방 부위가 단단하게 변화된 것을 의미하는 병리학적 개념에서 명명된 질병으로 이해하면 된다.

ALS의 역사

1824년 영국 의사 Charles Bell은 진행성 운동장애 환자를 처음 보고하였고, 1874년 프랑스 의사 Jean Martin Charcot는 진행성 근위축과 근경련 등의 특징적인 임상증상과 척수전각 신경세포의 손상 및 경화증의 신경병리학적 소견을 종합하여 ALS라는 질병으로 발표하였다. ALS의 질병에 대한 역사의 출발점이었다. 1920-30년대 미국의 걸출한 야구선수인 Lou Gehrig의 예상치 못하였던 조기은퇴와 사망을 초래한 원인 질병으로서, 일반인들에게는 Lou Gehrig 병으로 더 잘 알려지게 되었다. 이를 계기로 본 질환에 대한 병리조직학적 및 분자생물학적 연구가 활발하게 진행되었다. Betz 거대 세포(1997년), Bunina체(1988년), fALS(가족성)를 일으키는 최초의 유전자 SOD1(1993년), Ubiquitin화된 세포질 내포(2006년), 최근에 TDP-43단백병증을 초래하는 TARDBP, FUS, C9orf72 등의 유전자변이, TDP-43단백질 침착에 의한 ALS와 전두-측두엽변성(frontotemporal lobar degeneration, FTLD) 사이의 연관성 등이 보고되었다.

현재 신경퇴행질환으로서 ALS는 잘 알려진 질병인데, 실제 부검 증례의 대뇌를 관찰하기는 쉽지 않다. 60여 년 전에 창립된 일본 Niigata대학 뇌연구소에는 ALS 환자로 사망하여 대뇌부검이 실시된 증례가 100례 이상이 보관되어 있고, 필요한 의생물학적 기초연구에 ALS 병소 조직을 제공하고 있었다. 우리나라에도 정부에서 많은 예산을 지원하여 뇌조직은행이 설치되었는데, 설립 목적에 충실한 운영이 아쉽다.

ALS의 병리와 병인

1991-93년에 임상적으로 ALS로 진단되어 사망한 세 명의 환자에 대한 대뇌를 관찰할 기회가 있었다. 진료기록을 통한 임상증상과 부검 대뇌의 병리소견을 요약하면 다음과 같다. 임상 진단 시 환자의 연령은 45-55세이었으며, 사망까지의 투병 기간은 5-10년이었다. 본 증례에서 환자의 가족 구성원의 발병은 없었다. 손과 발에서부터 근력 약화가 시작되었고, 손에서 물건을 자주 떨어뜨렸다. 상지의 힘이 더 먼저 떨어졌으며, 때로 사지근육의 경련이 동반되었고, 상지근육은 굽히기보다는 펴는 힘이 더 약했다. 음식물을 씹고 삼키기가 힘들어졌다. 눈에 띄게 근육감소와 함께 체중감소가 나타났고, 평소에 입는 옷이 헐렁하여졌다. 얼굴과 입, 혀의 동작이 점점 쇠퇴하였으나, 인지와 감각기능은 그런대로 유지되었다. 음식을 삼키기 힘들어졌고, 폐장으로의 흡인에 의한

폐렴이 발생하였다. 사망원인은 폐렴과 패혈증이었다.

대뇌의 육안 검색상 자세히 살펴보면 대뇌피질 운동중추 부위의 전두엽 피질이 위축되어 있음을 관찰할 수 있었고, 특히 척수의 회색질이 탈색되어 회백색의 경결을 보이며, 척추를 통하여 근육으로 나가는 말초신경이 심하게 위축되어 엷은 노끈처럼 보였다. 병리조직학적으로 척수 전측부 신경세포의 수가 감소해 있다. 신경세포 소실은 전자현미경을 통하여 관찰 하였을 때 Nissl체의 용해, 신경세포체와 연접하는 수지상돌기의 변성, 세포자멸사의 과정을 밟고 있었다. 특히 후자는 세포자멸사 유전자 bax와 bak 증가, bcl-2 감소로 뒷받침할 수 있었다. 남아있는 신경세포의 세포질 안에서 불그스럼하고 윤기 있는 봉입체인 Bunina 소체를 두 증례에서 확인할 수 있었다. 이 소체는 ubiquitin에 양성으로 염색되었지만, AD에서 보이는 APP, Aβ, Tau 등에는 음성으로서 전혀 다른 질환임을 보여주었다. 뇌교와 연수에서 일부 머리신경핵(cranial nerve nuclei)의 소실도 동반되었다.

척수 전측면부위의 신경세포가 소실된 곳에는 활성화된 소교세포와 반응성 별세포증이 동반되었다. 소교세포 활성은 염증반응의 동반가능성을 시사해주는 소견으로 생각되었다. 상부와 하부 운동신경세포의 소실로 인하여 피질척수로와 말초 신경섬유다발의 말이집소실(demyelination)이 초래되었는데, 이는 Luxolfast blue와 PAS 동시(LBPAS)염색에서 잘 관찰할 수 있었다. 또한 위축된 근육에서는 직경이 줄어든 개개의 근육세포들이 서로 운집되어 있는 신경성 근위축 소견을 보였다. 척수의 신경세포에서 면역조직화학적으로 ubiquitin 양성 내포물이 발견되었는데, 이러한 소견은 대뇌피질의 상부 신경세포, 해마에서도 관찰되었다. 이어서 ubiquitin화 봉입체의 주요 성분으로 TDP-43 단백질이 주요 성분으로 확인되었다. TDP-43은 정상 신경 및 신경교 세포의 핵에서 발현되는데 반하여, ALS에서는 핵에서 소실되고, 세포질에서 병적인 응집체를 형성하고 있음이 밝혀졌다. 그러나 TDP-43 재분배의 병인은 아직도 밝혀지지 않고 있다. 이것은 AD를 비롯한 각종 퇴행질환에서 발견되기 때문에 ALS의 직접적인 병인으로는 생각되지 않는다. 신경세포에서 TDP-43의 발현은 본 질환의 진행 정도를 판단하는데 사용되기도 한다.

ALS는 질병의 가족력이 있는지 여부에 따라 가족성(10%) 또는 산발성(90%)으로 초래된다. 현재 분자유전학적 연구기법의 발달로 병인론에 대한 진전된 연구보고가 나오고 있다. 즉, ALS는 기본적으로 신경세포 내 독성 단백질 축적에 의해 초래되는데, 이를 촉진하는 유전자 변이가 밝혀지고 있다. 가족성질병(fALS)은 유전자돌연변이로 인하여 가족 구성원들에서 발병하며, 산발성 질병(sALS)은 유전인자와 함께 독성물질 등 환경요인이 합병하여 발병된다. sALS와 fALS의 임상증상은 특별한 차이가 없이 동일하다. fALS를 초래하는 유전자 변이는 현재 20개 이상 보고되어 있으며, 이 중에서 가장 빈도가 높은 것은 염색체 9번 오픈 리딩 프레임 72유전자 (C9ORF72, 40%), Superoxide dismutase 1 (SOD1, 20%), 육종(FUS) 및 TAR DNA결합단백질(TARDBP)이

융합된 FUS/TDP-43 유전자(5-10%)이다. 거의 대부분이 상염색체 우성유전으로 질병이 발생된다. 이 중에서 맨 처음 발견된 유전자 변이는 21번 염색체에 위치한 SOD1(superoxide dismutase)를 코딩하는 유전자의 돌연변이였다. 유전자 변이에 의해 만들어진 SOD1 단백질은 신경세포에서 구조변형을 초래하여 접힘 오류를 일으키고 응집체를 형성하여 세포손상, 프로테오솜 기능 및 자가탐식 장애, 축삭수송 및 사립체 기능 변화, 세포자멸사로 이어진다.

단백질 항체에 대한 면역조직화학, 분자 유전학 및 분자 생물학적 연구를 종합하면 ALS는 유전자 변이, Glutamate 수용체의 과도한 자극에 의한 흥분 독성, SOD1 유전자 변이에 의한 산화적 손상과 사립체 기능장애, 신경돌기를 통한 신호전달물질 운반 장애, 신경세사의 조립 저해, 단백질 구조 변화에 의한 응집, 소교세포의 염증반응, 신경 영양 인자 및 신호전달 경로의 기능 장애 등의 복잡한 병인에 의하여 발병된다고 할 수 있다. 즉, ALS의 신경병리 소견에 대한 병인을 하나하나 풀어가는 과정에 있는 것이다. 이러한 복잡한 병인 때문에 현재까지는 만족할 만한 치료약이 개발되어 있지 않다. 세상의 많은 사람들이 얼음 물통을 둘러쓰며, 이 질병의 치료에 대한 희망의 싹을 가꾸는 한, 본 질병에 대한 병인론이 언젠가는 풀릴 것으로 생각되며, 이에 따라 질병 특이 치료제가 개발되는 날이 올 것이다.

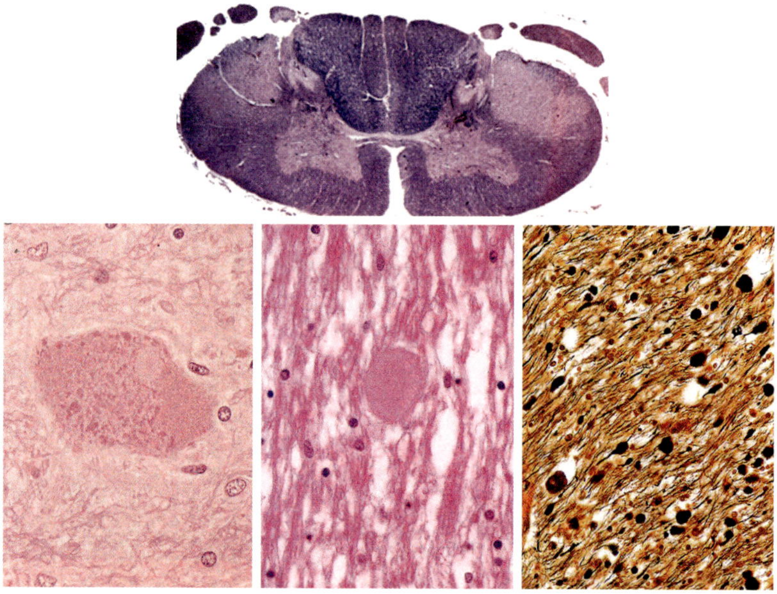

루게릭병 환자의 현미경소견상 척수 신경세포에서 Bunina소체가 관찰되고, 가쪽 신경다발에서 말이집소실과 별세포증식에 의한 측삭경화증과 운동신경다발의 종창변성(axon spheroids)이 관찰된다.

루게릭병

ALS라는 질병을 일반인에게 Lou Gehrig병으로 각인시킨 Henry Louis Gehrig (1903-1941)에 대해 언급하고자 한다. 그는 1920-30년대 NY Yankees의 전성기를 이끈 1루수로서, 14년 동안 2,000여 경기에 연속출장 한 대기록을 세웠다. 초등학교 입학부터 대학졸업까지 하루도 결석하지 않고 개근하였다고 생각한다. 우리나라의 프로야구사에서 해태 타이거즈 전성기의 중심타자 김봉연, 이순철, 이종범 선수를 조합한 스타일의 정교하고 힘있는 대형타자이자 1루 수비수였다. 특히 야구팬이라면 잘 아는 홈런왕 Babe Ruth-Lou Gehrig-헤밍웨이의 '노인과 바다'의 주인공 산티아고가 좋아하는 Joe DiMaggio-Micky Mantle로 이어지는 중심타선의 기둥이었다. 이러한 그가 35세가 되던 1938년부터 갑자기 경기력이 떨어지며, 근육이 점점 힘을 잃어가는 증상으로 이듬해에 은퇴하였다. 홈페이지(www.lougehrig.com, Lou Gehrig Farewell Speech)에 있는 은퇴사의 일부는 다음과 같다.

> "저는 세상에서 가장 운 좋은 행복한 사람입니다. 이 야구장에서 17년 동안이나 뛰었고, 여러분들로부터 많은 성원과 격려를 받았기 때문입니다. -중략- 야구장 관리인을 포함한 모든 임직원이 상패와 함께 당신을 기억할 때, 그것은 뜻있는 일일 것입니다. 자신의 딸이 사위와 말다툼을 할 때 사위 편을 들어주는 장모님이 계신다면 그것은 멋진 일일 것입니다. 당신을 가르치고 키우기 위해 평생을 바친 부모님이 계시다면 그것은 축복일 것입니다. 항상 힘의 원천이 되어주고 당신이 할 수 있는 것보다 더 많은 용기를 북돋아주는 아내가 있다면-그것은 제가 아는 최고의 선입니다. -후략- "

은퇴 후 구단은 Lou Gehrig의 유니폼 등번호 4번을 영구결번으로 지정하였는데 이것은 미국 메이저리그 최초의 영구결번이 되었다. 은퇴 후 곧바로 Mayo clinic에 입원하여 ALS라는 진단을 받고, 인지장애는 유지된 상태에서 고통 없이 점진적으로 진행되는 사지와 신체의 근력 소실로 투병생활 2년 만에 37세를 일기로 사망하였다. 그의 부인은 남은 평생을 ALS 연구를 지원하는 일에 헌신하였다. Lou Gehrig은 "위대한 스포츠 정신과 시민 정신을 가진 사람"이었고 양키구장의 헌정비의 기록 "한 남자가 있었다. 그는 예의 바른 신사였다. 2,130 경기 연속 출장이라는 대기록을 세운 이 위대한 야구선수는 우리 곁에 영원히 남으리."을 넘어 세상 사람에게 삶과 질병의 의미를 새겨주고 있다. 2013년에 방문하였던 뉴욕 Yankees stadium 박물관에서는 선수와 시민으로서 Lou Gehrig을 보여주고 있었다.

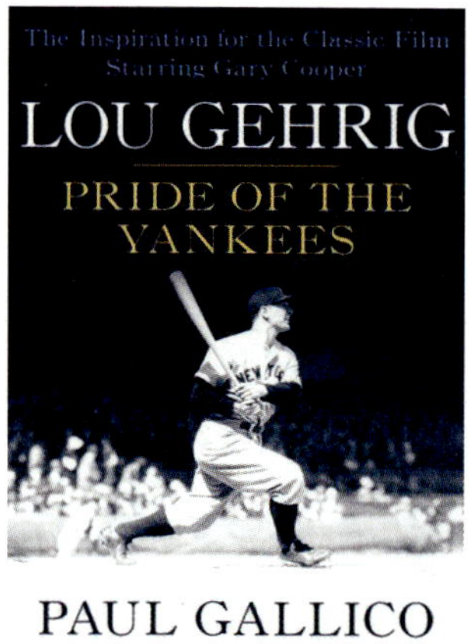

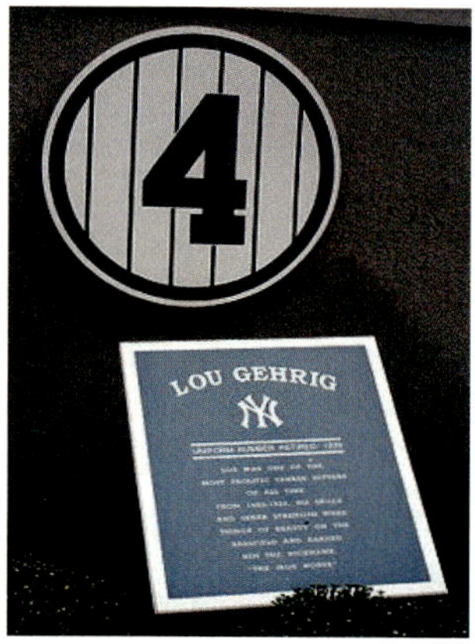

NY Yankees구단에서 발간한 루게릭의 인생을 담은 책자와 구장 안에 설치된 기념비

참고문헌

1. www.lougehrig.com

2. Das K, Nag C, GhoshM: Familial, Environmental, and Occupational Risk Factors in Development of Amyotrophic Lateral Sclerosis. N Am J Med Sci 2012;4:350-355.

3. D' Amico E, Pasmantier M, Lee YW, Weimer L, Mitsumoto H: Clinical Evolution of Pure Upper Motor Neuron Disease/Dysfunction (PUMND). Muscle Nerve 2013;47:28-32.

4. Turner MR, Hardiman O, Benatar M, Brooks BR, Chio A, Carvalho M, Ince PG, et al.: Controversies and priorities in amyotrophic lateral sclerosis. Lancet Neurol 2013;12:310-322.

5. Oskarsson B, Horton DK, Mitsumoto H: Potential Environmental Factors in Amyotrophic Lateral Sclerosis. Neurol Clin 2015;33:877-888.

20. 뇌종양

- 의사의 생명윤리에 대한 질문 -

뇌종양의 개념
별세포와 교모세포종
말기환자의 연명치료
암의 병인과 맞춤치료
인공지능의 시대

뇌종양의 개념

생로병사(生老病死)- 자연의 이법이지만 뜻하지 않는 질병은 환자와, 자기 자신과, 세상 모두를 향해 연민의 정을 일으킨다. 어느 해인지부터 환자로부터 얻어진 병리 조직을 판독하면서 환자의 삶이 그려지기 시작하였다. 그래서 연령과 병력을 자주 확인한다. 한창 젊은 나이에 치료가 힘들 정도로 진행되어 버린 암이 그렇고, 특히 저자가 전공하는 대뇌의 질병은 더더욱 그렇다. 판독실을 나오면서 힘에 부침을 느낄 때 스스로를 위로하느라 읊조리는 구절이 있다. "세상은 한 큰 도시, 너는 이 도시의 한 시민으로 이때까지 살아왔다. 아, 온 날을 세지 말며, 그날의 짧음을 한탄하지 말라. 너를 여기서 내보내는 것은 부정(不正)한 판관(判官)이나 폭군이 아니요, 너를 여기 데려온 자연(自然)이다. 그러니 가라, 배우가 그를 고용한 감독이 명령하는 대로 무대를 나가듯이, 아직

5막을 다 끝내지 못하였다고 하려느냐? 그러나 인생에 있어서는 3막으로 극 전체가 끝나는 수가 있다. 그것은 작자(作者)의 상관할 일이요 네가 간섭할 일이 아니다." 옛날 로마 철인 황제의 인생에 대한 성찰을 작가 Pater가 산문으로 쓰고, 이양하 선생의 번역을 통하여 나의 마음속으로 들어온 글인데, 위안과 안타까운 마음이 교차하며, 여전한 아쉬움 속에서 환자의 회복을 빈다. 질병에 의한 죽음도 자연의 한 과정인데, 여기에서 인간의 권리는 어디까지일까? 인생을 나름대로 선택하며 살 권리가 있다면, 때에 이르렀다고 생각할 때 스스로 죽음도 선택할 수 있는가?

어려운 질문에 젊은 뇌종양 환자가 대답한 사건이 2014년에 보도되었다. 환자는 신혼의 행복을 누리고 있어야 할 20대 후반의 여성으로서 미국 서부 해안가에 위치한 대도시의 시민이었다. 갑자기 심한 두통에 시달려 병원에 입원하였고, MRI 상 대뇌 종괴가 발견되어 병리조직검사 결과 교모세포종(glioblastoma) -신경 교세포의 일종인 별세포에서 기원한 최고 등급의 악성종양-으로 진단되었고, 담당 의사로부터 6개월을 넘기기 힘들다는 시한부 선고를 받았다. 그녀는 가족들과의 협의 끝에 고통스러운 삶의 연장보다는 스스로 죽음을 선택하였다. 환자와 가족은 당시에 존엄사법(Death with Dignity Act)이 시행되는 Oregon으로 이사하고, 주어진 시간은 힘들었지만 가족과 함께 즐거운 시간 으로 승화하였다. 교모세포종 진단 10개월이 되자 더 이상 투병하는 것이 힘들어졌다. 환자는 자신이 세상을 떠나는 날을 선택하여 가족과 친구들이 지켜보는 가운데 의사가 처방한 약을 먹고 눈을 감았다.

저자는 신경병리학을 전공하는 입장에서 진지하고 적극적인 동료 교수님들 덕분에 다양한 종류의 내외과적 신경계질환 -뇌와 척수 종양, 뇌혈관질환, 뇌전증, 신경계 감염증, 말초신경과 근육질환 등- 을 현미경으로 관찰할 수 있었고, 이들 질환의 정확한 치료와 병인에 대한 연구를 수행할 수 있었다. 처음 시작할 때의 막막함이 가슴 벅찬 보람으로 이어졌으니, 모든 동료에게 감사할 따름이다.

뇌종양은 중추신경계를 구성하고 있는 세포인 별세포, 희소돌기교세포, 뇌실막세포, 신경세포, 지주막세포, 맥락얼기세포, 뇌하수체와 송과선 세포 등에서 기원하며, 신체의 다른 장기에서 발생하는 종양과는 다음과 같은 임상적, 병리조직학적 차이가 있다.

첫째, 단단한 머릿 뼈로 둘러싸인 한정된 공간 내에서 성장하므로 종양의 성장에 따라 종양 주위의 뇌를 압박하고, 뇌압을 상승시킴으로서 심한 두통과 국소부위의 기능장애를 초래한다. 둘째, 종양의 악성도는 병리조직소견에 따라 결정되지만, 예후는 종양이 발생된 해부학적 위치에 따라 다를 수 있다. 셋째, 조직 소견이 저등급이라도 침윤성장을 하고, 뇌의 중요한 기능 부위를 침범하면 절제 수술이 불가능하기 때문에 악성종양으로 분류된다. 넷째, 종양의 병리조직소견이 다양하고, 한 종양에서 여러 가지 종류의 세포가 혼합되어 관찰되기 때문에 판독에 주의해야 한다. 다섯째, 뇌에서 발생한 종양이 폐, 림프절, 간장 등 신체의 다른 장기로 전이되는 것은 극히 드문 반면에 다른 장기의 종양은 대뇌로 흔하게 전이된다. 즉, 전이성 종양이 잘 발생되는 장기이다.

별세포와 교모세포종

신경세포는 거의 대부분의 세포가 유사분열에 의한 세포교대를 하지 않고, 개체의 삶과 함께하기 때문에 앞에 기술한 AD, PD, ALS 등의 신경퇴행질환을 초래하는 경우가 많고, 종양 발생은 비교적 드물며, 발생하더라도 국소부위에 국한되어 치료 후 예후가 비교적 좋다. 문제는 별세포에서 발생하는 종양인데, 이 세포는 신경세포가 잘 유지되고, 기능을 잘하도록 성장인자와 에너지를 공급한다. 소위 녹녹치 않은 생체환경에서 신경세포가 맡은 바 임무를 잘 하도록 버팀 다리 역할을 하는 세포로서, 어떤 원인에 의해 신경세포의 소실이 초래되면 반응성 증식을 하여 손실된 신경세포 부위를 아교로 때우는 것처럼 메꿔 주기도 한다. 따라서 신경계의 세포 중에서 세포분열 능력이 가장 뛰어나고, 유전자 변이에 의하여 종양을 발생시키는 주범이다.

뇌종양의 50% 이상이 별세포에서 기원한다. 병리조직학적으로 4등급이 있는데, 반반씩 저등급과 고등급으로 구분하기도 한다. 그러나 1등급을 제외한 2등급만 하더라도 저등급이지만, 종양주변의 정상 뇌조직으로 파고들며 침윤성 성장을 하기 때문에 미만성 또는 광범위 별세포종이라 진단하며, 종양등급 분류상 저등급이라 하더라도 악성종양에 포함된다.

교모세포종은 4등급 별세포종으로서, 단순하고 얌전하게 보이는 작고 둥근 세포부터 핵과 핵소체가 뚜렷하고 불규칙하나마 경계가 있으며 풍부한 세포질이 있는 부릅뜬 눈으로 째려보는 것 같은 모양을 한 다양한 형태의 세포들로 구성되어 있다. 종양세포들이 거칠다 보니 자기들끼리 집단 괴사를 일으키기도 하고, 이들 주변에는 집단 괴사가 청소되면 바로 그 자리를 차지할 세포들이 빽빽하게 울타리처럼 배열되어 있다. 이렇게 활발하게 분열하고, 다양한 모양의 종양세포로 가득 차 있기 때문에, 이들이 살아가기 위하여 주변에 미리 만들어 놓은 수많은 모세혈관이 흔히 관찰된다. 교모세포종의 발생은 처음 시작부터 발생하는 원발성 또는 일차교모세포종과 2등급 또는 3등급의 미만성 별세포종이 먼저 발병되고, 이 종양에서 고등급의 악성화가 초래되어 발생하는 이차교모세포종이 있다. 이차교모세포종은 미만성 별세포종의 발생 원인이 되는 IDH, ATRX, p53 유전자 변이를 공유한다. 일차교모세포종은 이러한 저등급의 미만성 별세포종 발생과 관련된 유전자 변이와는 관계없이 EGFR(Epidermal Growth Factor Receptor)유전자의 증폭, PTEN (Phosphatase and Tensin Homolog)과 CDKN2A (Cyclin-Dependent Kinase Inhibitor 2A) 유전자 등의 결손에 의해 발생된다. 또한 모세혈관은 VEGF, EGF, PDGF 유전자 변이에 의하여 증식됨이 밝혀졌다.

미만성별세포종과 교모세포종은 30대의 젊은 연령층에서 발병하며, 뇌의 어느 부위에서나 발생한다. 뇌전증, 언어장애,

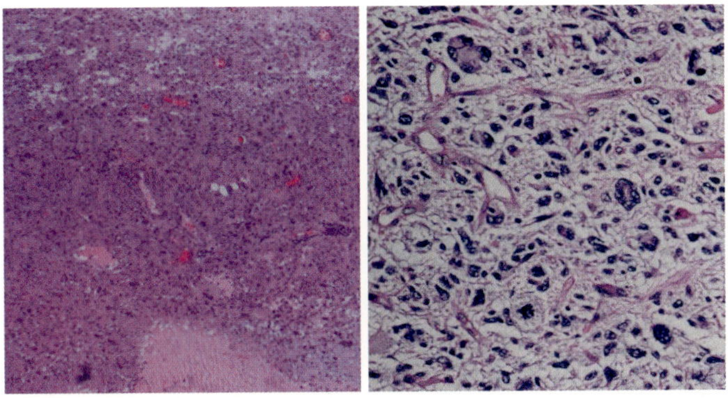

교모세포종은 종양세포의 과도한 증식으로 인한 괴사와 종양세포의 형태가 울퉁불퉁하고 서로 다른 특징을 가지고 있다.

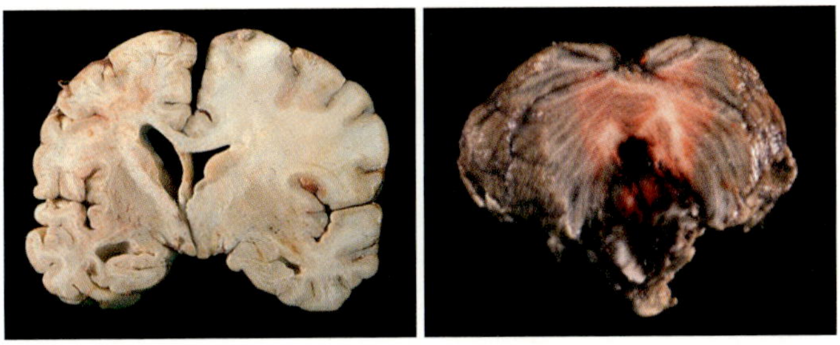

미만성 별세포종에 의한 대퇴탈출과 압박에 따른 중뇌의 출혈은 생명을 위협한다.

운동장애, 시야장애, 성격이나 행동장애 등 다양한 증상을 나타낸다. 미만성 별세포종의 경우 IDH 유전자 변이 여부가 예후에 중요하다. IDH 유전자변이를 가지고 있는 경우, 2등급이나 3등급 별세포종의 경우 평균 생존기간은 10년 내외다. 교모세포종은 평균 생존기간이 대폭 줄어들어 IDH 유전자 변이가 있는 경우에 평균 2년, 없는 경우에 평균 1년 생존한다. 현재 교모세포종을 비롯한 고등급 미만성 별세포종의 치료법은 외과적 수술로 종괴를 최대한 적출한 후 제거한 후 국소 방사선조사와 Temozolomide 약제의 병행요법(CCRT, concurrent chemoradiotherapy)이다. Temozolomide는 2000년대 초반에 개발된 화학요법제로서 교모세포종 환자에 CCRT 치료가 도입된 이후 평균 생존 기간을 12개월에서 15개월로 늘리는 개가를 올렸다. 미만성 별세포종이나 교모세포종으로 진단받고 사망한 환자의 대뇌를 보면 종괴의 국소부위 압박에 의하여 심한 뇌부종이 발생되어 대퇴 탈출 현상이 초래된 경우를 관찰할 수 있다. 때에 따라서는 호흡 중추가 있는 중뇌가 압박되어 사망한 경우도 있다. 또한 CCRT 치료에 의한 합병증으로 괴사나 섬유화가 관찰되기도 한다.

말기환자의 연명치료

앞에 기술한 젊은 교모세포종 환자는 불행하게도 아직 이 악성 종양을 치료할 수 있는 약이 없다는 점에서 존엄사 또는 안락사를 선택할 수밖에 없었지만, 자신은 결코 자살하는 것이 아니라고 하였다. 또한 임종을 지키는 가족과 친구들에게 각자에게 주어진 시간이 다할 때까지 삶의 가치를 생각하고, 하루하루를 즐겁게 살며, 아름다운 이 지상에서 행복하기를 바란다고 하였다. 이 사건을 보면서 난치병을 앓고 있는 환자의 생명 연장에 대한 우리나라의 현황을 생각해 본다.

10여 년 전에 서울대 보라매병원 사건이 있었다. 난치병 환자의 보호자 요청에 따라 담당 의사는 이 환자에 대한 치료 중단 및 퇴원을 허용하였고, 이어서 환자는 사망하였다. To care or not to care, that is the question. 이 사건의 형사재판에서 회복의 희망이 없는 난치성 환자라 하더라도, 치료를 중지하여 환자를 사망에 이르게 한 담당 의사들에게 살인 방조죄가 인정된다고 판결하였다. 이것이 의사의 잘못인가라는 강한 회의감이 들었는데, 뒤이어 또 다른 사건이 연세대병원에서 발생하였다. 병원의 중환자실에서 인공호흡기에 의지해 식물인간 상태로 연명하고 있었던 환자의 가족들이 환자의 뜻에 따라 연명치료를 중단할 것을 요구했지만, 보라매병원 사건을 경험하였던 의사들이 이번에는 연명치료 중단을 거부하면서 법적 분쟁에 휘말리게 되었다. 재판관은 이 사건에 대하여 환자와 가족들의 뜻에 따라 환자의 연명치료를 지속하는 인공호흡기를 떼라고 판결함으로써, 국내 최초로 연명치료 여부에 대한 환자 측의 결정을 인정하였다. 즉, 불과 몇 해 사이에 보라매병원 사건과 연세대병원 사건에 대한 사법부의 판결이 바뀌어 환자가 회복 불가능한 단계에 이르렀을 때, 환자와 가족들이 연명의료 결정을 할 수 있다고 인정한 것이다. 우리나라에서는 존엄사에 대한 의료 윤리적 토의가 몇 차례 있었다. 아직 시행되지는 않고 있지만 금기시되던 주제가 수면 위로 올라온 느낌이다.

안락사 'euthanasia'는 어원적으로 고대 그리스어의 아름답고, 행복하다는 뜻의 접두사 'eu'와 죽음이라는 뜻의 명사인 'thanatos'

의 합성어에서 유래한 것으로 아름답고 행복한 죽음 또는 편안하고 품위 있는 죽음(Death with dignity)을 뜻한다. 즉, 극심한 고통을 겪고 있는 불치의 환자가 더 이상의 삶은 아무런 가치도 없으며 단지 두렵고 굴욕적인 고통의 연장에 불과하다고 생각하고 환자 본인의 결정에 따라 의사로부터 약물 주사를 맞거나 의사의 처방을 받아 구입한 극약을 마음의 준비가 되었을 때 복용하여 사망하는 것을 뜻한다는 의미이다. 생명은 세상의 어떤 것보다 귀중한 것, 따라서 존엄사에 대한 반대도 거셀 수밖에 없다. 특히, 의사는 환자를 치료하는 임무에 종사하는 사람들인데, 회복에 대한 희망이 없다고 하여 환자에게 죽음의 약을 처방한다는 건 의료인의 본분에 어긋나고 윤리에도 맞지 않는다고 할 수 있다. 우리나라에서는 최근에 사회와 의료계의 합의를 통하여 연명의료결정법이 제정되었다. 의사들은 환자와 가족의 적극적인 청원에 의한 존엄사는 아니지만, 현대의학으로 회생 가능성이 없는 환자에 대하여 환자와 가족이 요청할 때 무의미한 연명의료를 중단할 수 있게 되었다.

암의 병인과 맞춤치료

악성종양의 발생은 살고 있는 지역, 연령, 인종, 유전적 배경에 따라 다르다. 일반적으로 환경요인이 70-80%, 유전적 소인이 20-30%를 차지한다. 뇌종양을 비롯하여 유방암, 대장암, 난소암 등은 가족성 암 발생이 알려져 있고, 이 경우에 BRCA-1 과 2, p53, RB 등의 유전자 변이가 발견되었다. 특히 BRCA-1과 2 유전자 변이는 40세가 되기 전에 유방암과 난소암의 발병률이 매우 높다. 약 10년 전에 이러한 이유로 미국의 유명한 여배우가 유방암 예방 목적으로 30대 초반에 양측 유방절제술을 받음으로써, 암유전자에 대한 세상 사람의 관심을 불러일으켰다.

암은 인체를 구성하고 있는 세포의 유전자 변이에 의하여 발병한다. 바이러스에 의한 감염, 흡연, 알콜, 고지방식, 비만, 물리화학적 발암물질에 의한 환경요인 인자들도 결국 세포의 발암관련 유전자 -암유전자, 억제유전자, 세포자멸사 유전자- 변이를 통하여 발생한다. 종양세포에서 관찰되는 암유전자 연구를 통하여 KIT, HER2, VEGF, EGF, PDGF, BRAF, RAS, RB 등 수많은 유전자 변이가 밝혀지게 되었다.

이러한 유전자에 의해 과도하게 생성되어 암세포를 만들어내는 기전을 억제하는 항암제도 개발되었다. 만성백혈병 치료제인 Gleevec, 유방암 원인인 HER2기능을 억제하는 Herceptin이 대표적인 예이다. 암환자에서 이러한 유전자 변이는 개개인의 따라 서로 다른 유형으로 나타났고, 이에 따라 환자의 종양유전자 변이에 대한 맞춤치료(Targeted therapy)가 시행되고 있다. 교모세포종의 혈관 증식에 관여하는 VEGF, EGF, PDGF 유전자산물에 대한 맞춤치료는 교모세포종뿐만 아니라, 발병 기전을 공유하는 폐암이나 대장암 등의 치료에도 사용되고 있다.

또한 200여 종에 이르는 각종 종양유전자를 한 번에 검사하는

차세대 염기서열 분석기법(NGS, next generation sequencing)이 개발됨으로써 악성종양 환자의 발병 유전자에 대한 정확한 진단을 통하여 치료 효과를 높이는 맞춤치료가 점점 보편화되고 있다. 이에 더하여 새로운 분자유전학적 지식과 응용기법의 발전은 개인별 체질적 유전자 정보를 포함해 단백질을 비롯한 신체의 대사 작용 등 개개인에서 얻은 빅데이터 정보를 바탕으로 유전적 소인에 따른 생활습관 개선과 건강관리 및 질병의 예방, 진단과 치료를 보다 정확하게 접근하는 정밀의학(Precision medicine)의 시대를 앞에 두고 있다. 이를 통하여 악성종양의 유병률을 줄이고, 발병시 효율적인 치료로 생존기간을 늘리는 시대가 올 것이다.

인공지능(Artificial Intelligence, AI)의 시대

최근 종양의 진단과 치료에 있어서 인공지능이 도입되었고, 현미경을 대신하여 컴퓨터 이미지 시대가 성큼 다가섰다. 이에 따라 현미경 관찰을 통한 병리조직 진단도 언젠가는 인공지능이 대체할 것이라는 근거 없는 말이 횡행한다. 진단병리학을 학습한 인공지능은 10여 종류의 미분화성 원형세포 종양도 척척 감별 진단할 것이라고 한다. 종양의 기원세포나, 조직 및 간질의 반응을 제외하고 종양세포구역만 설정하면 병리조직학적 진단에 근접할 수 있을지 모르지만, 아직은 멀다. 동일한 진단명이라 하더라도 병리의사는 각각의 증례에 따라 종양 자체뿐만 아니라 주변 세포와 조직의 생활반응이 보여주는 다양한 소견을 현미경을 통하여 읽어낼 수 있기 때문이다. 아마도 현미경은 IT기술의 발달로 이미지를 보는 속도와 용량이 커지면서 대체될 날이 언젠가는 올 것이다. 컴퓨터 화면의 병리소견 이미지도 결국은 현미경을 통하여 얻어진다. 그래서 현미경은 미래에도 존재한다. 그리고 세포병리에 대한 정량적인 관찰방법이 발전할 것이다. 그리하면 병리학적 진단의 미래는? 병리학적 진단은 병리학을 하는 사람들이 의학의 중심으로서 동료들과 소통을 포기하고, 현 상태에서 얼어 굳어지고 변화할 수 없는 상태에 이른다면, 혹시라도 인공지능이 대체할 수 있다고 생각되기도 한다.

그러나 병리학적 진단은 의료의 표준화된 공통 언어이고, 따라서 병리의사는 제아무리 모든 것이 싫어도 숨 쉬며 생명을 유지하는 것처럼 소통하며 살아갈 수밖에 없는 운명이다. 이것은 또한 의과학의 발전과 함께 병리학적 관찰과 진단에 끊임없는 연구와 성찰, 부단 없는 노력을 요구한다. 인공지능이 병리학자의 선(善)을 지향하는 연구와 노력, 성찰하는 열정을 넘어서기에는 가야 할 길이 너무나 멀고 높다. 하나의 조직을 판독하기 위해 뇌의에 있는 1천억 개 이상의 신경세포가 각각 여러 개의 돌기를 통하여 상호 몰입하고 신호 전달하는 과정을 넘어서야 하기 때문이다.

참고문헌

1. www.nytimes.com 2014/11/04 brittany-maynard

2. 문국진, 생명윤리와 안락사 -의료의 문화적 반성-, 여문각, 1999, ISBN 978-89-8517-620-0

3. Magalhães AX, Nandhabalan M, Jones C, Costa BM.:Molecular prognostic factors in glioblastoma: state of the art and future challenges. CNS Oncol 2013;2:495-510.

4. Olar A, Aldape KD: Using the Molecular Classification of Glioblastoma to Inform Personalized Treatment. J Pathol 2014;232:165-177.

5. Chaurasia A, Park SH, Seo JW, Park CK.: Immunohistochemical Analysis of ATRX, IDH1 and p53 in Glioblastoma and Their Correlations with Patient Survival. J Korean Med Sci 2016;31:1208-1214.

6. Klughammer J, Kiesel B, Roetzer T, Fortelny N, Kuchler A, et al.: The DNA methylation landscape of glioblastoma disease progression shows extensive heterogeneity in time and space. Nat Med 2018;24:1611-1624.

21. 골격근 질환

- 치료약제의 부작용 -

근육의 종류
동결절편과 효소염색법
스테로이드 근병증

근육의 종류

근육은 기능에 따라 운동신경이 연결되어 있는 골격근과 자율신경이 연결되어 있는 평활근으로 나눌 수 있다. 골격근은 기본적으로 마음대로 움직이며, 운동을 하는 근육이다. 이 근육은 뇌에서부터 척수를 통하여 길게 뻗어있는 신경과 연결되어 있다. 대뇌피질에 위치한 상부 운동신경세포의 축삭돌기가 척수의 앞 뿔에 위치한 하부 운동신경세포에서 한차례 교대를 한 후, 새로 교대한 신경세포의 축삭돌기는 말초신경섬유 다발을 구성하며 신경-근육 접합부에 연결됨으로써 상하지 근육이 자유 의지에 따라 움직일 수 있게 된다. 근세포는 수축과 이완을 통하여 운동하기 때문에 근섬유로 구성되어 있으며, 핵은 근섬유막에 둘러싸인 맨 바깥에 자리하고 있다.

운동기능에 따라 크게 두 가지 유형이 있는데, 음식에 대한 미식

가는 아니더라도 식감으로 근육의 유형을 판단할 수도 있다. 치킨을 예로 들면 퍽퍽한 가슴살과 부드러운 다리 살의 차이다. 이것은 척수로부터 나온 신경섬유의 연결에 따라 제1형(slow-twitch or red) 근섬유와 제2형(fast-twitch or white) 근섬유로 나누어진다. 제1형은 긴 시간 동안 체형을 유지하는 운동을 담당하며, 근섬유에 사립체와 지질단백이 풍부하게 분포되어 있다. 제2형은 단시간의 빠르고 강한 운동을 담당하며, 근섬유에 활성이 강한 ATPase가 분포되어 있고, 미토콘드리아와 지질단백은 상대적으로 적게 분포되어 있다. 근섬유 유형은 ATPase 효소 염색을 통하여 현미경관찰로 구분할 수 있는데, 한번 보면 잊을 수 없는 아름다운 체크무늬를 보여준다. 달리기 선수의 경우 마라톤과 단거리 주자의 다리근육 모습이 다르다. 마라톤 선수의 근육은 제1형이 많은 체크무늬, 단거리 주자는 제2형이 많은 체크무늬를 보일 것으로 생각된다.

동결절편과 효소염색법

병리학을 시작하면서 각종 세포나 병소를 더욱더 정확하게 관찰하기 위하여 여러 가지 특수염색법, 조직효소염색법, 면역염색법, 전자현미경 관찰을 위한 초미세박절과 특수염색 등 기본적인 기법을 익히게 된다. ATPase 효소 염색법은 질병에 따른 근섬유 유형의 변화를 관찰하는 데 있어서 필수적인 기법인데, 기질의 pH

에 따라 세 종류로 구분한다. 기법이 아주 예민하여 수분이 많이 함유된 근육 절편을 아이스 크리스탈이 생성되지 않게 급속 냉동하여 깨끗하게 박절된 조직절편을 사용하여, 정확한 시약의 농도와 작용시간을 지켜야 하는 가장 어려운 기법의 하나이다. 전공의로 들어와 골격근을 관찰하기 위한 ATPase 효소 염색법을 제대로 할 수 있으면 조직염색 기법에 대한 마스터로 대우를 하였다. 다행히도 교실에 근 질환에 대한 관심을 갖고 있는 교수님이 계셨기 때문에 연구를 위해 ATPase 효소염색을 할 수밖에 없어서 시작하였는데, 당시 전국 20여 개 대학병원에서 이 염색을 제대로 할 수 있는 대학병원은 한 두 곳에 불과하였다. 각종 질병 모델을 만든 후 골격근을 채취하여, 밤을 새워 동결조직을 박절한 후 효소염색을 시작하기까지 냉장보관하여야 하는데, 이 순간에 깜박하여 동결절편기 옆에 방치한 채로 자울자울 하다가 실험을 버린 것이 몇 차례이었는지---. 새로운 실험동물을 희생하여야 하고, 냉동 조직 박절을 다시 하는 고된 노동을 생각하며 절대자에게 자비를 베풀어 주시라는 기원이 절로 나오곤 하였다.

골격근의 동결절편에서 ATPase 효소염색 가능 여부는 현재에도 병원에서 골격근 질환에 대한 병리 검사를 제대로 할 수 있는지를 판단하는 문지기 역할을 하고 있다. 전공의를 시작하면서 여러 우여곡절 끝에 마스터하였던 ATPase 염색법은 근조직을 넘어 모든 병리 조직 표본에서도 최상의 염색 표본을 만드는 것으로 확장되었다. 최상의 염색 표본에서 촬영한 슬라이드와 사진은 국내는 물론 국제학회의 발표와 논문 작성에도 사용되었고, 병리

소견과 결과 기술이 정확하고 명료하다는 평가를 받는 계기가 되었다고 생각한다.

임상 환자들 중에서 근위축이나 비정상적인 비대, 운동장애, 통증 등이 있는 경우에 병리조직학적 진단을 위하여 근육생검을 하게 된다. 이때 가장 먼저 생각해야 할 점이 근육 자체에서 발생한 원발성 근병증인지, 아니면 말초신경장애에 의한 속발성 근위축증인지를 구분해야 한다. 또한 근육이 말초신경과 바로 연결되어 있기 때문에 신경의 질병과 연관성을 진단하기 위하여 근육생검은 말초신경 생검과 동시에 하는 경우가 많다. 이때 운동신경 생검은 일부 근육의 운동장애를 초래할 수 있기 때문에 감각신경을 선택한다.

앞에서 기술한 근위측가쪽경화증(ALS, 루게릭병) 또는 중증 근무력증, 소아마비나 척수손상의 경우는 각각의 병인은 다르지만 전형적인 속발성 근위축증이 발병된 상태이다. 속발성 근위축증은 탈신경근육위축이라고도 하며, 여러 개의 예각으로 위축된 근섬유 군집과 소수의 흩어져 있는 비후된 근섬유, ATPase 염색상 체크무늬가 소실되고 같은 종류의 근육섬유형 집단화, 근섬유의 위축으로 핵의 간격이 좁혀져 줄줄이 배열됨으로써 염주모양을 보이는 핵연쇄 등의 소견이 특징적으로 관찰된다. 이에 반하여 Duchenne 근병증을 대표로 하는 일차성 근병증은 불규칙한 근섬유 위축과 비대, 위축이라 하더라도 예각이 아닌 원형의 위축, 근섬유 내측으로 핵의 위치 이동, 핵의 비대화, 변성 및 괴사, 근 재생섬유, 염증세포 침윤, 근섬유 주변에 불규칙한

섬유화, 지방변성 등이 관찰된다. 병리조직학적으로 진단된 원발성 근병증은 발병 원인에 있어서 여러 가지 유전자 변이가 있기 때문에, 이에 대한 분자검사를 병용함으로써 보다 더 정확한 진단에 이르게 된다.

스테로이드 근병증

1990년대 후반에 두 명의 기관지 천식환자로부터 채취된 근조직 검사를 관찰한 적이 있었다. 환자의 연령은 40대로 외견상 건강한 모습이었으나, 알레르기성 천식 발작으로 응급실로 실려오게 되었다. 천식은 20년 이상 적절한 약제로 잘 조절하였었는데, 최근에 감기를 앓으면서 약제에 반응하지 않는 천식발작이 나타난 것이다. 입원 치료로 천식발작은 호전되어 퇴원하였다. 약 3개월 후 환자는 상지와 하지 허약감을 주소로 내원하였다. 한 명의 환자는 상지를 위로 올리고, 머리를 빗는 것이 힘들었다고 하였다. 오후가 되면 온몸이 절절거렸다. 다른 환자는 상지와 하지의 허약감이 있었다. 신체검사상 다리 뒷부분의 근육을 덮는 피부에 미세한 발적과 압통이 있었다. 환자 모두 혈액검사상 크레아틴이 증가되었고, CK(크레아틴 키나제)는 정상범위였다. 소변에서 크레아틴이 증가되었다. 근전도상 근섬유의 비정상적인 떨림은 없었다. 근육의 질병여부를 진단하기 위하여 근조직 검사가 시행되었다. 곧바로 효소염색을 위한 동결 조직과 전자현미경 관찰을 위한 조직

절편을 제작하였다. 현미경 관찰상 근섬유의 국소적인 소실, 일부 근섬유, 특히 제2형 근섬유의 선택적인의 예각위축이 관찰되었다.

전자현미경 관찰상 근 섬유는 국소적으로 혈류 저하에 의한 응고괴사라기보다는 물로 씻긴 것처럼 서서히 소실되었고, 소실된 근섬유 부위는 작은 근섬유 파편들로 여겨지는 과립들이 존재하였다. 근막에 염증세포 침윤은 없었으나, 근섬유세포 1-2개에 국한되어 근세포의 농축과 함께 염증세포 침윤이 관찰되었다. 현미경 소견상 어떤 독성물질에 의한 근병증을 의심케 하였기 때문에 다시 환자의 음주여부, 치료약제 등을 체크하였다. 두 환자 모두 활동성 천식을 치료하기 위하여 부신피질호르몬 제재를 복용하고 있었다. 스테로이드 약제에 의한 독성 근병증이라고 진단하였다. 관련 서적과 논문을 찾아보니 골격근은 체중의 약 45-50%를 차지하며, 혈류와 대사율이 높아 치료 약제에 영향을 받기 쉬운 장기라고 하였다. 천식 증상이 심한 상태의 환자에서 치료약제로 스테로이드제재를 사용하는데, 이때 용량의 과다 보다는 환자에 따라 과민반응으로 급성 근병증이 유발되기도 한다고 하였다.

스테로이드 제재는 근육 중 제2형 근섬유에서 단백 생산을 억제함과 동시에 단백 이화작용을 함으로써 근병증을 일으킨다고 하는데, 아직도 스테로이드 근병증의 정확한 발병 기전은 알려지지 않았다고 하였다. 병리학적 소견도 흥미가 있었고, 또한 병인이 될 만한 소견을 찾아보기로 하고 이지신 교수와 함께 약 1년 동안에 걸친 동물실험을 하였다.

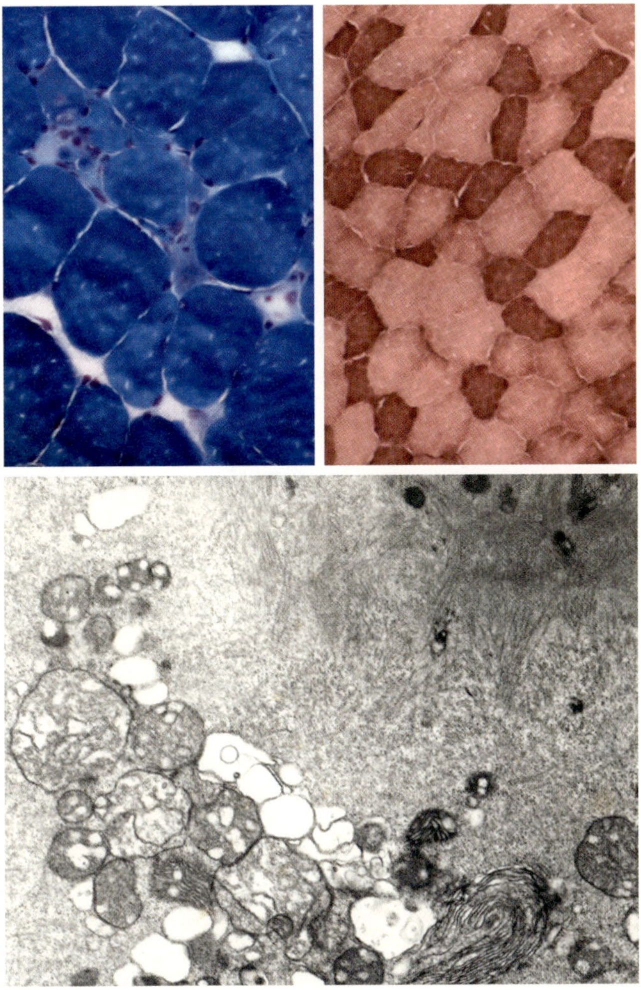

효소조직화학적염색(Gomori trichrome과 ATPase)과 전자현미경상
제2형 근세포의 위축과 소실 및 근세포 용해(myocytolysis)가 특징적
으로 관찰되었다(1996년과 1998년).

스테로이드 근병증은 prednisolone(프레드니솔론)이나 hydrocortisone(하이드로코티손)에 비하여 불화스테로이드인 dexamethasone(덱사메타손), betamethasone(베타메타손), 트리암시놀론(triamcinolone)에 의해 더 잘 유발될 수 있다고 하였다. 흰쥐에 트리암시놀론을 하루 한 번씩 5회 근육주사 하였다. 2주가 지나면 근육의 위축이 현저하였고, 체중이 반 이하로 줄어들었다. 종아리근육을 채취하여 효소 염색을 비롯한 광학현미경 관찰, 전자현미경 관찰을 하였다. 이들 소견을 관찰하면서 근세포핵이 자멸사에 빠지는 것이 아닌가 의심하게 되었다. 이를 밝히기 위하여 in situ end labelling과 DNA 전기영동 및 세포자멸사 관련 유전자 변이에 대한 연구를 병행하였다. 운동에 의한 회복에 이르기까지 모두 4편의 논문을 국제학술지에 게재하였는데, 이 내용은 2003년 미국의 기초의학학회인 실험생물의학회(Experimental Biology)의 특별강연 초청연제로 선택되었다. 국제학회 첫 번째 특강이었고, 강의료도 많이 받았다. 한 시간에 걸친 특강에서 발표 언어가 어설펐다고 생각하고 연단을 내려왔는데, 강당에 듣고 있었던 Journal of Nutrition의 편집장으로부터 스테로이드 약제에 의한 근세포 자멸사 발표 내용에 대한 부분을 곧바로 논문으로 게재할 수 있겠는지라는 제의를 받았고, 그대로 출판이 진행되었다(J Nutr. 135(7): 1806S-1808S, 2005). 우연한 기회에 스테로이드 독성 근병증 환자의 근생검 조직을 진단하고, 이를 확인하기 위한 실험으로 약 2년 동안을 보낸 후, 뇌줄기세포 연구와 뇌종양 병리로 돌아왔다.

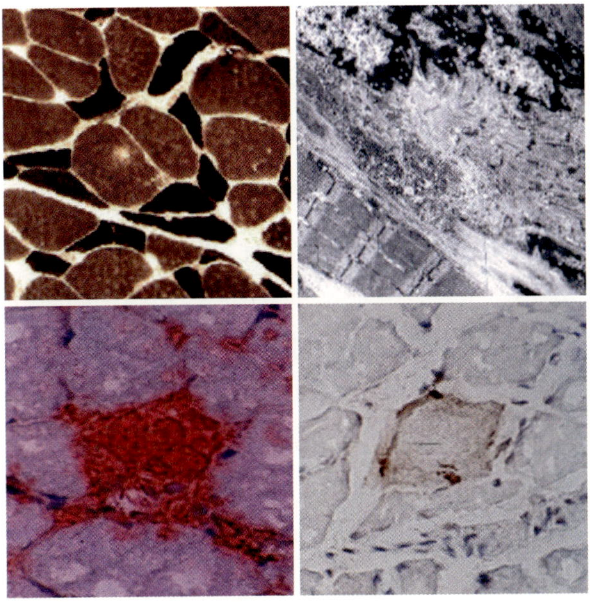

트리암시놀론에 의해 유발된 근병증으로서 제2형 근세포의 위축과 근섬유 용해가 관찰되며, 근세포 소실은 Fas 표지자를 통한 외부 경로를 통하여 유발된 세포자멸사에 의해 초래된다.

두해가 지난 어느 날 서울에 있는 타 대학병원의 신경과학 동료로부터 연락이 왔다. www.biomedupdater.com에 들어가 The BioMedUpdater "Who is Publishing in My Domain?"을 보라는 것이다. 2005년 논문 게재 이후 독성 근병증 분야에서 최고 논문으로 선정되었다는 것이다. 영향력 순서로 매년 250여 편의 논문이 차례로 실리는데, 이 논문은 2005년부터 2017년까지 12년 동안 줄곧 최고논문의 자리를 차지하고 있었다. 일시적으로 옆길로 빠져나온 연구주제가 최고 업적으로 오르고, 집중한 본업은 상대적으로 이에 못 미치니 --- 인간이 노력은 하지만 결과는 무언가 보이지 않는 손이 결정함을 깨닫게 되었다. 스쳐 지나가는 일에도, 디테일에도 집중하고 최선을 다하라고.

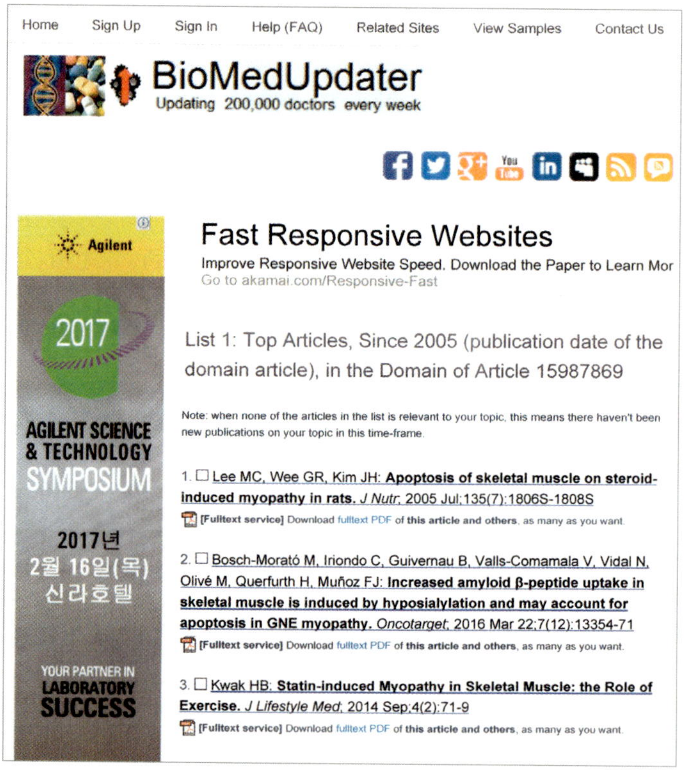

BioMedUpdater에 소개된 스테로이드에 의해 유발된 근병증 논문으로 2005-2017년까지 12년 동안 이 분야의 최우수논문으로 선정되었다.

후기 : 병리학교실에서 40년

현미경과 병리학

19세기에 본격적인 자연과학이 발달되면서, 의학에도 많은 발전이 있었다. 세균에 대한 전염병의 개념이 확립되었고, 이것을 방지하기 위한 소독과 보건위생 및 마취법의 도입으로 외과적 수술이 안전하게 시행되었다. 루돌프 비르효(Rudolf Ludwig Karl Virchow, 1821-1902), 루이 파스퇴르(Louis Pasteur, 1822-1895), 로버트 코흐(Heinrich Hermann Robert Koch, 1843-1910)는 20세기 현대의학의 발전을 견인한 트로이카였다. 파스퇴르는 미생물 발생과 부패의 원인, 저온살균법, 광견병 및 탄저균 백신 개발 등 근대미생물학과 면역학의 디딤돌을 놓았다. 코흐는 탄저균, 결핵균, 콜레라균 등을 발견하였고, 감염병에 대한 연구의 표준을 제시하였다.

비르효는 질병의 발생에서부터 진행과정, 병소의 형태학적 변화를 연구하는 병리학을 시작하였다. 그는 1789년 프랑스 혁명의 영향이 유럽 전역으로 퍼져나가고, 신성로마 제국이 멸망하여 독일연방이 성립되었던 시기에 농촌에서 태어났고, 프로이센의 철혈재상인 비스마르크가 주도하는 독일통일(1871년), 보불전쟁, 독일제국이 되는 격동의 시기에 인생의 전성기를 맞이하게 된다.

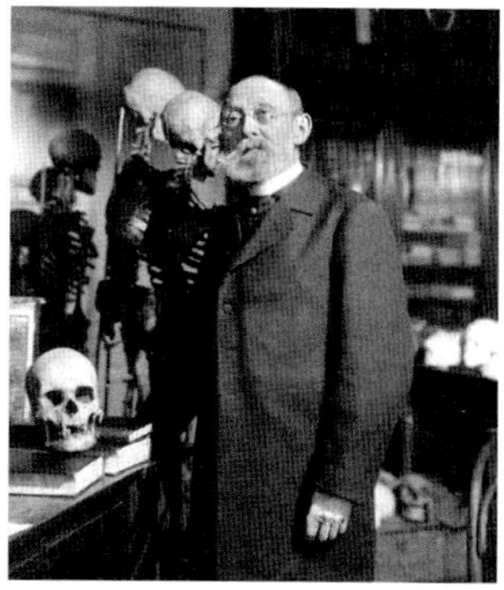
Rudolf Ludwig Karl Virchow (1821-1902)

17세기 Leewenhoek에 의해 현미경이 발명되고, Robert Hooke가 초기의 원시적인 현미경을 이용하여 세포를 관찰하였으나, 당시 이것은 특별한 기능이 없는 단순한 구조막으로 둘러싸인 작은 공간으로 여겨졌다. 즉, 현미경은 근대의학 특히 형태학적 연구의 혁신을 초래하는 계기를 제공하였지만, 당시 세포의 의의를 제대로 파악하지 못하였던 것이다. 비르효는 인체구조의 단위를 장기와 조직으로부터 세포까지 확장시켰다. 그는 '모든 세포는 세포로부터 (Omnis cellulae cellula)'라고 하며 세포는 분열에 의해 증식한다는 세포생물학의 주춧돌을 놓았다. 즉, 사람의 질병은 병적 자극에 대한 장기나 조직을 이루고 있는 세포의 반응이라고 하였다.

질병의 병인은 세포에서 시작되며, 따라서 세포의 기원, 소실과 증식, 병적 변화 등을 형태학적으로 기술하고 이를 임상증상과 연결시킴으로써 질병의 진행을 이해하려고 하였다. 특히 의학은 환자의 임상적 관찰, 동물실험 및 병소의 외과적 절제나 사후 부검을 통한 병소의 세포학적 관찰을 통하여 질병의 경과를 정확하게 파악할 수 있다고 함으로써 외과적 진단병리와 실험 병리의 중요성을 제시하였다. 저서인 'Cellular Pathology(세포병리학)'을 통하여 현대의학의 기본 개념이 된 병리학의 탄생을 알렸으며, 이에 따라 의학사에서는 '의학의 교황'이라는 칭호로 의학의 전반에 대한 그의 영향력을 그렸다.

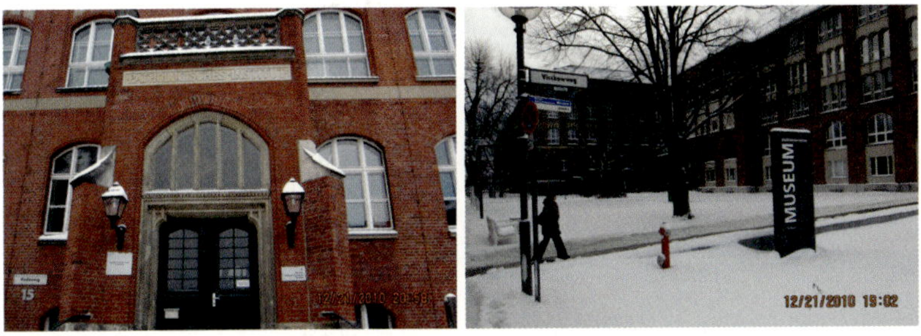

비르효가에 있는 세포병리학을 완성한 베를린 대학 Charité병원 병리과와 의학박물관

2010년 12월에 학회 참석차 라이프치히로 가는 길에 베를린 대학병원(Charité University Hospital)에 설립된 의학사 박물관(Museum of Medical History)을 찾아갔다. 비르효의 업적을 기념한 박물관으로서, 비르효에서부터 시작하여 현재까지 질병으로 사망한 환자의 병소가 있는 장기 표본 수 천 점이 정리 보관되어 있었다. 그 표본의 상당수는 100년도 넘게 보관되어 있었고, 필요한 때에 질병과 관련된 현대 분자유전학의 연구에

제공되기도 한다고 하였다. 계단식 강의실이 남아있고, 당시에 비르효의 세포병리학에 대한 강의를 듣고 있는 Robert Koch와 학생들의 사진이 걸려있었다. 질병 조직의 보관과 역사 정리의 중요성을 배우며, 포르말린에 고정된 질병의 표본을 수록한 책자 한 권을 구입한 후 박물관을 나섰다. 비르효가 교수로 근무하였던 병리학연구소(Pathology Institute)가 바로 옆에 있었고, 이 건물들이 위치한 도로명이 비르효 가(街, Virchowweg)였다.

비르효는 걸출한 병리학자이자 베를린 대학교수, 총장을 역임한 당대 최고의 과학자 중 한 사람이었으며, 또한 사회적으로 대의(大醫)였다. 19세기 중반 발진티푸스가 유행하였던 프랑스와의 국경 인접 지역에 자원봉사를 한 바 있었다. 정부에서는 그에게 역학조사를 맡겼고, 비르효는 전염병의 역사에 남을 보고서 -이 지방에서 앞으로 발생할지도 모를 전염병을 어떻게 예방할 수 있을 것인가에 대한 해답은 매우 간단하다. 신분과 빈부의 차이에 구애됨이 없이 남성은 물론 사회의 구성원인 여성들까지도 모두 포함시키는 교육, 자유와 복지가 바로 감염병의 예방대책이다- 를 작성하였으며, 전염병 발생에 대한 국가 책임론을 주장하였다.

또한 사회적 빈곤층의 질병예방을 위하여 중앙정부에 의한 상하수도 정비와 보건위생 사업을 강력히 건의하였다. 무력 증강을 최우선 하던 독일제국의 군부세력에게 맞서는 보고서였지만, 주민들은 그를 의원에 당선시켜 빈자들의 상황을 대변하게 하였다. 비르효에 의하면 의학은 하나의 사회과학이며, 정치는 거대한 규모의 의학과 다르지 않았던 것이다. 그는 평생 병리학자, 박애

주의자, 진보적 보건환경 운동가 역할을 하였으며, 비스마르크 에 의한 무력의 확충과 독일제국의 완성 시기에 사회적 정의감이 투철한 대인으로서의 유명한 일화 -베를린대학 교수회의에서 인간 재능의 유전 여부, 군비 증가를 주장한 비스마르크와의 소세지 결투 등-도 많이 남겼다. 개인이 하는 일은 각자에게 주어진 재능과 외부로부터 배운 마음을 파고드는 영향력에 강한 지배를 받는 것 같다.

학창시절, 그리고 병리학 입문

전남대학교 의과대학 병리학교실에서 40년을 재직하고, 이제 의자를 물려줄 시기에 되돌아보면 내 삶의 중심 역할을 한 트라이애드(Triad) -어느 한 개념을 정의하는 중요한 세 가지 요소- 가 있었다.

첫째, 중고등학교 시절의 잦은 출혈과 멍, 어지럽고 울렁거림, 근무력증이었다. 수업 중 강단에서 이동하시는 선생님을 따라 움직여야 하는 나의 목은 뻣뻣하여 움직이기 힘들었고, 따라서 걸상을 틀어 움직이면서 삐끄덕 소리를 내기 일수였다. 소음으로 지적을 받기도 하였다. 집에서 코피를 흠뻑 쏟고, 누워 있을 때면 먼발치에서 눈물을 글썽이며 걱정스럽게 바라보던 부모님의 얼굴이 아른거렸다. 한창 친구들과 어울려 힘겨루기 하고 뛰어 놀 나이에 무기력함에 설움이 복받치기도 하였다. 이러한 허약함은 나를 학교 도서관으로 이끌었다. 그 덕분에 학창시절 성경, 사기, 삼국유사, 논어 등의 고전을 읽고 이해도를 평가하는 "자유교양 경시대회"에서 영광의 순간을 맛보기도 했고, 독서는 나에게 평생을 배우고 살아야 할 학생임을 깨닫게 하였다.

둘째, 대학에 들어와 등산에 입문한 것이다. 젊은 나이를 무력감으로 보내기가 너무 아쉽고, 나도 한번 뛰어보고 날아도 보고 싶었다. 무엇보다도 건강한 신체를 가꾸기 위하여 무엇을 하여야 할까 생각 끝에 혼자서도 할 수 있는 등산을 생각하고, 산악회에 가입하였다. 건강은 다소 좋아졌지만 배낭을 메고 산행을 할 때면 항상 맨 꼴찌로 허덕거려, 산악회 선배님들에게서 나를 탈퇴시킬 수도 있다는 경고 겸 격려의 말을 수차례 들었다. 더 이상 피할 곳이 없다는 생각에 온 힘을 다하여 산행에 참여하였고, 등산을 위한 체력운동을 하였다. 크로스칸트리 출전을 위한 연습 산행과 배낭을 메고 운동장을 뛰는 중에 신체적 희열감을 느끼기도 하였는데, 이것이 Runner' s high이었음을 나중에 알게 되었다. 등산을 통하여 신체적 건강을 점점 회복하였고, 동시에 부족한 체력은 반복되는 연습으로 보완할 수 있음을 마음에 새겼다. 등산을 통하여 자연을 배웠으며, 등산로의 변화를 통하여 미지의 길을 찾아가는 진취성을 배웠고, 지도 교수님과 동료를 통하여 두터운 인간성을 배웠으며, 등산가의 산행기록과 자서전을 보면서 강한 의지를 배웠다.

셋째, 전공으로 병리학을 선택한 것이다. 여러 갈래의 길에서 사람들이 덜 가는 듯싶은 길을 선택하여 "깊고 깊은 산속/ 녹음

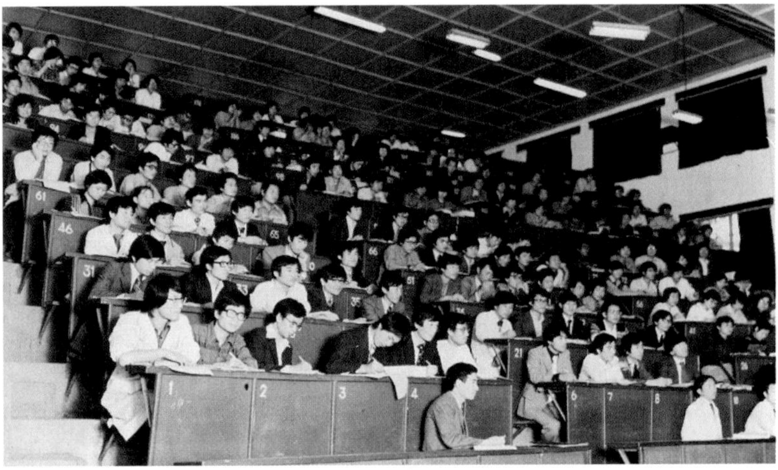

본과 4학년 강의실에서 임상증례토의 시간(1978년)

짙은 골짜기를 헤매다 보면/ 아는 듯 모르는 듯/ 향기에 취해 그대 어딘가 이끌려갈지니---"라는 시처럼 현미경을 통하여 세포와 조직의 삶과 죽음, 경쟁과 갈등, 화해와 적응, 재생 등 살아가는 세상의 일면을 관찰할 수 있었다. 이를 통하여 여러 사람과 인연을 맺고, 오랜 동료가 되었으며, 그들은 나의 인생에 있어서 가장 큰 재산이 되었다. 병리학을 한다는 것이 생활의 즐거움이었고, 그래서 행복하였다.

병리학교실에서 40년

병리학과의 인연은 우연히 시작되었다. 본과 3학년 재학 중에

중고등학교 시절 약 4년 동안에 걸친 출혈과 무력감 병력을 집안 형님의 소개로 당시 병리학교실 유주용 교수님과 내과 혈액학 전공 박경옥 교수님에게 상의한 바 있었다. 혈액검사와 복부를 비롯한 전신 영상의학 검사 결과 혈구세포 중 혈소판 기능저하를 의진 하셨다. 연세의대 치료방사선과 교수였던 형님은 나의 건강 상태를 고려하여 직접 환자 진료를 하지 않아도 되는 분야를 전공 하는 것이 어떻겠느냐고 하셨다. 다행히도 등산을 시작하면서 건강 상태가 점점 좋아지기 시작하여, 출혈과 전신무력감의 병력은 젊은 나를 일깨워준 손길로 고맙게 생각하고, 몸과 마음에서 지웠다.

그 병력을 지운 자리에 병리학이 들어오기 시작하였다. 조규혁, 유주용 교수님은 병리학 강의 외에도 3학년 후반부터 매주 두 차례씩 있는 증례토의 시간에 강의실에서 뵐 수 있었다. 증례 토의는 대학병원 환자와 미국 Havard의대 병원(MGH) 환자를 대상으로 하였다. 환자의 병력과 영상 및 임상 검사 소견을 토대로 한 임상교수님의 진단 과정과 조직검사 결과에 따른 병리조직학적 진단과의 토론 시간은 여러 교과목 중에도 흥미 만점이었다. 특히 환자의 신체 부위에서 임상증상은 있는데, 임상검사나 영상의학 검사상 특별한 이상 소견이 발견되지 않았지만, 조직 검사를 통하여 진단되고, 치료 방법을 결정하는 증례들이 있었다.

학생 시절의 이러한 증례에 대한 경험은 평생토록 병리 조직에 대한 현미경관찰을 꼼꼼하게 하도록 하였고, CT, MRI, PET 등 영상검사법과 진단검사법이 발달된 현재도 이러한 증례들을 매년 경험할 수 있음은 병리진단의 중요성을 증명하고 있다. 질병 경과,

진단 및 치료 방향에 이르기까지 이러한 증례토의를 통하여 병리학은 병리조직검사를 통하여 환자의 질병을 정확히 진단하고, 실험 모델을 통하여 질병의 경과나 치료 효과를 정확하게 설명하는 학문, "의학은 병리학"이라고 하시던 교수님의 말씀이 이해가 되었다. 본과 4학년 진급을 앞두고 조규혁 교수님과 나의 병력에 대하여 자세한 설명을 하여주신 유주용 교수님에게 제자로 받아주시라고 말씀 드렸고, 허락을 받았다. 김상호, 윤강혁 교수님과 의국의 모든 선생님들에게도 제자와 후배로서의 인사를 올렸다.

1979년 2월 졸업 후 인턴 신분으로 병리학교실에 입국하였다. 의국에 교수님과 전공의 선생님이 각각 네 분씩 근무하고 있었다. 병리과가 임상과 해부로 나누어지는 시기이었지만, 우리대학은 병리학교실과 병리과에서 서로 조화롭게 함께 근무하였다. 이 시기에 학동 캠퍼스는 병원 1동의 12층 본관과 의대 2호관의 5층 건물이 새로 완공되고 이사하여 활기가 있었다. 교실 입구의 연구실 한 칸에 숙소를 정하고 1년 8개월 동안 교실에서 생활하였다.

교실에는 현미경, 조직 슬라이드 반사경, 수동형 프로젝터, 병리조직제작 및 미세절편기, 냉동절편기 및 실험용 피펫과 시험관 등이 구비되어 있었다. 병리조직 절편을 제작할 수 있고, 광학현미경을 통하여 관찰할 수 있는 기본시설을 구비하고 있었다. 따라서 동물에 실험약제를 투여한 후 초래된 병소를 관찰하는 실험을 주로 하였다. 3년차 양동욱 선생님에게 대식세포의 기능변화에 대한 실험기법을 배웠고, 이 과정에서 대식세포가 탐식하고 혈류에

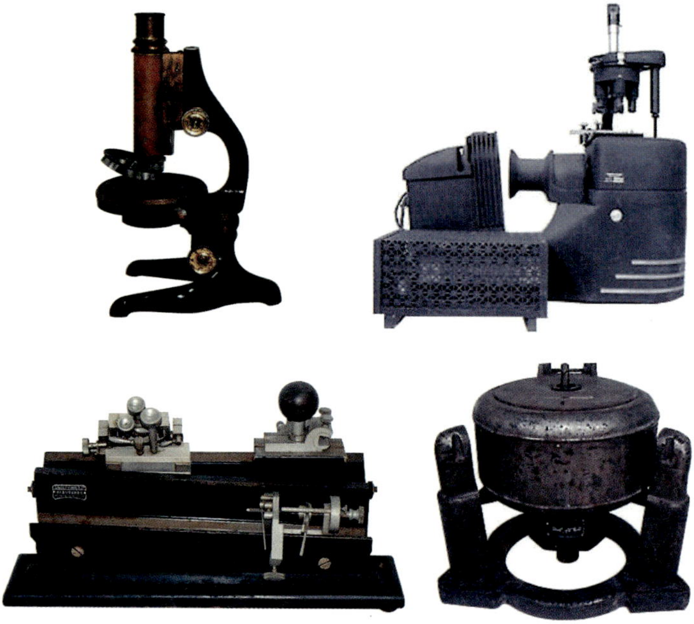

1979년에 교실에서 맨 처음 사용하였던 광학현미경, 유리 스라이드 프로젝터, 슬라이딩 마이크로톰(조직박절기), 원심분리기. 이들은 현재 의학박물관에 보관되어 있다.

남아있는 먹물을 혈관을 통해 미세피펫으로 뽑으면서 얼마나 마셨는지--- 윤강혁 교수님의 제안으로 대식세포 기능을 억제시킨 후 carrageenan을 피하조직이나 관절에 투여하여 염증 또는 면역반응 억제 여부를 관찰하는 실험을 하였다. 군의관으로 복무 중인 정상우 선생님은 가끔 교실에 오셔서 실험도 하고 조직사진을 촬영하며, 선배의 근엄함을 보여주었다.

연구결과의 산실인 실험실은 책상과 탁자, 편한 의자, 전공 도서가 비치된 깨끗하고 잘 정돈된 사무실이 아니다. 투박한 비닐이

덮인 큰 책상에 이동식 간이걸상, 세면대, 동물실험 기구, 각종 시약, 철물점에서 구입한 각종 편의용품, 면장갑, 수술용 장갑과 마스크, 앞치마 등의 보호장비, 각종 문구, 육안검색과 조직 채취용 파라핀 판 등이 구비되어 있다. 각종 시약병과 함께 땀이 흥건한 곳이다. 마치 물에 젖은 흙과 물감, 유약으로 떡을 친 도예가의 공방이나 얼굴과 손, 화판에 물감을 뒤집어쓴 채로 그림을 그리는 화가의 화실 축소판이다. 실험 목적에 따라 기구와 재료를 준비하고, 실험자의 임무를 수행하는 땀이 자욱한 곳이다. 실험실이라는 뜻의 Laboratory는 Labor 즉, 땀 흘리며 노동을 하는 젖은 공간이지, 상상한 내용을 글로 옮기는 마른 자리가 아니다. 연구자는 찾고자 또는 증명하고자 하는 어떤 목표를 달성하기 위하여 스스로 희망의 땀을 흘리는 곳이다. 이곳은 한정된 공간이지만, 자기 자신과의 끈질긴 싸움을 통하여 성장하는 공간이며, 문을 통하여 세계로 자신의 존재감을 표출하는 열린 공간이다. 따라서 연구자로서의 생활은 자기가 계획하는 실험실을 구축 하면서 출발하게 된다.

바쁜 일과 중에도 일탈의 시간- 유주용 교수님의 호연지기와 품격, 윤강혁 교수님의 회식자리와 사진 감상, 양동욱 선생님의 일품 테니스 번트를 무기로 마취과 전공의들과 콜라 내기 테니스, 문형배 선생님의 술자리와 무의촌 파견 이야기, 함께 실험하며 서로 의지하던 박창수, 서순팔 선생의 재담은 조금만 더 참고 지내면 휴식이 있다는 생활 속의 위로가 되었고, 지속할 수 있는 힘을 재충전하게 하였다. 그 당시 나는 동물 실험을 도와주는 실험보조원 -직급이 보조원이지 사실은 동료로 대우- 과 같이 생활하였다. 그들은 야간 고등학교에 갓 입학한 학생들로서 교실에서 숙식을 하며, 실험동물을 관리하였다. 주로 흰쥐를 사용하였는데, 실험동물사에는 그들이 굵은 사인펜으로 적어놓은 실험동물관리 십계명이 있었다. 실험동물사는 항상 웃는 얼굴로 들어간다. 실험동물은 내 몸보다 청결히 한다. 진자리 마른자리를 정시에 갈아준다. 사료를 마음대로 먹게 하고, 배고픔이 없게 한다. 낮의 활동과 밤의 잠자는 시간 리듬을 보장한다. 쥐가 스트레스를 받아 성내고 물어도 아픈 내색이나 비명지르지 않는다- 등등. 이들은 성장하여 공무원, 개인 사업을 하며 살아가고 있고, 지금도 가끔 만나 옛날을 회상하곤 한다.

1980년 5월에 광주시민은 물론 온 국민이 큰 상처를 입었다. 국민은 국가의 주인이 아니었고, 일부 군인의 야욕에 의해 시민은 완전히 뭉개졌다. 민주화를 요구하는 학생과 시민의 대모를 구실로 비상계엄령이 선포되었고, 시민을 무차별 살상한 것이다. 외신기자가 촬영한 '죽은 아버지의 사진을 든 어린아이의 천진무구하고 무표정한 얼굴'의 사진 한 장은 광주에서의 학살과 살아남은 사람의 비애를 극명하게 보여준다. 전공의 1년차로서 교실에서 같은 캠퍼스 안에 위치한 대학병원으로 옮겨 10일 동안의 전쟁터 같은 진료와 해부병리과 전공의로서 사망자에 대한 검시 팀의 일원으로 합류하여 윤강혁 교수님과 문형배 선생님의 지도하에 주로 검안 기록을 하였다.

병원은 영화에서나 볼 수 있는 유혈이 낭자하고 신음소리 가득한 응급 야전병원이 되었고, 병실은 물론 복도와 병원 밖에까지 부상당한 시민들로 가득 찼다. 이곳에도 최루탄, 총탄이 비 오듯이 쏟아졌고, 3층 수술실까지 총알이 날아들었다. 부상자 치료를 위한 혈액은 시민들의 적극적인 헌혈로 이어졌다. 당시에 병원의 상황을 취재하던 외신기자들 -독일 쥐트도이체 차이퉁, 프랑스 르몽드지, 일본 아사히 신문 등- 중에서 어느 한 분은 민란과 반란을 구분하는 중요한 기준의 하나가 시민들의 자발적인 헌혈이라면서, 광주의 오늘은 민주화를 염원하는 시민운동이라고 하였다. 사망자 수가 198명이라고 발표되었는데, 민주화 운동이 군부에 진압된 후 약 2-3개월 후까지 전남의대와 조선의대에서 검시한 숫자이었다. 부검은 없었다. 본 교실에서는 120여 명을 검시하였다. 어린이, 여성, 나이 구분이 없이 전 시민 층이 사망자에 포함되어 있었다. 대부분이 총창이었고, 자창과 타박상, 화상도 있었다.

당시의 진료기록은 의과대학과 5·18기념관에 보존되어 있다. 문형배 선생님은 5·18민주화운동을 재조명하는 TV 또는 방송 프로그램에 자주 출연하여 사망자에 대한 검시내용을 증언하였다. 또한 진료에 참여하였던 교직원, 전공의, 간호사 등이 참여하여 당시의 상황을 생생하게 기록한 '5·18 10일간의 야전병원'이라는 책자가 최근에 대학병원에서 발간되었다. 전공의 1년차로 근무하였던 동기 5명 -조석필(소아과), 박중욱(신경외과), 김영진, 정종길(외과), 서순팔(임상병리과)- 이 저자로 참여하였다. 세월은 흘렀지만 옆에 있었던 소중한 사람을 총칼로 떠나보내고, 살아

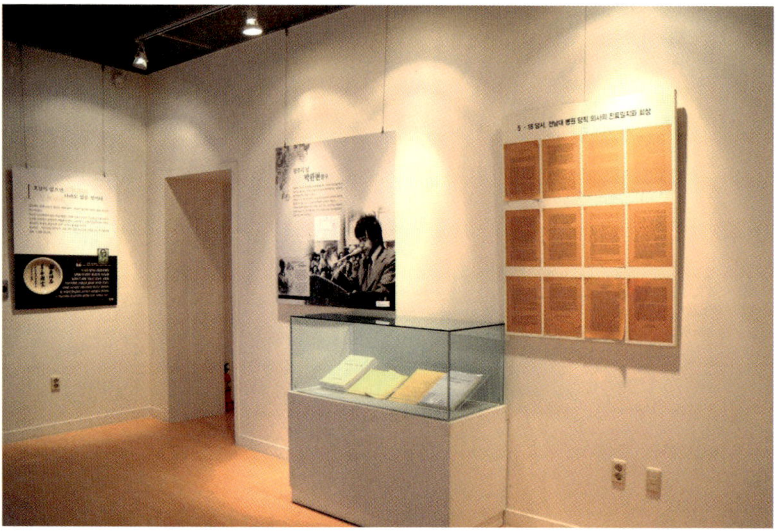

2012년에 설립된 의학박물관의 5·18 특별전시관에 전시된 전남대학병원의 진료기록과 당시의 총학생회장 박관현군의 연설 모습 (1980년 5월)

남은 사람에게는 마음 깊은 곳에 슬픔과 고통이 아직도 자리하고 있다. 이러한 광주시민들에게 북한의 간첩들이 내려와 사태를 조종하고 악화시켰다는 일부 정치인들의 말은 실소를 넘어, 오랫동안 잘못 학습된 신경회로와 연접에 굳어버린 장기기억이 얼마나 치료가 어려운 일인가를 실감하게 한다. 이후의 교실생활은 2019년 1월에 임상의학연구원의 연구자광장에 '일심리(一心里)에서 초심(初心)을 생각한다'라는 제목으로 실려있어 이를 옮긴 것이다.

실판(失版)과 성장기(成長記)

옛적에 사람을 가리는 방법으로 네 가지 기준이 있는데, 세 번째와 네 번째가 서판(書判)이다[1]. 서는 글에 고매한 학습과 힘이 담겨져 있는 것이며, 판은 학습을 통하여 나온 글의 이치가 뛰어난 것을 말한다. 후자는 사람이 땀 흘려 이룩한 능력의 사회적 척도로 간주되었다. 연구에 비유하면 서(書)는 관찰한 결과를 학술지에 게재하기 위하여 작성한 논문이고, 판(判)은 작성된 논문이 동료심사를 통하여 이치가 타당하다고 인정되어 학술지에 논문이 게재, 출판된 것이다. 연구자뿐만 아니라 연구자가 아닌 그 누구라도 사람은 배우고 익히는 과정을 거치면서 서판에 매진하는데, 이것은 자신의 내면적 성장을 가름하기 때문일 것이다. 서판도 몸(身)과 마음(言)이 건강해야 함께할 수 있기 때문에, 네 가지는 서로 연결되어 있다.

2018년 무더위가 한창이던 7월 31일에 우리 연구팀은 최근 3년 동안 땀 흘린 연구결과를 담은 서에 대하여 학술지 Nature의 편집위원장으로부터 다음과 같은 내용의 서신을 받았다.

--- Your revised manuscript entitled "Excessive astrocytic GABA causes diaschisis and impedes functional recovery in white matter stroke" has now been seen again by the 3

주 석

1. 新唐書(신당서)의 選擧志(선거지)에 나오는 사람을 가리는 방법 身言書判(신언서판)

referees at Nature Communications, whose comments are appended below. In the light of their advice I regret to inform you that we cannot publish your manuscript in Nature Communications. --- while the reviewers appreciate the large amount of additional data presented in your revision, which clarified many issues, they(#1, #3) continue to hold concerns over the question of whether astrocyte MAO-B leads to astrocytic GABA production and release in the stroke context. Unfortunately, these technical reservations are sufficiently important to preclude publication of this study in Nature Communications. --- 서(書), 즉 게재 요청한 논문은 새로운 연구 내용으로 충실하지만, 방법상 무언가 부족하므로 "실판(失版)"한다는 것이다. 논문은 "대뇌의 운동신경섬유다발에 선택적으로 유발한 국소내막경색(focal infarct of internal capsule)의 실험 모델에서 당대사영상(PET)상 경색병소와 무관하게 이차적으로 출현되는 해리병소(解離病所)의 병리소견, 운동기능 변화, 전기생리 및 병인론적 연구결과를 집약한 내용이었다. 두 차례에 걸친 심사 내용을 요약하면 (1)해리병소는 신경원세포 손상과 함께 별세포 반응이 나타나지만, 병소는 별세포에서 생성된 GABA의 과분비에 의해 초래된다는 결론을 병리조직학적으로 증명하였고, (2)신경전도물질인 GABA 관련성을 조직 및 전기생리학적으로 증명한 새로운 연구결과는 인정하지만, (3)반응성 별세포에서 MAO-B의 효소작용을 통한 GABA의 생성과 분비에

대한 물질이동 방법을 증명하는 실험 기법이 부족하다는 것이다. GABA라는 신경전도물질이 해리병소 생성되고 분비되어 작용하는 세포 간 이동통로를 증명하라는 과제를 준 것이다. KAIST 이창준 교수 연구팀까지 합류한 각고의 연구로서 기대가 컸던 만큼 충격도 컸다. 아직도 산은 높고 물은 깊었다. 실패는 성공의 어머니라고 위안을 해보지만, 서판을 위해 흘린 땀의 노고가 쉽게 회복되겠는가?

교수라는 직업은 연구를 통하여 이 사회의 미래를 이끌어갈 학생과 함께한다. 그래서 교수에게는 넓은 캠퍼스, 다양한 계층의 동료, 연구와 실험 공간, 세계로 열린 문에서 근무하는 혜택이 주어진다. 또한 임상교수에게는 임상적으로 희귀하고 진단과 치료가 어려운 환자의 진료를 위한 다양한 시설이 주어진다. 이러한 근무환경은 교수이자 연구자로서의 자긍심과 함께 압박으로 다가온다. "인간은 노력하는 한 방황한다.(Es irrt der Mensch, solange er strebt)."고[2] 하였던가. 하지만 어차피 주어진 길이라면 운 좋게도 시설 좋은 놀이터에 왔다고 생각하며, 내가 즐겁게 사는 것이 주어진 행운에 보답하는 길이라 생각한다. 서판의 성공보다 실패가 많았던 지난날의 좌충우돌 연구과정을 되새기며, 40년 동안 지치지 않고 즐겁게 살았는가를 회상해 본다.

첫째, 연구주제는 일상에서 관찰하는 병리조직학적 소견에서

주 석

2. 파우스트 p. 18, 요한 볼프강 폰 괴테 지음, 김인순 옮김, 열린책들, 2009

찾았다.

1979년에 대학을 졸업하고, 해부병리전문의(1983년)와 임상병리전문의(1984년) 자격을 취득하였다. 1980년대 병리학의 주류는 소화기계, 여성생식기계, 혈액림프계, 골격계와 연부조직, 호흡기계, 신장 질환이었다. 당시 소수에 불과하지만 정확한 진단을 요하는 뇌종양과 70년대 후반에 신설된 신경과학의 강의 내용을 생각하며, 우리나라에서는 아직 닦여지지 않은 신경병리학의 길을 선택하였다. 첫 단계로 항공의학연구원에서 군의관 복무 시절(1986-1989년)에 미국이나 영국 대학병원의 증례현황이나 발표된 논문을 보면서 신경병리 Fellowship 문을 두드렸다. 미국의 경우 자격요건은 ECFMG 또는 VQE(현재 USMLE) 80점 이상과 TOEFL 530점 이상이었는데, 의사국시와 함께 본 ECFMG 성적이 인정되어 TOEFL시험을 수차례 응시하였다. 요건을 갖춘 후 2년 이상 동안 미국, 영국, 독일의 30여 기관에 서신을 통하여 응시하였다. 미국 USC, UW, ISU, OSU의 네 곳으로부터 초청장을 받았고, 1991년 7월 1일부터 1993년 6월 30일까지 Ohio주립대학병원에서 교수 여섯 분의 지도로 신경병리 펠로우로 근무하였다. 힘든 시절이었지만 달러월급을 받아 가족들이 풍요롭게 살았고, 2년 동안의 프로그램을 마친 후 퇴직금 4,500 달러를 받았다. 수련과정을 통하여 대뇌, 척수, 말초신경과 근육에 이르는 일련의 질병에 대한 병리학적 개념을 세우고, 처음으로 국제학술지에 논문 2편의 이름을 올렸다. 당시 OSU 병리과 교수의 논문이 평균 110-130여 편 이었는데, 나는 앞으로 남은 교수생활 26년

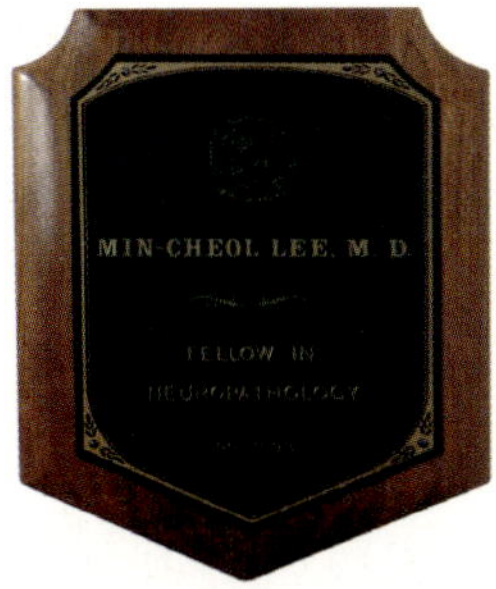

동안에 최소한 "이들의 반타작은 해야지" 결심하고 귀국하였다. 펠로우십 전후로 교실에서 절대적으로 의지하고 많은 가르침을 주셨던 두 분의 스승 -유주용 교수님과 조규혁 교수님- 이 참으로 안타깝게도 1991년과 1993년에 타계하셨다. 나는 두 교수님으로부터 사회생활에 있어서의 인간관계와 학문에 임하는 자세를 배웠다. 그것은 내가 힘들 때마다 나의 마음속에 되살아나 나를 일으켜 세우는 정신적 지주가 되었다. 스승을 잃은 슬픔 속에서 병리전문의 자격을 취득한 지 10년째 되던 해에 신경병리학의 출발선에 섰다 -병리학교실을 비롯한 신경과와 신경외과학교실 교수님들의 응원을 받으며.

뇌종양 환자에서 적출된 종괴와 선천성질환으로 임신 중절된 태아 또는 병리부검 대뇌조직을 현미경을 통해 관찰하면서 세포의 병적 변화와 동시에 질병에 대응하는 주변 세포나 조직의 생활반응(biologic reactions)을 주의 깊게 관찰하였다. 현미경 소견을 더욱더 구체화하기 위하여 조직 사진첩을 만들고, 개념을 그리며, 세포와 조직의 삶과 죽음의 의미를 파악하고자 하였다. 이를 통하여 원내 신경계 증례토의가 열기를 띠었고, 소소한 것이나마 관찰한 내용을 정리하여 학회에서 발표하고 논문을 게재하였다. 외부 병원에서 의뢰한 증례에 대하여 병리소견에 대한 개념도를 그리고, 사진 부도를 만들어 정성을 담은 회신을 하였다. 자문기관과 증례가 늘어나면서 신경병리 분야에 대한 관심이 예전과 달리 수요가 많음을 느꼈다. 이를 통하여 당시 전북대학병원 김형일 교수, 캐나다 Montreal 신경과학연구소(MNI)의 Andre Palmini 교수를 비롯한 몇몇 교수를 알게 되었고, 약물요법으로 치유되지 않았던 뇌전증 환자로부터 외과적 수술로 적출된 대뇌병소를 흥미롭게 관찰하였다. 이어 첫 번째 과제로 뇌전증 환자의 병인론과 치료방법 개선에 대한 연구를 본격적으로 시작하였다. 의학연구는 환자진료에서 시작되며, 따라서 병리의사의 연구는 생검조직 표본의 현미경 관찰에서 시작된다. 이 시기에 광학 및 전자현미경용 조직을 세계적 수준으로 제작한 장영진, 김재성 및 병리과 직원 선생들의 성원이 큰 힘이 되었다. 시작함에 있어 주어진 일을 기쁨으로 맞이하고, 정성을 다하였다.

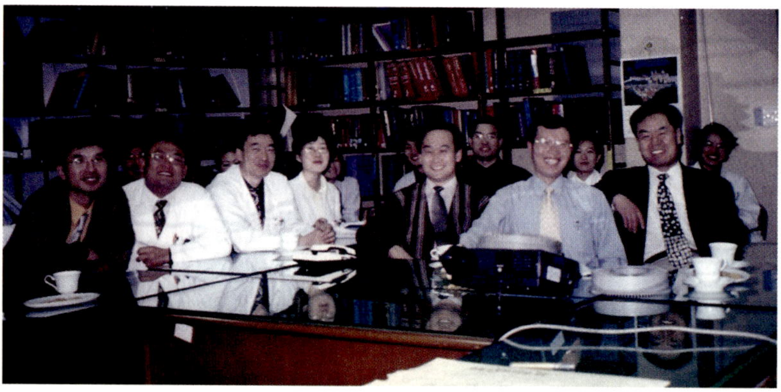

약물난치성 뇌전증 환자의 증례토의 (1994년 2월)

둘째, 연구를 함께할 동료를 찾았다.

내가 하는 전공분야에 대한 벽을 없애고, 자문에 대하여 정성껏

응답하다보니 -전공이 다른 박창환, 이준행 교수 등 포함- 함께 연구할 도반(道伴)이 구성되었다. 연구과제는 해결하고 싶은 질환에 대한 대분류 내지는 포괄적 개념으로 시작하는 것이 연구의 다양성에서 장점이 있다. 또한 많이 다루어지지 않는 "가지 않는 길"이라면[3] 더욱더 좋다고 생각한다. 첫 번째 과제로 뇌전증 환자의 병인론과 치료방법 개선에 대한 연구를 본격적으로 시작하였다. 원내 김재휴, 우영종, 김명규 교수, 전북대병원 김형일 교수와 팀을 이루어 철저한 증례분석을 하였고, 이 과정에서 김형석, 김찬종, 이정길, 정웅기 교수가 합류하여 Kainic acid에 의한 해마경화증과[4] 방사선 조사에 의한 대뇌발생장애 모델을 만들어 임상과 기초가 조화된 활기찬 연구를 수행하였다. 실험을 시작하면 안정된 실험기법을 익히고 유지하는 것이 중요한데, 이는 관심 있는 논문의 연구방법을 실험실에서 재시도 함으로서 익혔고, 힘든 부분은 주위의 다른 연구자에게 도움을 청하였다. 일주일에 하루는 연구원, 동료 교수와 함께하는 원칙을 세웠다. 언제부터 시작되었는지는 모르지만 이 시기에 한국연구재단과 과학재단의 연구과제 공모가 있었으며, 개인과제 연구비는 연간 500~1,000만 원이었다. 연구비 수주를 위한 연구계획서를 제출하면서 네 차례 연속 낙방은 뒤늦은 걸음마를 시작하는 연구자에 대한 험난한

주 석

3. Robert Frost의 시 "The Road Not Taken"

4. 1998년 1-2월에 일본 북해도 Asahikawa 대학 Tanaka 교수에게 사사

길의 예고편이자 지도 편달이었으며, 이후 다섯 차례 연속 획득한 과정은 당신도 할 수 있다는 격려였다. 또한 서울대학병원의 종양 세포주은행의 운영을 보면서, 생검과 부검에서 얻은 신경계 조직을 체계적으로 관리하기 위하여 과학재단의 생물자원 은행사업에 세 차례 신청하였으나 모두 낙방하였다. 플랑크톤, 진균 등 각종 생물자원 은행이 설립되는 과정에 인간의 뇌은행 사업이 좌절됨에 실망이 컸다. 지나고 보니 시기 상조이었다. 이러한 경험을 바탕으로 연구비의 종류와 신청방법을 정리한 연구편람을 발간하여[5] 의과대학의 교수님들에게 배포하였다. 연구비가 없어도 기본적인 연구는 할 수 있지만, 1년을 10개월로 계산하는 당시의 연구비 상황에서 5명까지 늘어난 연구원의 급여 조달이 가장 힘든 일 중의 하나였다. 힘든 시기에도 연구원들의 한결같은 믿음으로 실험실은 조금씩 조금씩 확대, 발전하였다. 그들의 헌신에 감사한다.

이종은, 김경근 교수와 함께 유치한 MRC는 김경근 교수에게 일임하였고, 캐나다 British Columbia대학에서 아주대학으로 옮겨 뇌질환연구센터(SRC)를 개설한 김승업 교수님의 연구팀에도 합류하였다. 주어진 여건에서 학내외 연구 동료들과 함께 조금씩 발전하며, 지치지 않고 길게 갈 것을 다짐하였다. 김형일 교수는 후에 광주과학기술원(GIST)으로 옮겨와 의공학과를 창립하였고, 26년을 함께한 평생 동지가 되었다. 오랫동안 함께하였던 동료들

주 석

5. 의과학 연구편람, 전남대학교 의과대학 의과학연구소, 1998

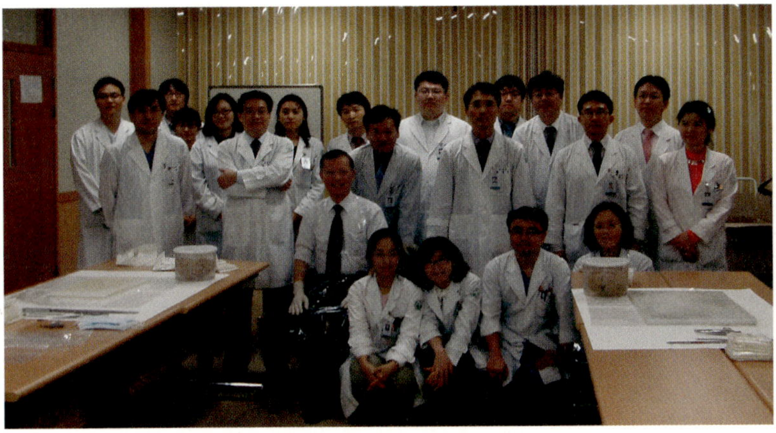

신경과학 연구팀의 대뇌 육안검색 세미나 (2001년)

이었기에 "(전략) 처음 열린 물길은 짧고 어색해서/ 서로 물을 보내고 자주 섞여야겠지만/ 한세상 유장한 정성의 물길이 흔할 수야 없겠지 (후략)"라는 시구가[6] 생각난다. 부족한 능력에도 동료와 함께하며, 인내와 정성으로 지속할 수 있었음을 감사히 여긴다.

셋째, 임상과 기초학회를 번갈아 참석하였다.

연구발표는 신경병리학회(AANP, ESNP, ICN), 신경과학회(SfN)에서 주로 하였으며, 몇몇 임상학회에도 참석하면서 우리 팀의 연구정도를 평가받고 새로운 기초지식을 배우는 계기로 삼았다. 임상과 기초의 공동연구, 광주과학기술원과 금호생명과학연구소의 생명과학 전공 교수님의 도움으로 연구내용의 질이

주 석

6. 마종기의 시 "우화의 강" 시집 〈그 나라 하늘빛〉, 문학과 지성사, 1996

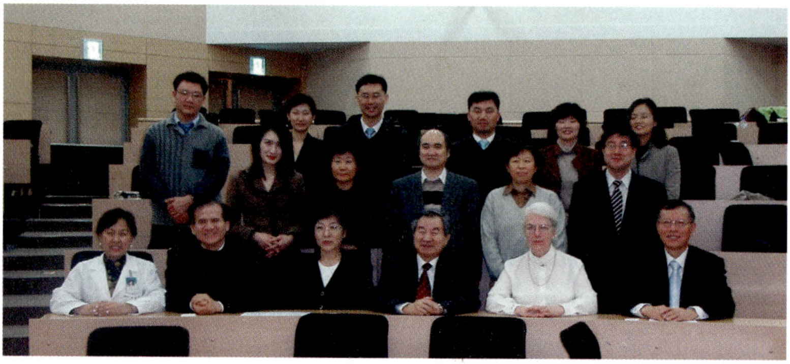

Hedley White 교수(Harvard 의대 MGH 신경병리 주임교수)와 함께한 신경병리 연구회 세미나 (2009년)

탄탄하여졌고, 국제학술회의 발표를 통하여 세계 일류수준으로 도약할 수 있었다. 펠로우를 하였던 Ohio대학병원의 대뇌 부검 조직 지원과 GIST의 정용근 박사님과 공동연구로 당시 IF 20 이상인 Molecular Cell에 논문을 게재하였다. 기관천식환자 치료과정 중에 근육허약 증상이 발생한 환자로부터의 근조직검사에서 스테로이드유발 근병증(Steroid-induced myopathy)을 진단한 적이 있었다. 스테로이드 제재의 근육에 대한 부작용을 확인하고자 이지신 교수와 함께 동물실험을 통하여 병리소견 및 발병기전을 밝힌 논문은 2005-2017년까지 독성근병증(Toxic myopathy) 분야의 최고논문으로 선정되었다.[7] 동료와 함께하는

주 석

7. www.biomedupdater.com/ Top Articles, Since 2005-2015, Domain of Article 15987869, Experimental Biology & Medicine 2003(미국기초의학술대회)에서 초청강연 Proceeding이 곧바로 학술지 Nutrition (IF 4.5)에 논문으로 출판되었음.

연구는 서로가 자기의 고유역량을 주고받을 수 있을 때이며, 임상과 기초가 조화를 이룰 때 영향력이 커진다. 벽이 없기에 외연을 넓히고 깊게 볼 수 있었다. 국제학회에서 특강, 심포지엄 주제발표, Keynote 강연 등으로 받은 사례금(honorarium)은 연구에 쏟은 땀과 수준을 인정받는 열락(悅樂)의 순간이었다.

Nobel상 수상자의 특강도 듣고, 짧은 시간이나마 수상자들과 이야기할 기회가 있었다. 학습과 기억력의 기전을 밝힌 Eric Kandel 박사는 자기가 존경하는 Ramón y Cajal의 후학이라고 격려해 주었다. 티벳의 Dalai Lama에게는 과학자들이 실험을 하면서 많은 동물을 희생시키는데, 자비와 살생금지의 종교인 불교의 교리상 이것을 용납할 수 있는지에 대한 질문을 하였는데, 인류의 질병원인을 밝히고 치유를 위해 노력하는 과학자에게 동물 실험을 금할 수는 없으며, 단지 실험을 미리 잘 계획하여 실험동물의 희생을 최소화 할 것을 요청하였다.[8] 크로이츠펠트-야곱병(CJD)과 광우병이 전염성단백질입자(Prion)에 의해 발병됨을 밝힌 Stanley B. Prusiner 교수에게는 참여정부의 자문위원시절(2005-2008년) 광우병위험부위(Specified Risk Materials)에 대한 수입금지에 대하여 관련 단체나 정부기관과의 갈등에 대한

주 석

8. Dalai Lama는 1989년 Nobel 평화상 수상자로서, 2005년 11월 Washington DC Convention Center에서 열린 미국 신경과학회(SfN)의 초청연자로서, 20,000명 이상 앞에서 강연하였고, 본 질문은 서면으로 제출하였다. 영화 "티벳에서의 7년(Seven Years in Tibet)"은 오스트리아 등산가 Heinrich Harrer가 이차세계대전 중에 독일 등산 팀에 합류하여 히말라야 낭가파르바트 등산 중 영국군에게 포로가 된 후 탈출하여 라싸에서 어린 Dalai Lama(14대)에게 유럽세계의 변화에 대한 지식을 가르치며, 평생 친구가 된 이야기이다.

해결책에 대하여 조언을 구하였는데, 이는 자신이 의학계에서 Prion을 감염원으로 인정받기 만큼이나 어려운 난제이지만 연구자로서 과학적 사실에 입각한 조언이 정당하다고 하였다.

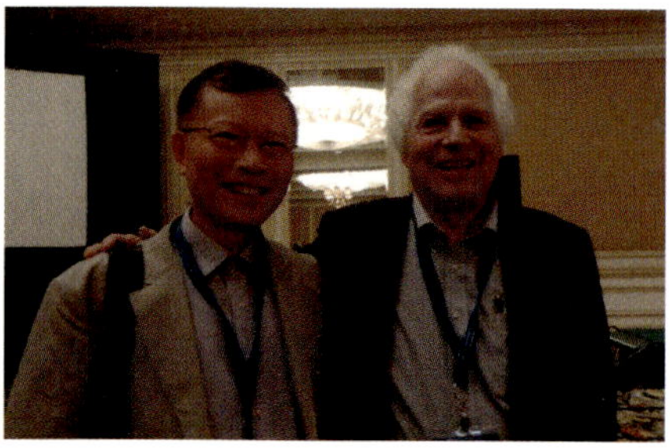

CJD의 원인 Prion 발견으로 노벨의학상을 수상한 Prusiner 교수 (2013년 6월)

넷째, 국제학회에서 배움이 지루해지면 연구주제를 바꿀 시기다. 약 10년을 주기로 대뇌발생장애질환(1993-2002년), 뇌종양(1993-2012년) 및 신경줄기세포(2002-2011년), 뇌졸중(2010-현재)에 이르는 연구과제의 변화가 있었다. 뇌종양은 강삼석, 김재휴 교수에 이어 정신 교수가 들어오면서 활기를 띠었고, 이어 김인영, 정태영, 문경섭 교수, 영상의학과 서정진(고), 윤웅 교수와 함께하는 뇌종양증례 토의는 임상증례 연구의 솟구치는 샘물이 되었다. 화순에 위치한 암병원 개원 초기에 뇌종양증례토의 차 갔다가 차 안에 둔 노트북컴퓨터를 도난당했다. 원래 컴맹수준인데 대학에서 받은 노트북을 사용해보자고 마음먹고 백업도 않고 많은 연구결과를 저장한 것인데--- 복구에 2년 이상이 소요되었다. 쓰리고 아픈 세월이었다. 이제 미국 Northwestern대학에서 Fellowship을 마친 이경화 교수가 참여하고, 김병채 교수와 함께 뇌은행 사업까지 진출하였으니 미래의 발전이 기대된다. 신경줄기 세포 연구는 김승업 교수 팀원으로 함께하였고, Patch clamp기법이 뛰어난 정한성 교수가 합류하였다. 연구

주제는 자신이 속한 연구팀의 노력으로 한계를 느끼거나, 최근 몇 년 동안에 새로운 자극이 미미하다고 느낄 때 변화를 시도하였다. 이러한 변화는 관련 국제학회를 다니면서 보고 배우면서 선택을 하였기에 무리 없이 진행할 수 있었다. 임상교수는 환자분석을 통하여 연구과제를 제시하였고, 실험을 통하여 해결의 실마리를 찾았다. 함께한 연구원들의 헌신적인 참여가 힘이 되었고, 그들은 때가 되어 실험실을 떠나서도 그들의 새로운 삶 -공직과 회사- 에 잘 적응하였다. 또한 부족한 부분은 자문을 통하여 협조를 받았다. 금호생명과학연구소와 광주과학기술원의 DNA 분석기법, UBC 김승업 교수님의 세포배양기법을 배우면서 연구의 깊이를 확장하였고, 각종 뇌질환모델에 적용함으로써 연구 주제변화에 쉽게 적응할 수 있었다.

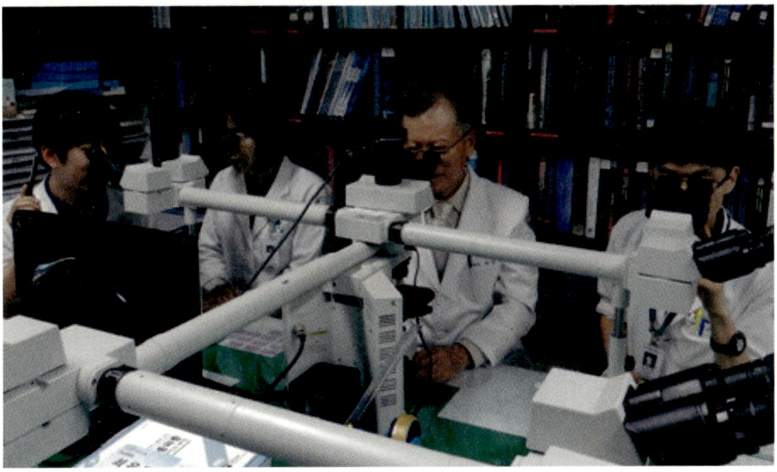

병리조직 판독실에서 김성순, 노명균, 김다루 선생과 함께 (2016년)

대학 행정으로 잠시 실험실을 떠난 중에도, 실험실을 지킨 GIST 김형일 교수 덕분에 연구에 쉽게 복귀할 수 있었다. 뇌졸중에 대한 연구는 10년 전부터 대뇌 회색질의 신경원 손상에서 시작하였다. 그러나 인간의 수명이 늘어남에 따라 당뇨나 고혈압, 고지혈증에 의한 대뇌백색질의 병소가 증가됨을 보고, 새로 시작한 연구는 백색질 경색에 대한 실험으로 전환하였다. 특히 대뇌내막 신경섬유 다발의 경색에 대한 실험모델은 세계 유수의 연구실에서 게재한 실험 방법과의 치열한 논쟁을 통하여 정립하였는데, 혈전증 유발과 동시에 초래되는 급격한 세동맥 혈류저하를 증명하라는 요청을 GIST 정의헌 교수의 초음파기술로서 해결하였다. 이러한 협력연구를 통하여 영향력 있는 서판을 갖출 수 있었다.

다섯째, 마치는 종이 울릴 때까지 정성을 다하자.

금년은 대학졸업 40년이 되는 해다. 상대방에 대한 배려와 사랑을 보여주신 조규혁 교수님, 교수의 품격과 학문의 길을 보여주신 유주용 교수님, 실험실과 산행에서 인내와 도전을 보여주신 윤재룡 교수님은 나를 가르친 큰 은사님이었다. 또한 신경병리의 길을 갈수 있도록 배려해 준 모든 병리학교실 선생님들의 변함없는 성원과, 김형석, 이경화, 김영 교수의 도움이 더할 수 없이 큰 힘이 되었다. 김형석 교수는 부검에서 채취한 대뇌를 검색하는 동료이었고, 이를 계기로 박만석, 김준태, 주성필, 최강호 교수와 함께 원내 뇌졸중연구팀의 중추적 역할을 하고 있다. 2016년 2월에 학동캠퍼스에서 화순 의생명과학융합센터로 교실을 이전하였고, 11월 16일에 개원식을 하였다. 개교 72년 만에 의과대학이 새로 건축한 의생명과학융합센터에 이전하여, 재도약을 위한 출발을 알렸다. 명실공히 의생명과학 융합연구를 하는 최고의 연구소로 성장할 것을 믿는다. 위치가 화순읍 일심리(一心里), 역사적으로는 고려를 섬기는 충신들이 모여 조선을 받아들이지 않겠다는 한마음으로 살아가는 마을이라는 의미라고 한다.[9] 一心은 한편으로 지치지 않고 길게 가며, 전공분야에 점하나 올린다는 初心을 다시 생각하게 한다. 대학졸업 후 10년 만에 신경병리라는 이념의 푯대 끝에 백로처럼 날개를 펴보자고[10] 출발하여 125-98(국제-국내 학술지 논문)과 1-20(국제-국내 저서)의 성적을 거두었다.

서두에 언급한 실판의 충격을 벗어나기 위하여 재정비하던 중인 지난해 말, 한국의과대학·의학전문대학원협회로부터 뜻밖에도 "제4회 올해의 교수상"을 받았다. 교수로 재직한 35년 동안 동료들과 함께하고, 그 덕분에 즐겁게 살아왔는데, "의학교육과 기초연구 발전 및 사회제도 개선에 공헌하였다"는 것이다. 막상 받고 보니 소풍가서 집에 갈 시간이 다가온 줄도 모르고 재미있게 놀다가 운 좋게 보물까지 찾은 것 같기도 하고---어깨가 다시 무겁다. 함께한 동료 덕분에 받은 영광이며, 계속 정진하라는 격려로 생각한다. 진행 중인 대뇌 백질부 경색에 대한 병인론과 치료에 대한 연구는 마치는 종이 울릴 때까지 계속할 것이다. Playing games

주 석

9. 디지털화순문화대전 인용, 일심리(一心里)는 일심동(洞) 마을의 지명에서 유래하였으며, 뜻은 고려를 섬기는 충신들이 조선을 받아들이지 않겠다는 한마음의 의미로 지었다고 함.

10. 유치환의 시 "깃발"의 일부, 1936년 〈조선문단〉에 발표 되었음.

with love--- “It ain’t over till it’s over.”라고 하기에.[11]

정년과 새로운 시작

정년 일주일을 남겨두고 백질부 경색의 대사영상(PET)에서 관찰된 해리병소의 전자현미경관찰 소견을 총 정리한 논문 “Ultrastructural Dendritic Changes Underlying Diaschisis After Capsular Infarct”을 J Neuropathol Exp Neurol에 게재요청하였다. 연구실에서 40년 동안 땀이 묻은 자료를 아쉬움과 함께 정리하였다. 화순에 대학의 새로운 캠퍼스 건립을 위한 설계공모에서부터 특별예산과 건축, 의학박물관 설립, 정교수 직급의 연구 평가 개선, 교원공채의 평가기준 제정, BK연구사업, 광주과학 기술원과의 공동연구실 개설, 학생상담실 개설과 의예과 교과과정 개편, 뇌은행운영의 개선, 병리조직검사 수가조정, 기초의학의 연구 지원, 병리의사의 윤리강령 제정, 교실의 60년사

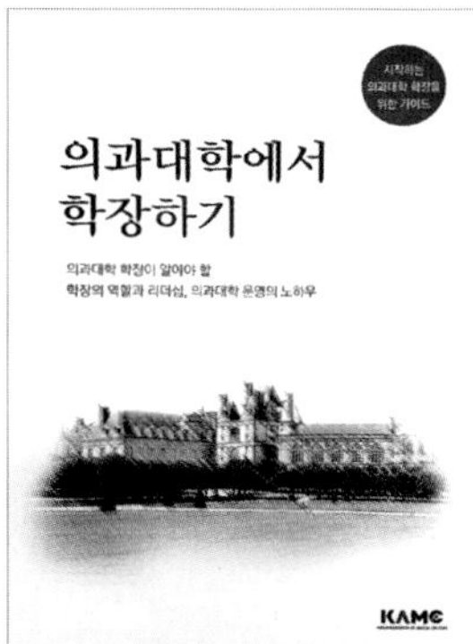

공동저자 (2019년)

주 석

11. Yogi Berra LP (1925-2015년)의 명언으로, 미국 뉴욕 양키스의 포수로 선수생활 은퇴 후, 뉴욕 메츠 감독시절인 1973년 시즌중반에 야구담당 기자의 성적부진 질문에 대한 답변으로, 그해에 리그 우승하여 월드시리즈에 진출하였다고 함.

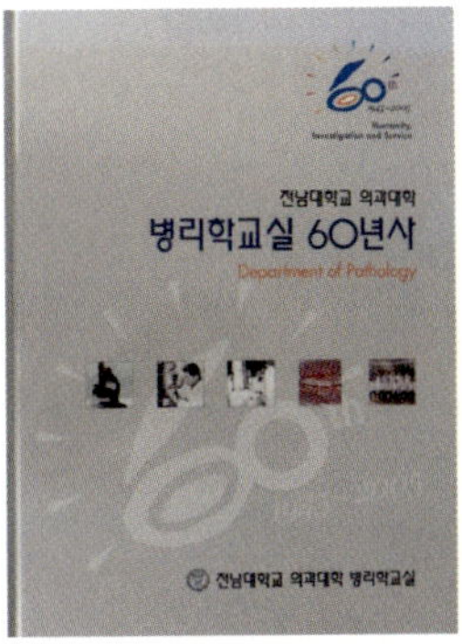

병리학교실 60년사
(1944-2004년)

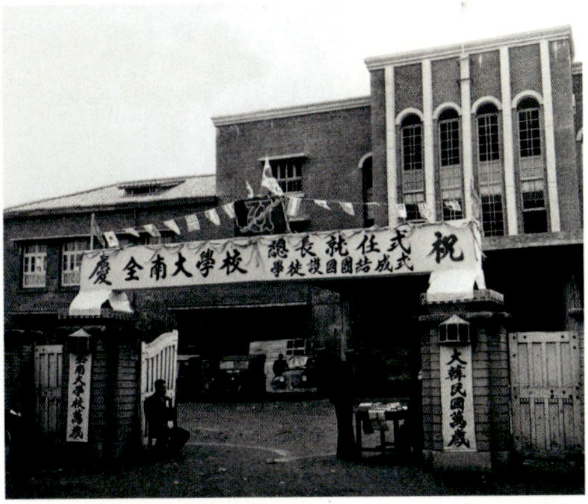

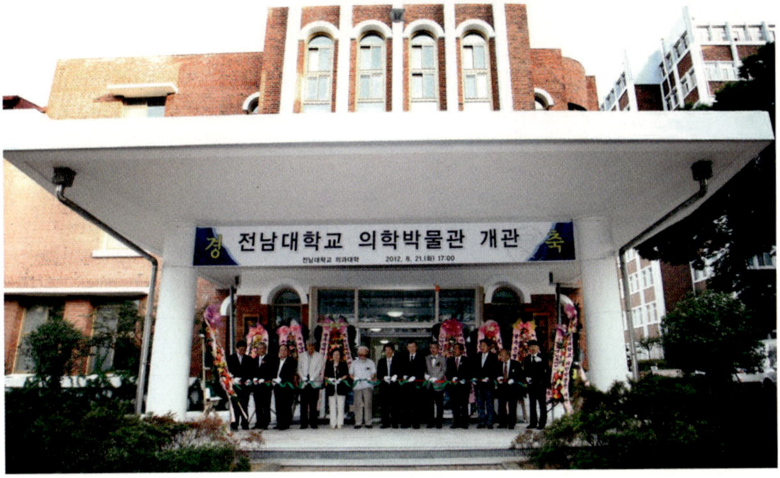

1950년대 초 전남대학교 본부(2층)와 의과대학 본부(1층) 건물로써 2012년 8월에 의학박물관으로 개관하여 대학과 병원의 역사와 사료 및 5·18상설전시관이 마련되어 있다 (www.medicalmuseum.ac.kr). 박물관은 2018년에 국가지정 문화재로 등록되었다.

출판 등의 일을 하면서 전문가의 안목, 협력과 공존 등 많은 것을 배웠다. 특히 이 힘든 시기를 함께하며 성원하여 주신 대학의 모든 교수님, 명예 교수님, 동문 선후배님과 동기님에게 감사드린다. 특히 대학의 행정을 맡은 시기에 함께하였던 수많은 교수님들의 헌신에 감사할 뿐이다.

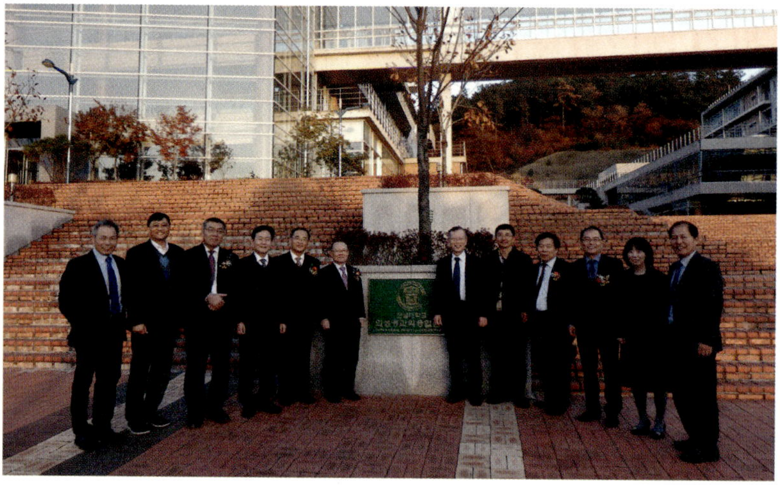

화순읍 일심리에 자리한 의생명과학융합센터 개관 및 의과대학 이전 (2016년 11월 16일)

8월 31일 그동안 함께하였던 동료 교수님과 직원을 모시고 가족과 함께 말로는 표현할 수 없는 도움에 대하여 감사의 인사를 하였다. 경북대학병원에 있는 김용진 교수로부터 얼마 전에 세 문장으로 된 독일어 메시지가 왔다. Aller anfang ist schwer. 모든 시작은 어려우니, 좀 힘들다고 금방 포기하지마라 (All beginnings are difficult). Kein meister fällt vom himmel. 하늘에서 점지되어 타고난 전문가는 없으니 노력과 연습을 계속하라 (Masters don' t just fall from the sky). Ende gut, alles gut. 끝이 좋아야 모든 것이 좋다 (All's well that ends well). 김 교수는 1979년 2월에 전국의 모든 신입인턴을 대상으로 실시한 일주일간의 새마을교육에서 룸메이트로 만났는데, 경북의대에서 병리학을 전공할 예정이었다. 동서 지역감정이 있는 시기에, 달구벌과 빛고을 출신이 동시에 병리학을 입문하는 운명적인 만남으로 평생 달빛 도반(道伴)이 되었다. 특히 어려운 일에 자상한 답을 주었고, 연구에 많은 도움을 받았으며, 기쁨을 함께하였다. 이 구절은 고등학교 재학시절 독일어 선생님이 친구에게 말해준 것인데, 항상 간직하며 나에게까지 보내준 것이다. 나도 비슷한 경험이 있어 다음과 같이 화답하였다. 첫 번째 문장은 같고, 나머지 두 구절은 Es irrt der Mensch, solange er strebt. (인간은 노력하는 한 방황하고 헤매기도 한다). Warte nur, balde/ Ruhest du auch. (조금만 더 참고 기다려라, 그러면 너 또한 쉼의 시간을 갖게 될 것이다). 끝과 시작을 노래한 쉼보르스카의 시 한편을 음미하다보면 앞으로 되돌릴 수 없는 시간의 무게와 한 번뿐인 삶의 소중함에 가슴을 여미게 된다.

두번은 없다
지금도 그렇고 앞으로도 그럴 것이다
그러므로 우리는
아무런 연습 없이 태어나서
아무런 훈련 없이 죽는다
--중략--

힘겨운 나날들,
무엇 때문에 너는 쓸데없는 불안으로 두려워하는가
너는 존재한다 - 그러므로 사라질 것이다
너는 사라진다 - 그러므로 아름답다

--후략--

졸업(Commencement)은 새로운 시작이고, 정년(Retire)은 새로운 인생을 시작하기 위한 재정비라고 한다. 나는 이제까지의 대학생활을 재정비하여 '분자진단의 대중화'를 비전으로 20년 전에 설립된 회사인 〈씨젠, Seegene〉에서 새로운 삶을 시작하려 한다. 정현종 시인의 시 구절처럼 사람이 오고 가는 것은 어마어마한 일이다. 그의 과거와 현재, 미래가 녹아있기 때문이다. 그동안 배우고 닦은 삶을 바탕으로 회사의 비전에 일조하고자 한다. 모든 익숙한 것들로부터의 떠남이 아쉬워 자꾸 되돌아보곤 하지만, 새로운 곳에서 새로운 사람과 새로운 업무를 생각하니 한편으로 마음이 설레이기도 한다.

40년을 마감하며

정년을 앞두고 JNEN에 게재 신청하였던 논문의 일차 심사에 대한 회신이 두달 후인 2019년 10월에 왔고, 그 내용은 다음과 같다.

RE: Ultrastructural dendritic changes underlying diaschisis after capsular infarct (JNEN 19-227) 대뇌 운동신경섬유다발 경색에 의한 해리병소의 본체는 신경 후 연접 수지돌기의 초미세형태 변화이다.

Reviewer Comments:

Reviewer #1: This study provides some unique and informative results regarding diaschisis or distant functional depression away from the site of lesion. The data is clearly presented and the manuscript is generally well written. There are however some concerns regarding the experimental design and presentation of data. -이하 생략-

심사위원 1: 본 연구는 대뇌의 직접 손상부위에서 떨어진 곳에 발생한 해리(解離)병소에 대하여 독특하고 유익한 내용을 담고 있다. 실험결과는 명확하게 제시되어 있고, 논문은 전반적으로 잘 쓰여있다. 그러나 실험 디자인과 결과제시 부분에 관하여 일부 수정이 필요하다. ---

Reviewer #2: This is a well-written manuscript which describes "diaschisis" in a rat photocoagulation capsular infarct model defined by decreased FDG-microPET uptake and with histopathological and ultrastructural outcomes including quantification of postsynaptic densities. There experimental and analytical methods are generally sound. The study design had both presurgical and sham surgery controls. The use of FDG-microPET to characterize the "diaschisis" lesions has been previously described, although the ultrastructural analysis with postsynaptic density quantification appears more novel. -이하 생략-

심사위원 2: 이것은 광혈전증으로 유발한 운동신경다발의 뇌경색 실험 모델에서 포도당대사 영상(PET)과 함께 광학 및 신경연접의 정량적 분석을 포함한 전자현미경 관찰을 통하여 '해리병소'를 기술한 잘 쓰여진 논문이다. 특히 실험과 분석방법이 인상적이다. 실험계획에는 수술 전과 모의수술 대조군이 포함되어 있다. '해리병소'를 진단하는 포도당대사 영상은 기존의 연구에도 사용된 바 있지만, 신경연접의 전자현미경적 관찰과 함께 정량적 변화에 대한 분석은 새로운 내용이다. ---

학술지에 논문게재 신청 126번째 만에 심사위원들로부터 위와 같은 회신을 받았다. 첫 번째 심사에서 심사위원 모두에게 회신 받은 희망적인 심사결과 -잘 쓰여진 논문- 이었다. 함께한 김형일 교수를 비롯한 모든 동료, 교실 선생님들의 응원 덕분이다. unique, sound, novel 등은 그동안의 논문게재 심사에서 처음 접하는 긍정적인 회신이었다. 살다 보니 이런 날도 있구나 싶었다. 이처럼 하고 싶은 일을 계획하고, 시도하고, 성공도 하고, 실패도 하고, 또 도전하면서 강물처럼 흘러가는 것, 그것이 나의 삶이다.

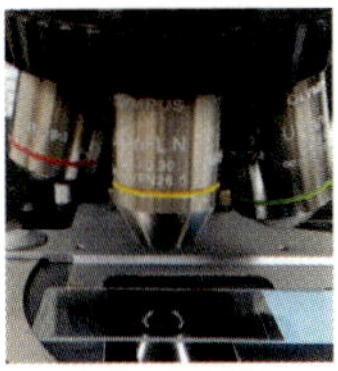

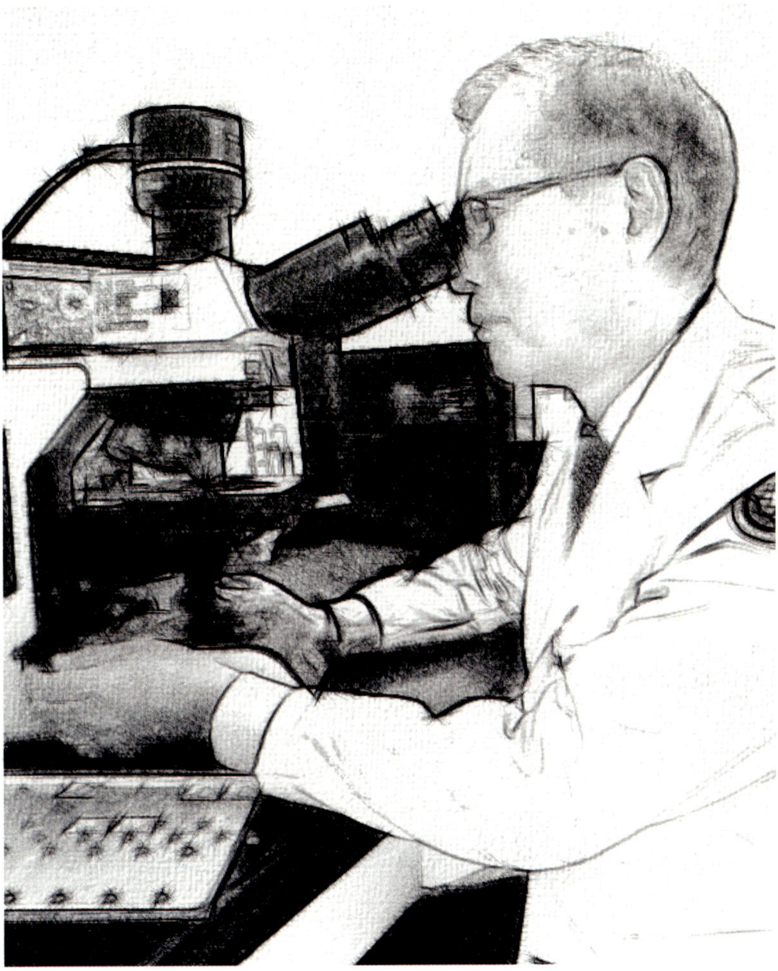

병리과 판독실에서 (2018년 10월)

인연(因緣)

디카 따라 교정(校庭)을 헤매다가
천년완골(千年頑骨)에서 의학박물관에 이르다.
멈칫, 내 눈이 일렁인다.
그대 거기 계셨는가.
진열대에 다소곳이 자리하고
무심한 듯 유심히 세상을 담고 있는
외눈백이 현미경, 그 기운 조심스레 담아 안고
스쳐가는 게 어디 나뿐이랴.
찰나의 연도 영겁인 것을 -----
나 여기에, 그대는 거기에
우리 이렇게 유유자적타가
어느 볕 좋은 가을날
나 현미경 되고, 그대 객이 되어
다시 만날지도, 그럴지도 몰라
그 가을 호사(好事) 속에서.

(김혜정 詩 일부 인용)

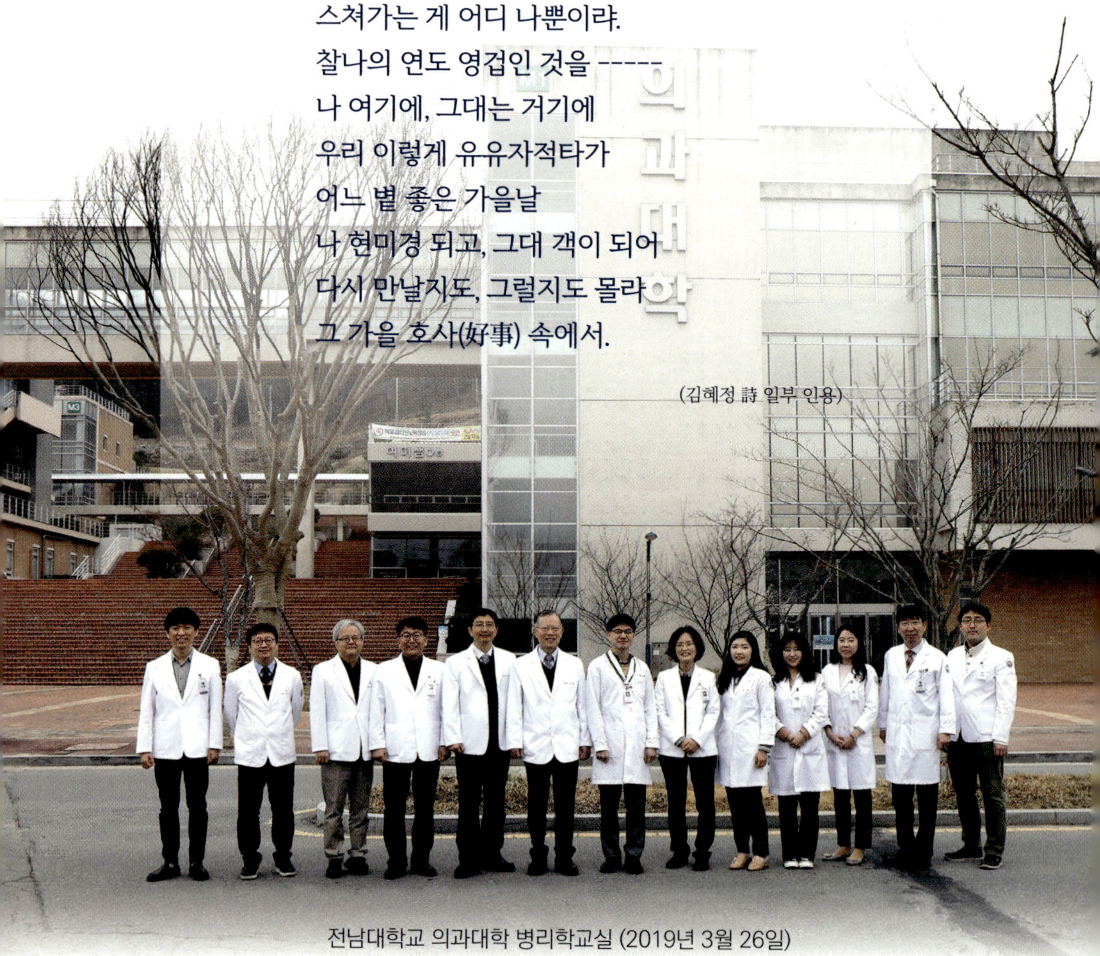

전남대학교 의과대학 병리학교실 (2019년 3월 26일)

현미경에 기대어

초판 1쇄 발행 2020년 2월 28일
초판 2쇄 발행 2020년 4월 24일

저 자 이민철
발행인 정병석
발행처 전남대학교출판문화원

등 록 1981. 5. 21. 제53호
주 소 61186 광주광역시 북구 용봉로 77
전 화 (062) 530-0571~2 / **마케팅** 530-0573
팩 스 (062) 530-0579
홈페이지 http://www.cnup.co.kr
이메일 cnup0571@hanmail.net

값 15,000원

ISBN 978-89-6849-713-1 (93510)